中医临床必读丛书

石室秘录

清·陈士铎　撰
王树芬　裘　俭　整理

人民卫生出版社

图书在版编目（CIP）数据

石室秘录/清·陈士铎撰　王树芬等整理. —北京：人民卫生出版社，2006.6
（中医临床必读丛书）
ISBN 978-7-117-07650-0

Ⅰ.石…　Ⅱ.①陈…②王…　Ⅲ.中医治法
Ⅳ.R242

中国版本图书馆CIP数据核字（2006）第048269号

中医临床必读丛书

石室秘录

撰　　者：清·陈士铎
整　　理：王树芬　裘　俭
出版发行：人民卫生出版社（中继线 010-59780011）
地　　址：北京市朝阳区潘家园南里19号
邮　　编：100021
E - mail：pmph @ pmph.com
购书热线：010-59787592　010-59787584　010-65264830
印　　刷：三河市尚艺印装有限公司
经　　销：新华书店
开　　本：850×1168　1/32　**印张**：11.5　**字数**：221千字
版　　次：2006年6月第1版　2025年1月第1版第23次印刷
标准书号：ISBN 978-7-117-07650-0/R·7651
定　　价：19.00元

出版者的话

中医要发展创新，提高临床疗效是必由之路。而提高临床疗效的捷径，就是继承前人宝贵的诊疗理论和丰富的临床经验。古今大凡著名医家，无不是在熟读古籍，继承前人经验的基础上而成为一代宗师的。厚积薄发，由博返约，是读书成才的必然过程。步入21世纪，中医的发展与创新仍然离不开继承，而继承的第一步必须是熟读中医古籍，奠定基础。这好比万丈高楼，筑基必坚；参天大树，扎根必深。

为了在新世纪进一步发展中医，提高中医临床疗效水平，针对目前中医现状，国家中医药管理局启动了“优秀中医临床人才研修项目”。该计划首批精选培养名中医200名左右，期望在新世纪再培养一大批中医临床大家，为我国人民的医疗保健再做贡献。做临床，必读古籍；做名医，更需要熟悉古籍并能灵活应用。为了适应中医临床人才培养计划，我们从“优秀中医临床人才研修项目”必读书目中先期精选了中医各科必读的20种予以整理出版，后51种相继出版发行，《中医临床必读丛书》的出版渐臻完备。本丛书共71种，所选精当，涵盖面广，多为历代医家推崇，尊为必读经典著作，在中医学发展的长河中，占有重要的学术地位。

本次整理突出了以下特点：①力求原文准确，每种医籍均由各科专家遴选精善底本，加以严谨校勘，为读者提供精确的原文。②原则上只收原文，不作校记和注释，旨在使读者在研习之中渐得旨趣，体悟真谛。③每书撰写了导读，介绍该书的作者生平、成书背景、学术特点,及对临床的指导意义以及如何学习运用等内容,提要钩玄,以启迪读者。为便于读者检索,书后附以索引。

期望本丛书的出版,能真正起到读古籍,筑根基,做临床,提疗效的作用,有助于中医临床人才的培养和成长,以推动我国中医药事业的发展与创新。

一、经典著作

《黄帝内经素问》
《灵枢经》
《伤寒论》
《金匮要略》
《温病条辨》
《温热经纬》

二、通用著作

《素问玄机原病式》
《素问病机气宜保命集》
《儒门事亲》
《脾胃论》
《兰室秘藏》
《格致余论》
《丹溪心法》
《景岳全书》
《医贯》
《理虚元鉴》
《慎柔五书》
《医宗金鉴》
《石室秘录》
《杂病源流犀烛》
《类证治裁》
《医林改错》
《血证论》
《本草备要》
《医方集解》
《名医类案》
《医学衷中参西录》

三、各科著作

(一) 内科

《金匮钩玄》
《秘传证治要诀及类方》
《医宗必读》
《医学心悟》
《证治汇补》
《医门法律》
《张氏医通》
《张聿青医案》

《临证指南医案》
《症因脉治》
《医学入门》
《医醇賸义》

(二) 外科

《外科证治全生集》
《外科发挥》
《疡科心得集》
《外科精义》

(三) 妇科

《妇人大全良方》
《女科经纶》
《傅青主女科》
《竹林寺女科秘传》
《济阴纲目》

(四) 儿科

《小儿药证直诀》
《活幼心书》
《幼科发挥》
《幼幼集成》

(五) 眼科

《秘传眼科龙木论》
《审视瑶函》
《银海精微》
《目经大成》
《眼科金镜》

(六) 耳鼻喉科

《重楼玉钥》
《口齿类要》
《喉科秘诀》

(七) 针灸科

《针灸甲乙经》
《针灸大成》
《针灸聚英》

(八) 骨伤科

《永类钤方》
《仙授理伤续继秘方》
《世医得效方》
《正体类要》
《伤科汇纂》
《厘正按摩要术》

(九) 养生

《遵生八笺》
《老老恒言》

人民卫生出版社

2006 年 5 月

序

中医药学是具有中国特色的生命科学，是科学与人文融合得比较好的学科，在人才培养方面，只要遵循中医药学自身发展的规律，只要把中医理论知识的深厚积淀与临床经验的活用有机的结合起来，就能培养出优秀的中医临床人才。

近百余年西学东渐，再加上当今市场经济价值取向的作用，使得一些中医师诊治疾病，常以西药打头阵，中药作陪衬，不论病情是否需要，一概是中药加西药。更有甚者不切脉、不辨证，凡遇炎症均以解毒消炎处理，如此失去了中医理论对诊疗实践的指导，则不可能培养出合格的中医临床人才。对此，中医学界许多有识之士颇感忧虑而痛心疾首。中医中药人才的培养，从国家社会的需求出发，应该在多种模式多个层面展开。当务之急是创造良好的育人环境。要倡导求真求异，学术民主的学风。国家中医药管理局设立了培育名医的研修项目，首先是参师襄诊，拜名师制订好读书计划，因人因材施教，务求实效。论其共性则需重视“悟性”的提高，医理与易理相通，重视易经相关理论的学习；还有文献学、逻辑学，生命科学原理与生物信息学等知识的学习运用。“悟性”主要体现在联系临床，提高思想思考思辩的能力，破解疑难病例获取疗效。再者是熟读一本临证案头书，研修项目精选的书目可以任选，作为读经典医籍研修晋阶保底的基本功。第二是诊疗环境，我建议城市与乡村、医院与诊所、病房与门诊可以兼顾，总以多临证多研讨为主。若参师三五位以上，年诊千例以上，必有上乘学问。第三是求真务实，“读经典做临床”关键在“做”字上苦下功夫，敢于置疑而后验证、诠释进而创新，诠证创新自然寓于继承之中。

中医治学当溯本求源，古为今用，继承是基础，创新是归宿，认真继承中医经典理论与临床诊疗经验，做到中医不能丢，进而才是中医现代化的实施。厚积薄发、厚今薄古为治学常理。所谓勤求古训、融汇新知，即是运用科学的临床思维方法，将理论与实践紧密联系，以显著的疗效、诠释、求证前贤的理论，寓继承之中求创新发展，从理论层面阐发古人前贤之未备，以推进中医学科的进步。

综观古往今来贤哲名医均是熟谙经典，勤于临证，发遑古义，创立新说者。通常所言的“学术思想”应是高层次的成就，是锲而不舍长期坚持“读经典做临床”在取得若干鲜活的诊疗经验的基础上，应是学术闪光点凝聚提炼出的精华。笔者以弘扬中医学学科的学术思想为己任而决不敢言自己有什么学术思想，因为学术思想一定要具备有创新思维与创新成果，当然是在继承为基础上的创新；学术思想必有理论内涵指导临床实践，能以提高防治水平；再者学术思想不应是一病一证一法一方的诊治经验与心得体会。如金元大家刘完素著有《素问玄机原病式》，自述“法之与术，悉出《内经》之玄机”，于刻苦钻研运气学说之后，倡“六气皆从火化”，阐发火热症证脉治，创立脏腑六气病机、玄府气液理论。其学术思想至今仍能指导温热、瘟疫的防治。非典型传染性肺炎（SARS）流行时，运用玄府气液理论分析证候病机，确立治则治法，遣药组方获取疗效，应对突发公共卫生事件造福群众。毋庸置疑刘完素是“读经典做临床”的楷模，而学习历史，凡成中医大家名师者基本如此，即使当今名医具有卓越学术思想者，亦无例外，因为经典医籍所提供的科学原理至今仍是维护健康防治疾病的准则，至今仍葆其青春，因此“读经典做临床”具有重要的现实意义。

值得指出，培养临床中坚骨干人才，造就学科领军人物是当务之急。在需要强化“读经典做临床”的同时，以唯物主义史观学习易经易道易图，与文、史、哲，逻辑学交叉渗透融合，提高“悟性”指导诊疗工作。面对新世纪东学西渐是另一股潮流，国外学者研究老聃、孔丘、朱熹、沈括之学，以应对技术高速发展与理论相对滞后的矛盾日趋突出的现状。譬如老聃是中国宇宙论的开拓者，惠施则注重宇宙中一般事物的观察。他解释宇宙为总包一切之“大一”与极微无内之“小一”构成，大而无外小而无内，大一寓有小一，小一中又涵有大一，两者相兼容而为用。如此见解不仅对中医学术研究具有指导作用，对宏观生物学与分子生物学的链接，纳入到系统复杂科学的领域至关重要。近日有学者撰文讨论自我感受的主观症状对医学的贡献和医师参照的意义；有学者从分子水平寻求直接调节整体功能的物质，而突破靶细胞的发病机制；有医生运用助阳化气，通利小便的方药能同时改善胃肠症状治疗幽门螺杆菌引起的胃炎，还有医生使用中成药治疗老年良性前列腺增生，运用非线性方法，优化观察指标，不把增生前列腺的直径作为惟一的“金”指标，用综合量表评价疗效而获得认许，这就是中医的思维，要坚定地走中国人自己的路。

人民卫生出版社为了落实国家中医药管理局设立的培育名医的研修项目，先从研修项目中精选20种古典医籍予以出版，余下50余种陆续刊行，为我们学习提供了便利条件，只要我们“博学之，审问之，慎思之，明辩之，笃行之”，就会学有所得、学有所长、学有所进、学有所成。治经典之学要落脚临床，实实在在去“做”，切忌坐而论道，应端正学风，尊重参师，教学相长，使自己成为中医界骨干人才。名医不是自封的，需要同行认可，而社会认可更为重要。让我们互相勉励，为中国中医名医战略实施取得实效多做有益的工作。

王永炎

2005年7月5日

导读

《石室秘录》是中医古籍中唯一一部以治法为主要内容和标目的著作。该书对中医基础理论及临床诊治疾病的理、法、方、药作了系统的梳理和总结，对中医基本理论，特别是阴阳互根、五行生克制化、气血相生、命门相火等学说都有精辟的剖析与阐发，对中医理论的发展起到了重要的推动作用。

一、《石室秘录》与作者

清·陈士铎著。陈士铎，字敬之，号远公，别号朱华子，又号莲公，自号大雅堂主人。生卒年不可确考，约生于明天启年间，卒于清康熙前期，享年八十。陈氏少习儒术，为诸生，后逢时局之乱，遂弃举业，潜心医学，终成名家。陈氏著述颇丰，据清嘉庆八年《山阴县志》记载："陈士铎，邑诸生。治病多奇中，医药不受人谢，年八十卒。著有《内经素问尚论》、《灵枢新编》、《外经微言》、《本草新编》、《脏腑精鉴》、《脉诀阐微》、《石室秘录》、《辨证录》、《辨证玉函》、《六气新编》、《外科洞天奥旨》、《伤寒四条辨》、《婴孺证治》、《伤风指迷》、《历代医史》、《济世新方》、《琼笈秘录》、《黄庭经注》、《梅花易数》等书。惜其所著，多所沦没。"从县志所载不难看出，陈氏对中医本草、脉学、内、外、妇、儿各科、医史、术数等均有造诣，且有临床实践经验，无怪乎陈氏欲以著书立说为己任，以济世活人为宗旨，这也是陈氏后来得遇“异人”、得到异人医术真传的根本原因。我们从书中多次提到“陈子远公慨然以著书为己任”，“陈子欲著书以济世”云云，可知陈士铎未遇“异人”之前即已学富五车，医理纯熟，因而受到异人的推重与信任，遂将医术悉数传之，信非虚语。

《石室秘录》6卷，依次分为礼、乐、射、御、书、数六集。各集之中以治法为目。如礼集中有正治法、反治法、顺治法、逆治法、内治法、外治法等14种治法；乐集中有上治法、中治法、下治法、急治法、缓治法等30种治法；射集中有王治法、霸治法、倒治法等39种治法；御集中有富治法、贫治法、老治法等33种治法；书集中有久治法、暂治法、远治法等12种治法及伤寒相舌秘法、四时五行、阴阳脏腑、生死真假、命门子嗣等17论以及不同医家所传儿科治法、痘疹经验、儿科杂病经验等；数集中则列伤寒门、中寒门、中暑门、水湿门、热证门、燥症门、内伤门等七大类疾病以及血症、腹痛、喉痛、气郁、癫、狂、呆、斑疹等16种杂症，详细讨论了上述病证的病机、治则与临证体会。全书共计128法、17论、七门、16杂病，内容涵盖了中医基础理论、诊法、内、外、妇、儿各科疾病的诊疗原则及常用方药，是中医古籍中理论与临床并重、理法方药齐备而以治法为主要内容的医学著作。

二、主要学术特点及临床意义

《石室秘录》的学术特点和临床意义可从以下四个方面解读：

1. 以治法为纲，统领各科疾病的辨证论治

《石室秘录》一书，以“岐天师”讲述，“张真人机”、“华真人元化”、“雷公真君”、“孙真人思邈”等补充的方式展示全书内容，对中医学所涉及的各种疾病的辨证论治进行了全面探讨，是中医临床医生的必读之书。该书的中心思想是讲如何分析病机与怎样进行辨证论治。因而在讨论各科疾病诊疗时，不按疾病分类，而以治法为标目，按治法的特点、治法间的内在逻辑关系构建前数卷的理论体系。如卷1至卷5的前半部分，所论均为治法，治法间存在着整齐的两两对应关系，如正医法与反医法、顺医法与逆医法、内治法与外治法、大治法与小治法等等，给人一种逻辑性强、理法周密之感。成对的治法之外，不同治法间又据病位之高下、病情之缓急、年龄之老幼、体质之强弱、时令、地域之不同等而有不同治法，如病位在上、在中、在下者，治法有上治法、中治法、下治法以应之；病情有轻重缓急者，治法有先治、后治、急治、缓治之分别；患者有男女老幼强弱之不同，治法有男治法、女治法、老治法、少治法之分别；病非一端，若由数种因素酿成者，治法则有专治法、分治法、同治法、异治法以应之；地域有四方之殊，治法有东南、西北之异；时令有春夏秋冬之别，治法有春夏治法、秋冬治法以对应。如此种种，不一而足。表明中医诊病治病方法甚多，不可偏执一端，然必以辨证为基础，在中医理论指导下正确辨证疗效乃著。

2. 对中医理论进行了全面、深入的阐发，对诊法亦有论及

《石室秘录》是讲如何辨证论治的，故其内容始终围绕着辨治疾病而展开。卷1至5卷的前半部分，各卷均以治法为小标题；卷5后半部分，即自“伤寒相舌秘法”至第5卷终，文章的内容与形式都发生了根本变化。后半部分不再以治法为标题，而以所论内容为标目，依次为：论五行、论脏腑、论阴阳、论昼夜、论四时、论气色、论脉诀、论强弱、论寒热、论生死、论真假、论老少、论气血、论命门、论任督、论子嗣、论瘟疫，合称“十七论”，是阐述中医理论最简练、最明晰的部分，也是本书最有价值的内容。在此“十七论”中，尤以对五行、阴阳、脉诀、气血、生死、命门等论最有价值，最具临床指导意义。如“论阴阳”曰:“人身之阴阳，其最大者，无过于气血，……盖气血之至大者，在气之有余与血之不足。气有余则阳旺而阴消；血有余，则阴旺而阳消。阳旺而阴消者，当补其血；阴旺而阳消者，当补其气。阳旺而阴消者，宜泻其气；阴旺而阳消者，宜泻其血。欲阴阳补泻之宜，视气血之有余不足而已。”这几句看似绕口令之言，确实道出了气血阴阳的辩证关系，临床医生尤当深思而领悟。

本书第5卷还对辨舌、察色有专篇论述。在“伤寒相舌秘法”中对舌苔的颜色、分布、临床意义、相应的治法、宜用的方药等一一道出，不仅有益于初学者，即便对临床医生亦甚重要，无怪乎评论者认为:“较《金镜录》更备”。在另一篇“论气色”中，对面部颜色的出现部位、临床意义、色泽与病情关系等，亦有简明扼要的论述。尤其值得提出的是，本书明确指出:“男女同看部位，无有分别，《灵枢》（言男左女右）误言也。”值得重视。

3. 在疾病辨治过程中提出许多带普遍意义的治则与方法，很有价值

本书是以“天师岐伯”讲述、众人补充、陈公记录的形式流传下来的，因此多数内容带有指导性或教导性语气，有时甚至明确指出其错误或禁忌，更增加了全书的权威性与实用性。如“碎治法”中有人认为舌头被咬落时“以醋漱之，可以重长”，天师立即直斥其误:“乱道！肉逢酸则缩，岂有反伸出之理?”该书在论各种病症时，随处可见指导性、概括性、总结性或规律性的教诲。如曰:“气虚痰多之症，痰多本是湿也，而治痰之法，又不可徒去其湿，必须补气为先，而佐以消痰之品”(气治法)；“头上最不可用升药，切记，切记！下病宜升，而上病不宜升也。头上病，最宜用降火药”(明治法)；“脏治者，五脏中有病而治之者也。脏有五，治法唯三，脾肺同一治，肾肝同一治，心肾同一治也”(脏治法)；“一经有疾，单治一经不足，而双治二经始能奏效，……如人病心痛，不可只治心痛，必须兼治肝；如人胃吐，不可单治胃，而兼治脾；如人肺嗽，不可单治肺，而兼治肾是也”(双治法)；“中暑伤气……不可以治气为先，当以补血为主”(终治法)，等等。本书对临床辨证不确或失误均给出了善意的批评和指导，这类的教诲随处可见，如“治胁痛必须平肝，平肝必须补肾”；“治反胃者，俱当治肾”；“产后宜补”；“老人宜补肾，少年人宜补脾胃”等等，不胜枚举。熟读本书，对临床医生实有莫大裨益焉。

4. 对伤寒、中暑、内伤等急症、重症作了简要的论述与辨治

本书第 6 卷，对伤寒、中寒、中暑、水湿、热证、燥症、内伤等七大类疾病作了概括性的分析和论述。此处所论不是条分缕析、面面俱到的辨治，而是针对病情复杂、或危、或急之症概括地讲述。如伤寒之两感、过经传、隔经传、发狂、发斑、结胸、脏结、坏症、少阴症、少阴急症、孕妇伤寒、产妇伤寒等，皆是临床难治之病。中寒、中暑、水湿、热症、燥症、内伤等无不如此。本书将此等危重症置于卷末，体现了作者欲人知常达变、由浅入深的思想。

三、如何学习《石室秘录》

《石室秘录》内容丰富，说理透彻，是中医师不可多得的参考书。学习本书一定要掌握本书的精神实质——辨证施治，这是中医界常说常新的课题。要掌握辨证论治的精髓，必须以中医的思路学中医，而不可以西医学的思维方式学中医。在西医学占统治地位的现实情况下，医学生乃至中医师欲求不受西医学思路的影响是非常困难的，临床上也确有不少情况下中西医有相同的思路，譬如中医之清热解毒药与西医之抗生素治疗、西医之溶栓抗凝与中医之活血化瘀、西医之抗休克与中医回阳救逆等等，确有一定可比性。但从长远观点看来二者仍有很大差别，特别是在病程较长、病情复杂、患者体质较差或病情危重时，二者的"对应关系"就有了很大变化，此时必须依据患者的实际情况仔细地辨寒热、别虚实，特别要注意是否有真假寒热、真假虚实之可能，才能在复杂的病情中明辨病机，正确施治，避免失误，取得预期效果。

总之，《石室秘录》对中医师而言，是一部极好的辨证论治教科书。学习这部教科书的要点，在于一定要用中医学的思路去学习中医，指导辨证论治，才能取得满意疗效，也才能把中医学之精髓完整、准确地流传下去。

王树芬

2006年4月

整理说明

《石室秘录》是一部很有特色的中医书，它以治法为主要内容和标目，对中医基础理论及临床各科疾病诊断治疗的理、法、方、药作了系统的梳理和总结，对中医基本理论，特别是阴阳互根、五脏五行、五行生克制化、气血相生、命门相火等学说都有精辟的剖析与阐发，对中医理论的发展起到了重要的推动作用。为了更好地继承发扬中医药文化遗产，加快中医临床人材的培养，人民卫生出版社决定整理出版《中医临床必读丛书》，《石室秘录》就是这部丛书中一部颇具影响力的著作。

《石室秘录》，陈士铎著。陈士铎，字敬之，号远公，别号朱华子，自号大雅堂主人。明末清初著名医家。约生于明天启年间，卒于清康熙前期。陈氏一生著述颇丰。据《全国中医图书联合目录》记载，陈氏传世的著作便有十种之多。本书是作者晚年的一部力作，约成书于清康熙二十六年（1687），初版于康熙二十八年（1689）。由于陈氏著述理论阐发的深刻性与显著的实用性，深受广大读者的喜爱，是书问世以来，多次重订或翻刻，现存版本不下50余种。其中尤以清雍正8年（1730）广陵萱永堂刻本为最佳，精刻精校，内容也最全面而完整。故本次整理即以萱永堂刻本为底本，以刊刻较早的马弘儒序刻本为主校本，并参考了菁华堂刻本、江左书林刻本、校经山房等清季刻本，以求将最好的新版古籍奉献给读者。

此次整理点校所遵循的原则有以下几点：

整理说明

一、此次整理出版的《石室秘录》为简化字，白文本，着重在对全书内容的把握上。因此，对明显的文字错误径直改正，不出校注；对原文中脱、讹、衍、倒等情况，在影响文意或有可能引致理解歧误时，酌加改正，出校注以明之；

二、原文中的繁体字、异体字、古今字，一律改为简化字；药名、药物量度单位据《中药大辞典》统一订正，如“兔丝子”改作“菟丝子”、“觔”改作“斤”等；病名、症候名、常用术语据全国中医高等院校统编教材确定，如“努肉扳睛”作“胬肉攀睛”、“颠狂”作“癫狂”等；

三、全书有总目录，各卷有分卷目录，各卷目录繁简不一，现将分卷目录穿插排于总目之中，取消分卷目录；

四、对一些难懂的字词，一些名词术语的含义或病症概念与现今概念不尽相同，易于引致理解歧误的，酌加简明注释，出注以释之；

五、本书眉批甚多，有的较长，有的在书眉，有的在文末。现统一插入正文之中，加“眉批”二字以标识，并以小字区别之；

六、正文与标题不相符者，加注或予技术处理。如第六卷包括伤寒、中寒、中暑等多“门”，在小标题“伤寒门”下，又有一行标题:“雷真君亲传活人录”，字体、大小与“伤寒门”无异，这一行字应当是第六卷全卷之副标题，目的在于概括第六卷全卷的内涵与出处。为避免标题级别混乱，目录、正文中均用斜体字将这一特殊的副标题标出，加注以明之；

七、本书末附李祖咏（字子永）的评注，有一定学术价值，以小字标识之。

总之，《石室秘录》是一部很有实用价值的中医古籍，限于水平，整理过程错误在所难免，殷望海内同仁不吝赐教。

王树芬　裘　俭

2006 年 4 月

叙

邗江与余共晨夕，瀹茗论心之外，偶一言及《石室秘录》，是书无法不备，无法不妙。余犹未之深信。及投我一函，展阅所载，果见其治法，内外之理咸备，正反之论有条，缓急奇异之推求，各尽其极，而后叹斯人之用意良厚且周也，可云实获我心矣！用是告之同人，愿咸有一帙，以备不时检阅，斯亦如窗铭座范，格语正言，居家之不可少者。惜乎刊刻岁久，字迹模糊，甚为扼腕。倘一字舛错，皆系药名，一制一引，攸关经脉。因而较核从新之念，不觉有动于中，遂将原本考核重镌，一字一句，不敢妄为增减。仅增入“回生丹”、“胎产金丹”，此皆屡试屡验之方，载入胎治之后，公诸同好。至斯编之用药正大，立方神奇，有识者所共赏焉，余不赘叙。第检方必须对症，病势脉理与方孚合，即依剂分两用之，无不神效。倘脉性病症似是而非，妄投药剂，是临症者不详慎之疚，而是书不受过也。览斯编者，乌可不审视明辨乎？其或诸方因是书而呈功，是书因再刻而流远，诚厚幸也。夫流之既远，好之必众。倘历年既久，而字版复有磨灭，不得不有望于同志同好者重新梨枣，庶几前贤辑方济人之心，可以历久而不坠也夫。

时雍正八年八月望日宛平马弘儒濂臣甫题

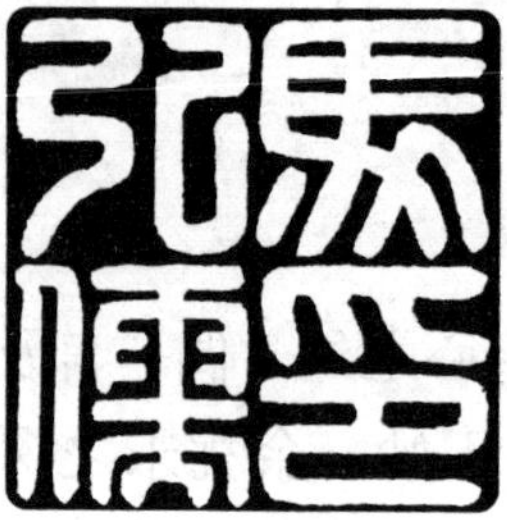
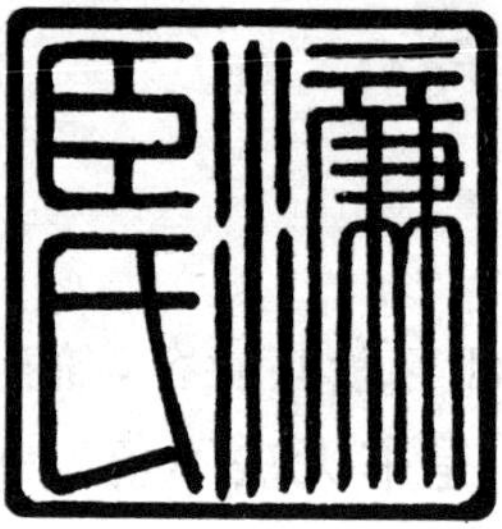

序

医道大矣哉！非学博天人，非理穷幽秘，非传得异人，则不可以谈医。甚矣，医道之大而难也！远公陈子，幼读班、马之书，长习黄、岐之教，且性喜好游，足迹几遍历宇内。然而见闻不广，所见者不过世上之文，所闻者不过时师之语，欲匠心自师，以求刀圭之获效，虽所在奏功，终焦劳无术。仰天而叹，有以也。康熙丁卯夏秋之间，过我于玉河之西，初不知我为天上人也，与之辨难《内经》诸书，多未曾有，余出《秘录》示之，乃手抄行笈，慨然以著书为己任。余笑曰："君之志则大矣！而君之学则未也。"远公愀然曰："我安得读尽碧落秘函，以救天下哉？"余乃于袖中出此书与观，目瞪口呆，不敢出一语，余乃细加指示，尽传无隐。因戒之曰："子得此书，可以著书矣。"而远公犹以未足也。余又为之辨难《内经》者一月，陈子改容而谢之曰："吾今而后，不敢以著书让之后世也。"余亦欣然色笑，遂将《石室秘录》令其抄录一通，存之笥中，以备著书时之考稽也。第是书奇怪，世多不识，倘以此治人之症，未免惊愕欲走。吾传之以见天地之大，何所不有？正不必执此以治天下人，使人疑惧而动其议论也。因序数语于前，以警陈子远公也。

天师岐伯职拜中清殿下弘宣秘录无上天真大帝真君岐伯书于玉河之南。

时康熙丁卯冬至前一日也

石室秘录序

嗟乎！何医道之大也，精也，神也。然大而不知其大，精而不知其精，神而不知其神，则犹之不大、不精、不神也。陈子远公，喜读岐黄之书三十年于兹矣。于《内经》治法实能窥奥，而叹医道之不多法门也。人之病，苦患多；医之道，苦患少，有以哉！丁卯仲冬，著书玉河之南，逢岐伯与余为之辨难，惊怪咤异，因慨然曰："安得天上奇书秘录，以活后世哉？"岐伯乃传此书廿四法，而远公又请。每思一法，岐伯即传之一法。思之，思之，神鬼通之，非陈子之谓欤！今其书现在，皆世所未见，诚恐旨意深邃，方法过奇，虑人之不信之，又请余发明。余嘉陈子活人之心，无有尽期，乃逐门又尚论之，以见医道之大而精、精而神也。合而刊布天下，使世知天地之间，何所不有？有陈子之好善不倦，即有天上人乐为之传术无已也。吾愿天下人尽读兹编，研几深入，无再误天下人也。陈子请序，书之异时云。

汉长沙守张机职拜广德真人题于玉河之南。

时康熙丁卯冬至后十日也

石室秘录序

尝稽天下事，可传而不传者，何可胜道！可传而不传而或为人憾，或人不为憾者，何可胜道！华元化青囊书，嵇叔夜广陵散，二者之不传也，人恒憾之，吾独谓有可憾，有不可憾。今夫琴，雅乐也；医，仁术也，而皆本于先王。嵇子少好音声，长而玩之，自期导养神气，宣和情志，而身则不免焉，毋乃稍远于先王之遗音乎？虽不传，奚憾？华君继卢扁诸公而起，独成神奇，能使委者振，弱者强，枯者泽，瘠者肥，危者安，殇者寿，夭者生。其学祖轩黄，根于《素问》、《内经》，此诚守先王之道以待来兹，以利济斯民者也，不可不传也。惟不传，故憾。昔昌黎有言曰：莫为之后，虽盛而弗传。袁孝己尝从嵇生学琴矣，嵇吝勿与，是广陵散之不传，非无传人而不传也。华君授书狱卒，狱卒疑畏焚之，是青囊书之不传，时无传人，斯不传已。嗟乎！士不抱倜傥特达之才，一旦激于义烈，奋不顾身，名垂宇宙，而其呕心之所著述，曾不克留后来者之一目，此其郁勃之气固结乎？古今人物，谁为之解，而谁为之释？迨越数百千年，忽有好学深思如远公陈子者，闻风而慕，诚求而得，取淹没久远之遗文，表章而出，更阐扬其所未发，谓非旷代一知己哉？第指迷自吕祖，启函自天师，辨难参订自真人，迹近怪异。或疑其说荒渺为不可据矣，乃吾三复斯编，立方固奇，而立论甚正。聚数贤之心思，发古今之精灵，审疾疢之几微，定医治之龟鉴。自来医书，亦滋多矣，譬入龙宫海藏，珍宝杂陈，取舍安决？未若斯录，开卷了然。故诚信而刊布，以传海内，共欣赏也。方今圣人在上，恭己垂裳，过化存神，黎民固已风动，万邦固已协和，灾祲疠疫，尽为盛德大业之所销息。然犹朝夕乾乾，轸念疾苦，虑无一夫之不获而后即安。设是书梓而果行耶，家弦户诵，贤智神明而通变，中材亦遵守而步趋，偶试偶效，再试再效，历久历试，万不有一失焉，则所以仰佐至治者，寿世寿民，岂其微哉！夫事不能传之于先，犹能传之于后，后先不同，传则一也。华君得陈子而传矣，天师真人得华君抑又传矣。世之览者，不以为陈子所受之书，直以为华君未焚之书，恍乎师友，晤对一堂，须眉飞动，而耳提，而面命，而口授也。然后信《青囊》一书，术足以仁民利物，究不等于广陵散之无传也。华君在天之灵，吾知其无憾也已。

时康熙二十八年岁次己巳仲秋上浣之吉。

义乌后学金以谋孝艺氏敬题

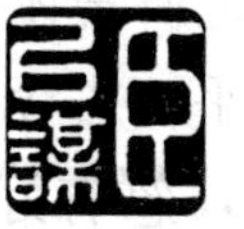
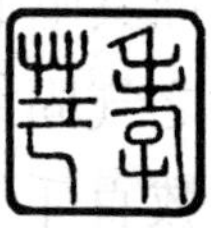

石室秘录序

今上戊辰二月，花朝后三日，远公陈子将岐天师《石室秘录》请序于余，余读之惊异，叹医道之神而奇也。夫医至起死，奇矣！而兹编实不止此。其文肆而醇，其意深而旨，乃性天之学，非刀圭之书也。陈子学博天人，理通神鬼，人得此编之秘，何患医道之不入于化乎！而陈子不然，长跽而请予曰："习医救一人，不若救一世也；救一世，不若救万世也。"亦何言大而心善乎？吾尼山立教，不过救一世为心也。已立立人，已达达人，未尝教人施德于万世。然而尼山之书，垂之至今，虽谓之救万世可也。今陈子注《素问》、《内经》，余叹其有志未逮，乃以华元化青囊术动之。陈子愀然曰："吾安得此天上奇编读之乎？"余乃正襟而训之曰："子欲注《素问》乎？舍青囊术何以著书尚论为耶？"陈子忧之。而余曰："无忧也。吾当招岐天师尽传之。"盖《青囊秘术》华君原得之岐天师者也。陈子载拜受教。余乃邀天师至燕市，而天师又邀仲景张公同游客邸，晨夕往还，罄传方法，共一百二十八门，名曰《石室秘录》，即青囊之术也。无方不神，无论不异。陈子得之，乃决奥阐幽，肆力于《素问》以大壮其文澜。而陈子尤以天师传之未尽，更求仲景张公为之发明，以补天师之所略。又请于天师，召华元化，质今昔之异同，华君又罄传之毋隐。今其书俱在，陈子不乐自秘，欲公之万世，不欲仅活一世之人已也。与尼山己立立人、己达达人之心，不千古相同乎？但陈子苦于客贫，不能速授梨枣。然而其言之大，其心之善，实觉覆被万世也。陈子仍存之，以待世之好善如子者，斯可矣。余因陈子请序，遂题数言于前，亦以劝天下好善之君子也。积善必有余庆，吾于陈子见之，吾不愿只陈子一人见之，天下人亦可闻吾言以自勉于为善，毋让陈子独为仁人也。

吕道人题于燕山

石室秘录源流姓氏

岐天师　伯　著辑
张真人　机　参订
华真人　陀　参阅
雷真君　补辑
吕祖师　岩　叙跋

山阴陈士铎远公甫　敬习
义乌金以谋孝芑甫　订定
义乌李祖咏子永甫　参考
宛平马弘儒濂臣　重刊
男图河文源
男耀河润川　较字
楚阳陆文焕圣章
胥江石　交取瑞
虎林董　理其旋
竹西韩　琪琢夫
沣阳杨　容临一　仝参定
邗江高闻举扶南

新安吴之骏苍平

芜城萧　柽圣木

天都方　嵣凌苍

目录

卷之一礼集

山阴陈士铎远公甫敬习
义乌 金以谋孝芑甫订定
李祖咏子永甫参考

天有奇文，地有奇事，人有奇病，不可拘也。欲治其病，不可以常药治之。有正医，有反医，有顺医，有逆医，有内治，有外治，有完治，有碎治，有大治，有小治，有生治，有死治，有上治，有下治，有中治之分；有先治，有后治，有急治，有缓治，有本治，有末治之异。有一百二十八法。

正医法

论肺经生痈 论久嗽服气法 论水泻 论血痢 论水肿 论两胁胀满吞酸吐酸 论腰痛 论怔忡不寐

岐天师曰：凡人有病气喘呕咳者，乃肺病也。肺乃金藏，又娇藏也。居于心之上，瓣如莲花，色红蒂紫，咽管之下，即是肺经，司气之出入，不容食物。咽之上有会厌在，即小舌头也。会厌遮住咽门，饮食之类始能直入食管，而下通于胃。倘人饮食之时多言，会厌不及遮咽门，设或米食之类入于气管，则必咳不已，可见气管不容一物可知，药亦不能直入也。治肺之法，正治甚难，当转治以脾。脾气有养，则土自生金，咳嗽自已。故五脏之中，除肺一经之外，俱可正治，独肺经不可正治。然则肺经生痈疡，何以治之耶？用元参一两，生甘草一两，金银花八两，当归二两，水煎服。眉批：清金消毒汤。加麦冬一两。数品中，惟麦冬乃清肺火之品，余俱入脾、入肝、入心之药。而用之者何也？盖入肝则平木，而不必肺金用力以制之，则肺金得养矣；入脾则脾土能生肺金，而肺金又得养矣；入心经，则心火不凌肺金，而肺经又得养矣。虽前药乃治心、治脾、治肝之药，似乎隔一、隔二、隔三治法，其实乃正治肺金也。雷公曰：我意方中加白芍三钱更妙，平肝火，使心火弱，不来克肺也。

长沙守仲景张公曰：肺经固是娇藏，不可容物，然未尝不可容气。人有久嗽不已，服诸补肺之药不效者，遵岐天师之法治之，无有不愈。但只服汤药，而不以气入咽门，则肺经终难速愈。法当用女子十三岁者，呵其气而咽之。每日五更时，令女子以口哺口，尽力将脐下之气，尽送病人口中，病人咽下一口，即将女子推开，不可搂抱在怀，恐动相火也。每日只可呵一口，自然服药有功。但呵气之时，切戒不可少动欲心，一动不特无益，而有害矣。只可一口二口，恐女子有病也。

天师曰：脾经之病，如水泻，乃脾气不温；血痢，乃过于燥热，而成此症也。水泻，用白术一两，车前五钱，二味煎汤服之，立效。眉批：分水神丹。血痢不同，有腹痛不痛之分。痛者，乃火热也，用归尾一两，黄连三钱，枳壳二钱，白芍一两，广木香二钱，甘草一钱，萝卜子二钱，水煎服。眉批：神丹。不痛者，乃寒也。白芍三钱，当归三钱，萝卜子一钱，枳壳一钱，槟榔一钱，甘草一钱，水煎服。眉批：神丹。水泻者，乃一时水气侵脾，故倾腹而出。用白术以利腰脐之气血，用车前以分消其水势，此正治之法也。

张公曰：白术、车前利腰脐而消水气，是矣。然而白术亦能健脾，脾健水湿自分，原不必借重车前，车前能通窍而安脏气，亦不只分消已也。脏安则水湿之气自消，各有专能，又能分助，所以奏效如神耳。

天师曰：血痢者，乃肝经来克脾土也。虽因脾土之湿，又加暑热暗侵，瓜果内伤所致，然终因肝木太旺无制，凌脾土而然也。故方用白芍、当归滋肝而平木，肝木得养，不来下克脾土，则土亦得养，而血痢自痊矣。

张公曰：血痢虽有痛、不痛之分，其实皆火邪而夹湿气也。论理，二方俱可通治。而天师分别痛不痛之分，乃慎之也。二方出入加减，各为神效，正不必畏首畏尾，一用之于痛，一用之于不痛也。盖火邪带湿气，居于肠脾之际，不得奔下，未有不急而后重者，妙在用当归、白芍滑而利之，则火邪利于直下，不只平肝木而救脾土也。

天师曰：水肿之病，亦土不能克水也。方用牵牛三钱，甘遂三钱，水煎，一服，即大泻水斗余，臌胀尽消。眉批：消水神方。雷公曰此方固神奇，但各用三钱似太多，减去各一钱，则不过猛矣。病去而不伤本，病未尽去可以再进，亦不失中和之道。此则直夺其水势，而土得其平成矣。但二味药性峻烈，过于猛矣，人疑非正治之法。然水势滔天，必开决其水口，则水旋消。此二味之中病源，妙在于猛也。第服此二味之后，切不可食盐，一食盐，则前病重犯不可救矣。此乃不知禁忌自犯死症，非药之故也。今人一见牵牛、甘遂，视为必死之品，过矣！水肿之病，必须以手按足面如泥者，始可用此二味正治。眉批：何言之当也。否则按之不如泥，随按而皮随起者，非水也，当作气虚、肾虚治之。不可以此二味轻投以杀之也。

张公曰：水肿治法甚多，独此二味奇妙通神。其次用鸡屎醴。然鸡屎醴终不若此二味之神。盖鸡屎醴有毒，而此无毒也。牵牛性虽猛，得甘遂而迟矣；甘遂性虽缓，得牵牛而快矣。两相合而两相成，实有妙用。此方盖余方也，天师取之以救天下。余何可自立而自誉之？只言其相成有如此。

心经之病，怔忡不寐等症，乃心血少也。方用人参三钱，丹参二钱，麦冬三钱，甘草一钱，茯神三钱，生枣仁五钱，熟枣仁五钱，菖蒲一钱，当归三钱，五味子一钱，水煎服。眉批：安寐丹，妙。此方之妙，妙在生熟枣仁各五钱，而以诸补心之药为佐使，盖枣仁乃安心上不寐之圣药，生用使其日间不卧，熟用使其夜间不醒也。日夜既安，则怔忡自定，又何必用虎睛、琥珀、丹砂之多事哉！

肝经之病，两胁胀满，吞酸吐酸等症，乃肝木之郁也。正治之法，方用白芍五钱，柴胡二钱，炒栀子一钱，苍术一钱，茯苓一钱，神曲五分，半夏一钱，甘草一钱，丹皮三钱，水煎服。眉批：气爽丹。雷公曰：此方尚可加当归三钱以生肝血。此方之妙，妙在用白芍、丹皮、柴胡也。盖三味乃肝木专经之药，而芍药尤善平肝，不去远凌脾土，土得养而木益舒，木舒而气爽，痛自除，吐渐止也。

肾经之病，如腰痛之症，用杜仲一两，破故纸五钱，各盐水炒，熟地三两，白术三两，胡桃二两，各为末，蜜为丸。每日饥而服之，白滚汤送下一两，服完自愈。此方之奇，奇在白术乃脾经药也，何以为正治肾经？不知白术最利腰脐，腰脐利，则水湿之气不留于肾宫，又用熟地、杜仲，纯是补水之药，而胡桃与破故纸同用，又有相济之功，补肾火以生肾水，谓非正治得乎！岐天师不讲者，未必非留以待我补，余所以又补心、肝、肾三法，愿人细思而用药也。

华君曰：是传予文也。无方。

孙真君曰：治肺有隔一、隔二、隔三之治，其实原正治肺经。此种议论，大开聋聩。凡肺病皆宜如此治之，勿谓天师专治肺痈立论，而不通于凡治肺病也。

按血痢症，张公概指为火邪挟湿，此特就壮实人之血痢言之也。然内伤劳倦与中气虚寒人，脾不摄血，往往脾湿下乘而成血痢，每以理中汤加木香、肉桂，补中益气汤加熟地、炒黑干姜治之而愈。但火邪之血，色必鲜红，脉必洪缓，口必消渴而喜冷饮，小便必热涩而赤浊。内伤之血，色必鲜而紫暗，或微红淡白，脉必微细而迟，或浮涩而空，口不渴，即渴而喜饮热汤，小便不涩不赤，即赤而不热不浊可辨。李子永识。

昔贤论肿症，与此不符。大概以随按而起者为水肿，按肉如泥者为气虚。附之以俟临症者之自考。李子永识。

反医法 论发狂见鬼 论发狂不见鬼 论中风堕地 论卒倒不知人

天师曰：凡人有病发狂，如见鬼状，或跌倒不知人，或中风不语，或自卧而跌在床下者，此皆正气虚而邪气犯之也。似宜正治邪为是。然而邪之所凑，其气必虚。不治其虚，安问其余？此所以急宜固其正气，而少佐以祛痰、祛邪之药为妙。如发狂见鬼者，乃虚也。方用人参一两，白术一两，半夏三钱，天南星三钱，附子一钱，大剂灌之，狂自定矣。眉批：祛狂至神丹，方妙。或倒不知人，乃气虚也。亦用前方主之。或中风不语者，以人参一两，天南星三钱，生半夏三钱，生附子一个，名为三生饮，急灌之。又自卧跌床下者，即中风类也。又名尸厥。亦以三生饮救之。

发狂不知人而不见鬼者，乃热也。不可与前汤。此见鬼为虚，而非实热。方用人参，同入于祛痰祛邪之药内，乃因其反而反治之也。

跌倒不知人，虽因气虚，然未有无痰而能跌倒者，即跌倒亦未有不知人者，故必须去痰，而佐以助正之药。此前方之所以可兼治之也。

中风与堕地之症，纯是气虚。气虚之人，未有不生痰者。痰重，卒中卒倒，有由来也。然则徒治其痰而不补其气，即所以杀之也。三生饮，妙在用生人参一两，同生附、半夏、南星祛邪荡涤之药，驾驭而攻之，譬如大将登坛，用虎贲之士，以扫荡群妖，必能活生人于杀人之中。眉批：妙绝。若徒正治其邪而不反治其本，则十人九死，冤鬼夜号，谁之咎欤！

张公曰：发狂见鬼，明是虚而痰中之，用半夏、南星、附子以祛痰，不用人参、白术之多，何以驱驾之而成功哉？此方之妙，不特治发狂、见鬼如神，而治中风不语、卒倒不知人，亦神妙之极。盖气虚而后痰中也。岐天师分晰甚精，又引三生饮以治中风等症，其实前方除发狂、不见鬼不可用此方，其余无不可治，正不必又用三生饮也。然三生饮亦是奇方，亦可采用之。总之，斟酌于二方之间，无不可起生人于死人之中也。

发狂不见鬼，明是内热之症。岐天师不立方者，待余补之也。方用人参三钱，白芍三钱，白芥子三钱，半夏三钱，天南星二钱，黄连二钱，陈皮一钱，甘草一钱，水煎服。此方妙在用黄连，盖厥深则热益深，去其热则厥自定。黄连入心，引诸补心之味，同群相济，或补或泻，譬如人家相争，嚷于一室，亲朋各为劝解，自然怒气平而悔心发，黄连之用于补剂之中，正此意也。

华君曰：是传予之文，无有他方。我尚有数语，请载于后：中风等症，非大加人参，以祛驾其邪，则痰不能开，而邪不能散。方中妙在用人参至一两，始有力量。否则，少用反为痰邪所使，又安能助制附子，以直荡群妖哉！

雷公曰：妙极，各阐发无遗。无可再谈。真圣人之言。李子永识。

顺医法 论气虚 胃虚

天师曰：凡人有病气虚者，乃身子羸弱，饮食不进，或大便溏泄，小便艰涩。方用人参一两，茯苓三钱，白术五钱，陈皮一钱，甘草一钱，泽泻一钱，车前一钱，水煎服。此乃病欲下行，而随其性而下补之也。方中用人参为君者，开其胃气，胃为肾之关，关门不开，则上之饮食不能入，下之糟粕不能出。妙在用人参以生胃土，而茯苓、车前能分消水谷也。且胃之性，最喜温和，不喜过湿，湿则必上壅呕，下积而泻矣。今顺土之性而温补之，则饮食自进，而大小便各安其位矣。

张公曰：此方生胃土以消水谷，谁曰不然，然而不只生胃土也，且能健脾，脾健则胃气益开，而胃气益壮。方中最妙用白术也，白术上利胃而下健脾，且能祛湿以生肾，有此大功，则大小便得脾肾之气，而能开能合。下既通达，又何患饮食之不进乎！吾见其饱食而无碍也。

服前方而不愈者，兼服八味丸以补土母。盖八味丸，最能实大肠、利膀胱也。李子永识

逆医法 论气喘上逆 论双蛾 论肾虚大吐

天师曰：凡逆症甚多，不只厥症一门也。如气喘而上者，逆也。人以为气之有余也，殊不知气盛当作气虚，有余认作不足。若错认作肺气之盛，而错用苏叶、桔梗、百部、山豆根之类，去生便远。方用人参一两，牛膝三钱，熟地五钱，山茱萸四钱，枸杞子一钱，麦冬

五钱，北五味一钱，胡桃三个，生姜五片，水煎服。眉批：安喘至圣丹。雷公曰：妙极。然天师只言肺经之虚、肾水大耗之气喘也，而未尝论其肾火之逆、挟肝气而上冲之气喘也。虽其症轻于肾水大耗之病，而气逆作喘则一也。病甚则有吐粉红之痰者，此肾火炎烧，肺经内热，不能克肝，则木寡于畏，龙雷之火愈为升腾，法当清其内热，方用地骨皮一两，沙参一两，麦冬五钱，白芥子二钱，白芍五钱，甘草三分，桔梗五分，丹皮二钱，水煎服。方名清热止喘丹。此方之妙，妙在地骨以清骨髓中之内热，沙参、丹皮以养阴，白芍以平肝木中之火，麦冬以清肺中之火，加甘草、桔梗引入肺经，则痰嗽自除，而气喘亦定。　此方绝不去治肺经，而正所以治肺也。盖人生肺气，夜卧必归气于肾中，此母居子舍之义也。今因色欲过度，肾水大耗，肺金日去生之，久之则不特肾水虚，而肺金亦虚。譬如家有浪子，日费千金，母有积蓄，日日与之，倾囊倒箧，尽数交付其子，后将安继，是子贫而母亦贫矣。一遇外侮之侵，将何物解纷？而外侮又复恐吓之，逃之子舍以避其锋，而子家贫乏，无以奉母，又必仍复还家，以受外侮之凌逼，势不至不死不已。今肾水既亏，而肺金又耗，外受心火之伤，中受肝木之横，脾土又下，不来生水，则转辗难藏，于是仍返而上喘。幸有一线元阳未绝，所以不死。苟不大剂急救其肾，使贫子来偷窃，又何以肺金有养哉！况贫子暴富，不特母家亦富，而外侮亦不敢欺凌矣。此不治肺，而正所以治肺也。或疑人参乃肺脾之药，既宜补肾，不宜多用人参。不知肾水大虚，一时不能骤生，非急补其气，则元阳一线必且断绝，况人参少用则泛上，多用则下行。妙在用人参至两许，使能下达病源，补气以生肾水。药中熟地、山茱萸之类，同气相求，直入命门，又何患太多之病哉！若病重之人，尤宜多加，一两尚欠也。但喘有不同，有虚有实。初起之喘多邪实，久病之喘多气虚。邪实者喘必抬肩，气虚而喘者，微微气急耳。余所论乃久病之喘。若初起之喘，如四磨、四七汤，得一剂即止。此病逆而药亦逆之也。

张公曰：肺金补子之义，已讲透彻无遗。余再出一论以广之。肺气既弱，自然不能克木，肝木无制，必然气旺，气旺必来凌脾胃之土。脾胃既受制于肝木，则何能来生肺金耶？方中十剂之中，或间加柴胡五分，白芍五钱，熟地倍加一两，同前方煎饮，未必无小补也。盖欲平肝，自必旺其土。土旺则金有不生者乎！此亦反治之义耳。眉批：孙真人曰：何论之奇辟乃尔！我有一奇方以附后。

天师曰：更有人病双蛾者，人以为热也。喉门肿痛，痰如锯不绝，茶水一滴不能下咽，岂非热症？然而痛虽甚，至早少轻；喉虽肿，舌必不燥；痰虽多，必不黄而成块，此乃假热之症也。若以寒凉之药急救之，下喉非不暂快，少顷而热转甚。人以为凉药之少也，再加寒凉之品，服之更甚。急须刺其少商之穴，出血少许，喉门必有一线之路开矣。急以附子一钱，熟地一两，山茱萸四钱，麦冬三钱，北五味三钱，牛膝三钱，茯苓五钱，煎服。下喉一声响亮，其火势热症，立时消散。眉批：消火神丹。盖少阴之火，直如奔马，凡人肾水大耗者，肾中元阳不能下藏，盖无水以养火而火必上越也。日日冲上，而咽喉口小，不能任其出入，乃结成肿痛，状似双蛾，实非双蛾也。方中妙在用附子辛热之药，引龙雷之火下藏于窟宅。夫龙雷之火，乃相火也，喜水而不喜火，故药中熟地、山茱之类，纯是补阴之味，使火有所归而不再沸，此因其逆势而逆导之也。

喜水而不喜火。喜水者，喜真阴之水也，而非寒凉之水；不喜火者，不喜邪气之火也，而非辛热之火。

日重夜轻，治之最易。用山豆根三钱，半夏一钱，桔梗三钱，甘草一钱。治之，一剂立愈。而非逆症可比耳。

张公曰：阴虚双蛾之症，余更有治法，用附子一钱，盐水炒成片，用一片含在口中，立时有路可以用汤药矣。后以八味丸一两，白滚水送下，亦立时而愈。可与岐天师方并传。

天师曰：更有大吐之症，舌如芒刺，双目红肿，人以为热也，不知此乃肾水干槁，火不能藏，水不能润，食入即出耳。法当用六味地黄汤一料煎服，恣其吞饮，则余火下息，而饮食可入。盖胃为肾之关，胃中之火，必得肾中之水以润之。肾水耗，不能上润脾胃，则胃火沸腾，涌而上出，以致双目红痛，舌如芒刺也。但此症时躁时静，一时而欲饮水，及至水到，又不欲饮，即强饮之，又不十分宽快。此乃上假热而下真寒也。理宜六味汤内加附子、肉桂，煎汤与饮，始合病源。眉批：孙公曰：真绝奇之论。而今只用六味地黄汤者何？盖肾虽寒而胃正热，温肾之药必经过胃经，热性发作，肾不及救，而胃反助其邪火之焰，则病势转添，不若竟用六味地黄汤，使其直趋肾宫，虽经过胃中，不致相犯，假道灭虢，不平胃而胃自平矣。此亦逆治之法也。

张公曰：余立地黄丸，原所治武帝之消渴也。不意可以治此等之症，实有奇功。今又得岐天师畅为发明，将方之功效，尽情表出，余之幸也，不独余之幸也，愿世人留意。此方治上假热而下真寒者，无不神妙，奏功如响，非惟大吐之症宜之耳。

华君曰：是传予之文，而子之文更多，可喜也。然予更有数语：双蛾阴症最难治而最易治也，不知其窍而最难，知其法而最易。予常为人治此病，用附子一枚，以盐一合，水煮透，令其口含一片，而火势立止。然后以六味汤大剂饮之，不再发，神方也。

大吐之症，先以手擦其脚心，使滚热，然后以附子一枚煎汤，用鹅翎扫之，随干随扫，少顷即不吐矣。后以六味丸汤，大剂饮之，即安然也。

气喘之症，莫妙用天师方，大剂饮之，必生。无他方法也。

孙真君曰：天师论喘症奇辟。然予亦有方：用人参一两，北五味一钱，麦冬二两，牛膝三钱，胡桃三个，生姜汁三匙，水煎服。眉批：天师曰：妙绝。此方之妙，妙在麦冬用至二两，盖喘病虽是肾虚，毕竟肺虚不能生肾水也。肾水不能速生，必须补气以生之。然徒用参以补气，未免水亏而火愈旺，今反用麦冬以滋肾水之母，则人参亦从之以生肺，而不去助火矣。肺有养而水自生，又何患火之不能制哉！

往往有气喘而脉微涩者，用熟地一二两，当归六七钱，甘草一钱，治之而愈。此名贞元饮。妇人最多此症。李子永识

内治法 论肺痈 论肝痈 论肠痈

天师曰：内治者，言人有病在脏腑而治之也。人有肺痈、肠痈、肝痈者，必须从内消之也。然而治法不同。肺痈方：用元参三两，麦冬三两，生甘草五钱，金银花十两，先用水十碗，煎汤四碗，取二碗侵前药，加水二碗，又煎之，煎一碗服之，二剂即愈。眉批：救肺败毒至圣丹。妙。其余汤二碗，再煎二煎。

肝痈方：用白芍三两，当归三两，炒栀子三钱，生甘草三钱，金银花十两，水十碗。煎取四碗。分二碗泡前药。再加水二碗同煎。渣又加水二碗。同金银花汁二碗煎一碗服。二剂愈。眉批：救肝败毒至圣丹。妙。

肠痈方：用金银花八两，煎水二碗，当归三两，地榆一两，薏仁五钱，水十五碗，煎二碗，分作二服，上午一服，临睡一服，二剂愈。眉批：救肠败毒至圣丹。妙。盖痈生胸腹之内，无不生于火与邪，若外用末药调敷，则相隔甚遥，必须内消为得。然痈势甚急甚大，一杯水何能救车薪之火？故必大剂煎饮，而火邪自散，而痈疡自消。倘日以敷药调治于皮肤之外，或以小剂而求散于汤饵之中，吾见其必死而已矣。

张公曰：疮疡之疾，发于火邪之盛，其由来非一日矣。欲消其火邪，岂是寻常细小之药所能去乎？故必多用重药以刬治之。然而散邪之药，俱耗真阴，多用重用，皆能取败。惟金银花、败毒而又不伤气，去火而又

能补阴，故必须此品为君。第此品性纯而正，乃正人君子也。譬如正人君子，必同群攻击于群小之中，始不至偾事而召祸，所以必多加至十两，或一斤，始可取胜于眉睫。然徒藉此一味，又觉势单力薄，或用麦冬以滋肺，或用芍药、当归以润肝，或用地榆以凉大肠，或用甘草以泻火，或用栀子以清热，或加薏仁以去湿，相助成功，各有妙理，非泛然而用之者也。

华君曰：是传余文。然余更有说。肺痈初起，可用此方，倘已成形，必须外治。用刀刺其肺出脓血，而后以神膏敷其口，则愈。否则有性命之忧也。想天师后必传方，兹不赘耳。后无传，予当传子。肝痈不可用刺法，须用内消、内散。

肠痈之症，此方最妙。但亦治初起之病也。久则内必出毒，更当另用奇方以助其溃脓。方用生甘草三钱，金银花二两，地榆一两，当归二两，牛膝一两，乳香三钱，没药三钱，水先煎甘草五味，取一碗，调乳香、没药末三钱饮之。渣水再煎一碗，又调乳香、没药末三钱饮之，大约早服头煎，晚服二煎，二剂必全好矣。眉批：活肠消毒丹。此天师传予而未传子也。意者留以待予耶？不然何各已尽言，独此方尚未传完耶？

岐天师曰：是留之以待华君传子也。

外治法 论阳症痈疽 论阴症痈疽

天师曰：人有背生痈疽，或生于胸腹之间，或生于头面之上，或生于手足之际，皆是五日之内，犹当内散，五日之外，必须动刀。内散方：金银花四两，蒲公英二两，生甘草二两，当归二两，天花粉五钱，水煎服。眉批：消毒圣神丹。一剂即消，二剂全愈，不必三剂。金银花专能内消疮毒，然非多用，则力轻难以成功。生甘草一味，已足解毒，况又用之于金银花内，益足以散邪而卫正。蒲公英，阳明经药也，且能散结逐邪；天花粉消痰圣药；当归活血，是其专功，血不活所以生痈，今血活而痈自愈，此方之所以奇而肆也。倘若不曾服过败毒之散，以致成脓，奔溃，外口必小而内宅自大，譬如贼居深山，关隘必窄，而其中巢穴，自必修广，若不直捣其坚，则延蔓无已，势必民化为盗。故须用金刃，去其口边之腐肉，使内毒之气不藏。刀用三寸长，阔只三分，两边俱利，其锋厚半分，少尖一边，手执定，眼看定，心注定，一刀横画，一刀直画，人必少厥，不必惊惶，少顷自定。后以末药敷于膏药之上贴之，大约一个膏药，敷末药二钱，贴上即止痛，败脓尽出，一连三日，即消尽矣。内用煎方：当归一两，黄芪五钱，人参一钱，荆芥一钱，金银花二两，生甘草三钱，水煎服。眉批：败毒圣神丹。二剂可已，不须多服。此治阳症疮疡之法也。阳症疮痈，必然突起寸余，其色红肿发光，疼痛呼号者是。若阴症痈疽，内消之法与阳症同治，至于破溃之治法，绝不相同。大约阴症痈疽，其色必黑黯，痛亦不甚，但觉沉沉身重，其疮口必不突起，或现无数小疮口，以欺世人。急用附子三钱，人参三两，生黄芪三两，当归一两，金银花三两，白芥子二钱，治之。麦冬可加三钱，元参不可用也。眉批：散寒救阴至圣丹。总阴症宜用温热散之，不可用寒凉解之也。

外用膏药，加生肌末药五钱贴之，一日两换始可。盖阴症痈疽，多生于富贵膏粱之客，功名失志之人，心肾不交，阴阳俱耗，又加忧愁抑郁，拂怒呼号，其气不散，乃结成大毒。无论在背在头，在腹在胁，在手在足，俱是危症。若服吾药，又用吾膏药，无不生全。盖阳证可以凉解，而阴证必须温散也。膏药方开后：金银花一斤，生地八两，当归三两，川芎二两，牛膝一两，丹皮一两，麦冬三两，生甘草一两，荆芥一两，防风五钱，黄芪三两，茜草根五钱，人参五钱，元参五两，眉批：阴阳至圣丹。雷公曰：何论之妙而方之奇也。用麻油五斤，煎数沸，将药渣漉出，再熬，将成珠，入后药：广木香一两，黄丹二斤，炒飞过，去砂，没药一两，乳香一两，血竭一两，象皮，为末，五钱，麝香一钱，各为细末，入油中，少煎好，藏瓷罐内用之。每一个用一两，大约发背疮必须用一两，其余疮口，量大小用之。

末药方：人参一两，冰片一钱，乳香，去油，三钱，透明血竭五钱，三七末一两，儿茶一两，水飞过，去砂，川倍子一两，藤黄三钱，贝母二钱，轻粉一钱，各为绝细末，以无声为度。眉批：阴阳至圣丹。孙公曰：真奇方也。此膏药与末药，神奇无比，发背外，其余疮口，不消二个，阴症不消三个，秘之。

张公曰：疮疡吾方已传之矣。可附于末。

痈疽最难治，外尚未现真形，内已先溃大穴。古人云：外大如豆，内大如拳；外大如拳，内大如盘，信不爽也。

凡人一见背有疮口外现者，不可小视之，急用蒜切片一分厚，贴在疮口上，用艾火烧之，痛者烧之不痛，不痛者烧之知痛而止。切不可不痛即止，而痛者亦止也。此法最妙，世人不识，而我特表而出之，以治发背之初起者。盖一经灸之，则毒随火化，以火攻火，又何疑焉。愿世医留意。

华君曰：传子法尤奇。传予之方不然也。痈疽方：用金银花三两，生甘草三钱，蒲公英三钱，当归一两，天花粉五钱，水煎服。予之方少异天师传子之方。然天师见今日气体，更薄于三国之时，所以药味改轻为重，只天花粉一味，分两相同，想因痰不可大攻故也。然予方亦奇甚，不可轻视。或见疮势少轻，酌用吾方治之何如？亦无不响应也。膏药与末药方相同。

岐天师曰：华君言是。

雷公曰：我亦有方。治痈疽方：用生甘草五钱，金银花三两，当归一两，元参五钱，天花粉三钱，白矾一钱，附子一片，水煎服。眉批：天师曰：妙。初起者一剂即消，肿起者二剂即消，神方也。

孙真君曰：我亦有奇方传子。凡痈初起，用白矾一两，金银花三两，水煎服。眉批：更妙之甚。一剂即消，发背亦然。

完治法 论头痛 论脑痛 论两臂肩膀痛 论两足痛 腰痛

天师曰：完者，如病头疼脑痛，手足两臂疼痛，两肩背疼痛，腰以下痛，不必支解刀破，囫囵而治之也。如头痛者，用黄酒一升，入细辛一两，川芎三两，白芷一两，煮酒一醉而愈。

张公曰：此等治法，世人不知，亦不敢用，我为开导之。头痛至终年累月，其邪深入于脑可知。一二钱之散药，安能上至巅顶，而深入于脑中？必多用细辛、川芎、白芷以大散之也。或疑散药太多，必损真气，恐头痛未除，而真气先行散尽。谁知风邪在头，非多用风药，必难成功。有病则病受之，何畏哉？一醉而愈。此方信而不必疑者也。惟是既愈之后，必须用熟地五钱，芍药五钱，当归五钱，川芎一钱，山茱萸三钱，麦冬三钱，水煎服。眉批：补血生水汤。妙。四剂为妙。天师曰：脑痛，用黄酒一升，柴胡五钱，白芍三两，辛夷三钱，郁李仁五钱，麦冬五钱，桔梗三钱，甘草一钱，水三碗，煎汤，入前酒饮之，一醉而愈。眉批：清脑平酒丹。量好者，再饮之以酒，必以醉为度。

张公曰：脑痛之病，乃风入胆经也。胆应于脑，故脑痛。人以用柴胡太多，过于辛散，不知有白芍以和之，则不散气而转能散邪。辛夷、郁仁，皆入胆之妙品；桔梗、甘草，又入肺之妙药。胆病何以又兼治肺？不知鼻上通于脑，脑热则必下流清水，久则必成鼻渊矣。兼治其肺，则肺气清肃，自去平胆木之旺，而清涕不致下行。此立方之神妙有如此。

天师曰：两臂痛与两肩膊痛，亦用黄酒二升，当归三两，白芍三两，柴胡五钱，羌活三钱，半夏三钱，陈皮五钱，白芥子三钱，秦艽三钱，附子一钱，水六碗，煎二沸，取汁，入黄酒内，一醉为度。

张公曰：臂与肩膊，乃手经之病，肝气之郁也。妙在用白芍为君，以平舒肝木之气，不来侵克脾胃之气，而柴胡、羌活，又善去风，且直走手经之上，而秦艽亦是风药，兼附而攻，邪自退出。半夏、陈皮、白芥子，皆祛痰圣剂，风邪去而痰不留，更得附子，无经不逐，又何有余邪之尚存哉！自然一醉而愈也。

天师曰：两足痛，腰以下痛，用黄酒二升，黄芪半斤，防风五钱，薏仁五两，杜仲一两，茯苓五钱，车前子三钱，肉桂一钱，水十碗，煎二沸，取汁二碗，入酒内，一醉而愈。以上皆风入四肢、头上、背间、腰以下也，借黄酒一味无经不达，引其药味而直入病中也。此所谓完全治法也。

张公曰：腰足痛，明是肾虚而气衰，不能运动，更加之湿，自必作楚。妙在不补肾而单益气，气足则血生，血生则邪退。又助之薏仁、茯苓、车前之去湿，湿去则血更活矣。况更助之杜仲之健肾，肉桂之温肾，防风之荡风乎！相畏而相使，相佐而相成，必然之理也。

华君曰：此一门未尝传予，无可论。

雷公曰：头痛，予有神方传子。方用川芎一两，沙参一两，蔓荆子二钱，细辛五钱，水二碗，煎八分，加黄酒半碗，调均，早晨服之，一剂永不再疼。此方妙在用沙参，盖沙参补阴，原不入脑，今用于川芎之中，而蔓荆、细辛直走于巅，则沙参不能下行，不得不同群共入于脑中。夫脑痛者，因脑阴之虚，风得留之而不去。今补其脑则风不能存，而脑痛自愈，而头痛亦除矣。此方不特治头痛，兼治脑疼，无不神效。更有一方治腰痛如神，方用白术三两，芡实二两，薏仁三两，水煎服，一剂即愈。此方妙在用白术，以去腰间之湿气，而芡实、薏仁，又是去湿之物，湿去而腰脐自利。汝老年恐有腰痛之疾，可服吾方，自无痛楚。亦只消一剂，多则阳旺，反非学道人所宜。妙极之方也。此方治梦遗亦神效。亦只消一剂，天师之言也。

凡头痛因风寒者，药宜酒煎，因火邪者，药宜茶清。李子永识

碎治法 论瘤 论瘿 论治顽癣 论接舌生舌 论生齿固齿

碎治法最奇。人有病腹中癥结，或成虫形、鸟形、蛇形，各药不愈，或头内生鹊，手内生鸠之类，必内无异症，而外显奇形，如瘿、如瘤之类，必须割去瘤瘿，去其鸟鹊，始能病愈。然此犹是节外生枝，虽动刀圭，无伤内藏，用生肌之药，一敷上，即如无病之人。独是脑内生虫，必须劈开头脑，将虫取出，则头风自去。至于腹中龟蛇鸟虫之类，亦必割破小腹，将前物取出，始可再活。第术过于神奇，不便留方，存此说以见医道之奇有如此。论其治法，先用忘形酒，使其人饮醉，忽忽不知人事，任人劈破，绝不知痛痒，取出虫物，然后以神膏异药，缝其破处，后以膏药贴敷，一昼夜即全好如初。徐以解生汤药饮之，如梦初觉而前症顿失矣。自青囊传后，华君获罪之后，失传者数千载矣。今再传述远公，终不敢以此等术轻授，使远公再犯也。前车可鉴，勿再重求。

子既以瘿瘤之类再请，吾不敢秘，再传子以全活人

可也。

瘿瘤不同，瘿者连肉而生，根大而身亦大；瘤者，根小而身大也。即瘤之中又各不同，有粉瘤，有肉瘤，有筋瘤，有物瘤。筋瘤不可治，亦不必治。终身十载，不过大如核桃。粉瘤则三年之后，彼自然而破，出粉如线香末，出尽自愈，亦不必治也。肉瘤最易治，用水银一钱，儿茶三钱，冰片三分，硼砂一钱，麝香三分，黄柏五钱，血竭三钱，各为细末，将此药擦于瘤之根处，随擦随落，根小者无不落也。物瘤则根大，最难治，不时而动，无故而鸣，或如虫鸣，或如鸟啼，必须用刀破其中孔，则物自难居，必然突围而出。后用生肌神药敷之，则瘤化为水，平复如故矣。此乃不敬神鬼，触犯岁君而得，病不可测，非理可谈。故吾《内经》不言，然世未尝无此病也。生肌散开后：人参一钱，三七根末三钱，轻粉五分，麒麟血竭三钱，象皮一钱，乳香，去油，一钱，没药一钱，千年石灰三钱，广木香末一钱，冰片三分，儿茶二钱，各为绝细末，研无声为度，修合时须用端午日，不可使一人见之。

瘿不同，形亦各异，然皆湿热之病也。由小而大，由大而破，由破而死矣。初起之时，即宜用小刀割破，略出白水，以生肌散敷之立愈。倘若失治，渐渐大来，用药一点，点其陷处，半日作疼，必然出水，其色白者易愈，黄者、红者皆难愈，然服吾药，无不愈也。点药用水银一钱，硼砂一钱，轻粉一钱，鹊粪一钱，莺粪一钱，冰片五分，朝脑五分，绿矾一钱，皂矾一钱，麝香三分，为绝细末，用针刺一小孔，然后乘其出血之时，将药点上，则粘连矣。约用一分，以人乳调之，点上大如鸡豆子，一日点三次，第二日必然流水，流水之时，不可再点，点则过疼，转难收口矣。三日后，必然水流尽，而皮宽如袋，后用煎方，自然平复如故。煎方开后：人参三钱，茯苓五钱，薏仁一两，泽泻二钱，猪苓一钱，黄芪一两，白芍五钱，生甘草一钱，陈皮一钱，山药三钱，水煎服，十剂全消如故。但忌房事一月，余无所忌。若犯房事，必破不能收口，终身成漏矣。

张公曰：碎治之法尚多，吾当广之。人有病手臂生疮，变成大块，如拳头大者，必须用刀割去，人必晕绝，不可学也。吾有奇方，只用小刀，略破其皮一分，后以末药敷之，即化为水，神方也。方用人参三钱，甘草一钱，硼砂一分，冰片一分，轻粉半分，各为末，糁之，即化为水矣。此方乃化毒奇方，不可轻视。更人有肚上生疮，结成顽块，终年不去者，亦可照上法治之，立效。

凡人有生虫鸟之病，于身上、臂上、头上者，岐真人已传妙方，何必再传？未有奇于岐真人者故耳。有足上生瘤如斗大者，我有一法，不必破碎治之，只用针轻轻刺一小针眼，以前药敷之，必流水不止，急用煎方治之。方用人参三两，黄芪三两，生甘草、薏仁各五两，白芥子三钱，水煎服，二剂即消尽其水，而人绝无惫色，内外双治之法。然终以针刺其孔，不可为非碎治也。此方之妙，乃补其本源之气，又利水而不走其气，刺其孔而出水，未免大损元气，今补其气，又何惧水之尽出哉！此方之所以奇也、妙也。

天师曰：碎治有七法未传，一法洗其筋，一法破其脑，一法破其腹，一法洗其肠，一法换其舌，一法换其皮，一法接其骨也。子不信乎？非皮也，乃言皮内有病而去其皮，别生皮也。舌有人咬断而接之也，破其皮血，即瘿瘤法也。本不宜传，吾子善问，再传二法：皮上生顽癣，终岁经年，服药无效，擦治无功，用刀削去其顽癣一块之皮，用前生肌药敷五钱，掺之，必痒不可当，削亦不十分疼，当用麻药与饮，使人不知，然后用刀掺药。麻药方开后：羊踯躅三钱，茉莉花根一钱，当归一两，菖蒲三分，水煎，服一碗，即人如睡寝，任人刀割，不痛不痒。换皮后三日，以人参五钱，生甘草三钱，陈皮五分，半夏一钱，白薇一钱，菖蒲五分，茯苓五钱，煎服即醒。盖羊踯躅专能迷心，茉莉根亦能使人不知，用菖蒲引入心窍，以迷乱之耳。不服人参，可十日不醒，后用人参解之者，正气盛，则邪药自解。各味皆助正之品，亦用菖蒲引入心经也。身温而卧，安如酣睡人也。

凡人有被人咬落舌尖，或连根咬断者，或一日，或二日，或半月，俱可接之。速用狗舌一条，观其人舌之大小，切正如人舌光景，将病人舌根伸出，病人座在椅上，仰面，头放在椅背上，以自己手，拿住喉咙，则舌自伸出，急将狗舌沾药末，接在人舌上，一交接，永不落矣。眉批：接舌神丹。末药方开后：龙齿，用透明者，三钱，冰片三分，人参，亦用透明者，三钱，象皮一钱，生地三钱，土狗三个，去头、翅，地虱二十个。先将人参各项俱研末，后用地虱、土狗捣烂，入前药末内捣之，佩身上三日，干为末，盛在瓶内，遇有此等病，为之医治可也。此药末，接骨最奇，服下神效。骨断者，服一钱即愈，神方也。

闻人说咬落舌头者，以醋漱之可以重长，师曰：乱道！肉逢酸则缩，岂有反伸出之理？要重生必是仙丹。汝既祷天，我当传子：人参一两，煎汤含漱者半日，以一两参汤漱完然后已。再用龙齿末三分，人参末一钱，麦冬末一钱，血竭三分，冰片二分，土狗一个，地虱十个，眉批：生舌仙丹。各火焙为末，放在土地上一刻，出火气，将此末乘人参漱口完时，即以此末自己用舌沾之使令遍，不可将舌即缩入口中，放在外者半刻，至不能忍，然后缩入可也。三次则舌伸长矣。仙丹也。奇绝神妙，不可思度也。

长齿法：方用雄鼠脊骨全副，余骨不用，尾亦不用，头亦不用。骨碎补三钱，炒为末，麝香一分，熟地，身怀之令干，为末，三钱，但熟地必须自制，切不可经铁器，一犯则前药俱不效矣。生地亦须看，一做过，经铁针穿孔者，即不效。细辛三分，榆树皮三分，总之，群药俱不可经铁器。当归一钱，青盐二钱，杜仲一钱足矣。各为绝细末，鼠骨去肉不用，新瓦上焙干为末，不可烧焦，乘其生气也。用一瓷瓶盛之，每日五更时，不可出声，将此药轻擦在无牙之处，三十六擦，药任其自然咽下，不可用水漱口，一月如是，日间、午间擦之更佳。亦如前数。

固齿方：用雄鼠脊骨一副，当归一钱，熟地三钱，细辛一钱，榆树皮三钱，骨碎补三钱，青盐一钱，杜仲二钱，各为末，裹在绵纸成条，咬在牙床上，以味尽为度，一条，永不齿落矣。然亦不可经铁器，经则不效。然汝亦幸亏此药，所以五十外，不动摇也。汝后不必愁，昨服吾符故也。传汝救人可耳。此药可救数百人。大约一人须用三条。

张公曰：洗筋之法最难传，亦最难效，只可言治症可也。筋之缩也，由于血之不养。然血久不能养筋，则筋缩急而不能再生，必须割开皮肉，用药洗之。倘不得其法，药不得真者，必不能成功，反致杀人。何若不传之为妙欤？破脑尤不可轻传。曹公非明鉴乎！以生人而轻破其脑，则人已死矣，又谁信再活乎？喧哗扰攘之中，何能静思方法，而望其重苏乎？破腹之法，肠胃皆见，人必如死，谓能再生，人断不信。洗肠亦然。此岐天师所以隐而不言，而今亦不必轻传，徒取人物议。若换舌、换皮，岐天师各留异术，今亦安能再助高深哉！

接舌已奇，生舌尤奇。非仙传，世人安得此方法乎？愿人尊之，千万年而勿失耳。

生齿、固齿，小术也，不足为异。姑存之以备考。而终非破治之法，如此当删去，另附于后可存之处可也。

华君曰：此传予之法，而无自长舌之方。

大治法 论痿症 论肾虚如白虎汤症 论汗出如雨不止 论直中阴经 论治阳明之火

天师曰：大治法，周身有病，统上下左右尽治之也。如气血全亏，一身多病，或头痛未已，而身骨痛；

或腹痛未已，而四肢尽痛是也。虽此等病，乃痿症居多，自宜专治阳明胃火。然而胃火既盛，一身上下四肢尽行消瘦，又不可专治胃经一门也。方用人参三钱，茯苓三钱，薏苡仁五钱，当归三钱，黄芪三钱，甘菊花一钱，元参五钱，麦冬一两，陈皮五分，神曲五分，白芥子三钱，白芍三钱，熟地一两，水三大碗，煎一碗服之。眉批：双补至神丹。盖阳明火盛，理宜用竹叶石膏汤矣，而此偏不用，反用参、苓、芪、熟为君，补其气血者，何也？胃火过盛，已铄气血，再用白虎汤，虽一时解其火势之燎原，然而焦头烂额，必致重亡其津液，不若用补气血之药，大剂煎饮，使水足而火自息。方中宜用元参、麦冬、甘菊之品，纯是退阳明之味，而阳明即有火势之燎原，亦能扑灭，况又重加之当归生血之类，以滋化源乎？但诸药若小其剂，则不特无益，而反助火势之飞扬，此大治之所以妙也。大约大治之法，施之于虚症最宜，乘其初起，胃火有余，即以大剂与之，可以转败为胜。若因循时日，畏首畏尾，初时不敢用大剂，及至胃气已衰，而后悔悟，始用大剂，迟矣。其病宜用大剂者，则发背、痈疽，切忌小治，尤当以大剂与之。另有专门，兹不再赘。

张公曰：大治实阳明胃火之患。不只痈疽发背，更有症如肾虚而火沸腾，如白虎汤症者，亦宜用大剂六味地黄汤治之。更有肾水泛上，吐痰倾盆者，亦宜用六味汤，加附子、肉桂，煎汤数碗，大碗饮之而愈。皆不可小治之也。凡肾水肾火之虚，上焦虽现热症，而其舌终滑而不燥，非若阳症之干极而起刺也。更有大汗之症，汗如雨出，不可止抑，气息又复奄奄，不是发狂热症，若不急用大补之药，则顷刻亡阳而死矣。方用人参三两，白术四两，当归三两，桑叶十片，麦冬三两，北五味三钱，黄芪三两，水煎服。眉批：止汗定神丹。此方纯是补气之药，气足则汗止而阳返于命门之宫矣。倘以小小之剂治之，又何以补生元气于无何有之乡哉！吾见其立亡而已矣。更有直中阴经之症，阴寒之气，斩关直入于肾宫，命门之火逃亡而将越出于躯壳之外，非用大剂补火之药，何以追散失之元阳，而返其宅哉！方用人参一两，白术三两，附子二钱，肉桂一钱，干姜二钱，水三碗，煎服。眉批：参术附桂汤。一剂而愈。此方用人参、白术，实有妙用。驱寒之品而不用此二味，寒去而气随之去矣，故必用二味，且必须多加，而元阳始足，可留于将绝之顷也。此皆大治之法，不可不知。

华君曰：天师不曾传。予有一论可参观。阳明之火势，最盛最急，若不以大剂退火之药与之，立刻将肾水烧干矣。然过用寒凉，必至转伤胃气，胃气既伤，则胃火益胜。虽石膏汤中有人参以救胃气，然终不胜攻之大烈也。愚意石膏用一两者，人参必须亦用一两，或石膏用至二三两，则人参断不可只用一两，必须多加为妙，眉批：雷公曰：华君之言，至言也。即不敢加至三两，亦必须加至一两五钱，与其火退之后，再用人参，何若乘其火盛之时，而倍用之，攻补兼施，火势衰而胃气又不复损之为得也。予治阳明火盛，往往奏功如响者，人参同石膏兼用，而无偏重之势故耳。此予独得之秘，因远公为天师所爱，不惜尽传无隐，愿远公谨听吾言，必与参同用，无分轻重也。此段再请教天师与长沙公何如？天师曰：妙论不刊。

诸病，凡胃气衰者，用药不可大剂，不可不知。更有暴病中寒，脉微欲绝，四肢冰冷者，初服须急服生附、干姜各五钱救之，参术又在所缓，此说本之嘉言喻氏。李子永识

小治法 论治气不顺 论治上焦之痰 论中风不语

天师曰：小治法者，乃上焦之病也。病既在上焦，若大其剂，则势下行，反为不美。如胸膈不利，或痰盛闭塞，或一时中风不语，皆当以小剂治之。小剂方甚多。举三四之病，可悟其余。譬如胸膈不利，此气不顺也，可用苏叶一钱，半夏一钱，甘草一钱，桔梗一钱，百部五分治之。眉批：顺气汤。一剂快然无碍矣。如痰盛闭塞作痛者，乃痰在上焦也。用天花粉一钱，甘草一钱，柴胡一钱，陈皮五分，半夏一钱，苏子一钱，治之。眉批：化痰饮。或用瓜蒂七个，或用皂角一个，以水煎汤吐之。皆小治之法也。或中风不语者，亦用瓜蒂散、皂角汤探吐之。然必看其真正中风始用二方吐之，否则万万不可轻用。真正中风，平日自然壮盛，能御风寒，不畏寒热之人，既中之后，双目突出，手足乱舞，痰色黄，结成块，大小便闭塞不通者是。若安静，平日人衰弱，临症之时，气息如无，大小便自遗，手撒眼闭，浮肿，作水鸡声不十分响者，乃气虚也，切不可与瓜蒂、皂角二汤，当与前三生饮，加人参一两治之。

张公曰：人以为轻病也，不十分留心，谁知大病成于小病乎？小病而斟酌尽善，又何大病之生也。岐天师

忽用大剂以治大病，忽用小剂以治小病，如神龙变化，不可测度，真圣化神兼而立方也。

华君曰：不必谈，亦无可谈。

偏治法

论治心痛　论上热下寒　论两胁胀满
论胃气痛脾不化食　论痿　论厥　论吐血
论治头痛腰背手足痛　论梦遗喘嗽口眼歪斜目痛

天师曰：偏治者，乃一偏之治法，譬如人病心痛，不治心而偏治肝；譬如病在上，而偏治下；譬如病在右，而偏治左；譬如病在四肢、手足，而偏治其腹心也。心疼，人以为病在心也，不知心乃神明之宰，一毫邪气不可干犯，犯则立死。人病心痛，终年累月而不愈者，非心痛也，乃包络为心之膜，以障心宫，邪犯包络，则心必痛。包络名为膻中，乃心之臣也。相为贼所攻，君有不振恐者乎？臣辱则君忧，此心之所以痛而不宁也。然则宜治包络，何以必责之肝也？肝属木，包络属火，肝木生心火。治其肝木之寒，则心火有养，而包络之寒邪自散，况肝木之气既温，生心之余，必能来生包络，故不必救包络，而必先救肝。肝木得寒，则涩而不舒，散肝中之邪，即所以散包络之邪也。方用苍术二钱，白芍五钱，当归一两，肉桂一钱，良姜一钱，水煎服。眉批：定痛至圣丹。此寒邪犯包络之方如此。更有热邪来犯包络奈何？寒邪之犯必恶寒，见水则如讐仇，手火熨之则快；热邪之犯，见水喜悦，手按之转痛是也。故热痛之病，必然呼号，不能安于床席，治法亦责之肝。盖包络之热，由于肝经之热也。泻其肝木之旺，而去其郁热之火，不必救包络之焚，而包络之火自衰矣。方用白芍一两，炒栀子三钱，甘草一钱，当归三钱，生地五钱，陈皮八分，水煎服。眉批：解热至圣丹。二剂即安然如故。此偏治之一端也。

病在上者，乃上焦火热之盛，吐痰如涌泉，面赤喉痛，上身不欲盖衣，而下身冰凉，此上假热而下真寒也。方用附子一个，熟地半斤，山茱萸四两，北五味一两，麦冬一两，茯苓三两，泽泻三两，丹皮三两，山药四两，肉桂一两，水十余碗，煎四碗，探凉与病人服之，二刻内四碗服尽，立刻安静。此病在上而下治之法也。眉批：增减地黄汤。雷公曰：上热下寒，予更有方。用熟地三两，山萸一两，车前子三钱，肉桂二钱，牛膝五钱，麦冬五钱，北五味三钱，水煎冷服。一剂即安，可佐六味汤也。天师曰：此方奇妙。盖此病乃肾中水火俱耗尽真阴，而元阳无可居之地，于是上腾而作乱。倘以寒药救之则愈炽，以补气药救之则反危。必须用八味地黄汤，大剂与服，加麦冬、五味少救其肺金之气，下治而上自安。子不见天地之道乎？冬至之时，地下大热，则天道自寒；夏至之时，地下大寒，天上自热。人身亦如是也。肾经热，则头目、咽喉、心、肺反生其拂逆之躁矣。此亦上病下治之一法也。

病在左者，如两胁胀满，不可左卧者，此病在肝也。法宜专治肝矣。今偏不治肝，而兼治肺，盖肝木之旺，由于肺经之虚，金不能制木，则木愈盛，木盛则脾土更无所养，肺金益虚则肝木益旺，而病无已时也。方用人参一钱，黄芩三钱，麦冬三钱，甘草一钱，白芍三钱，当归三钱，柴胡一钱，茯苓一钱，陈皮五分，水煎服。一剂知，二剂愈，四剂全瘥。盖参、芪乃补气之味，与肝木不相干也。虽用柴胡舒肝，然而柴胡亦是肺经主药，一味而两用之，白芍、当归虽专入肝经，然亦能入肺，所以同群入肺以助气，而非逐队以平肝。此左病而治右之一法也。

右病治左，可以悟矣。予再传一方，人病胃气痛，或脾气不好，不能饮食，或能饮食，而不能化，作痛作满，上吐下泻者，此乃肝经来克土也。平其肝木则脾胃之土得养，而前症俱愈矣。方用白芍三钱，甘草一钱，当归二钱，柴胡二钱，茯苓三钱，白芥子一钱。有火者，加炒栀子二钱；无火者，加肉桂一钱。水煎服。此方再加白术三钱，有食者，加山楂二钱；伤米食者，加枳壳一钱，麦芽一钱；有痰者，加半夏一钱。此方虽白术、茯苓乃脾胃之品，然其性亦能入肝，白芍、当归、柴胡则纯是肝经之正药。有此三味，直入肝经，则各药无不尽入肝以平木，木平则脾胃之土安然，况有食则化食，有痰则祛痰，有火则散火，有寒则去寒，有不功效立奏者乎？此右病而左治之一法也。

治在腹心者，乃人生疡、生痈，或痿厥之类是也。痈疡不治痈疡，而内治其中气，少加以祛邪散火之品是也。各有专门，兹不再赘。如痿症、厥症甚多，不能枚举。只举一二之病，可触类而通。人有痿症，终年不能起床，面色光鲜，足弱无力，不能举步者，人以为两足之无力也，不知乃阳明火盛，不必去治两足，只平其胃火，则火息则足自坚凝。若不平胃火，而徒用补阴之剂，则饮食愈多，而两足益弱。法当用元参三两，麦冬一两，甘菊花三钱，人参一钱，熟地一两，菟丝子一钱，水数碗，煎汤四碗，恣其吞饮，则胃火渐平，而两足自然生力，此不治足，而正所以治足也。

厥病，一时手足厥逆，痛不可忍，人以为手足四肢之风症也，不知乃心中热蒸，外不能洩，故四肢手足则寒，而胸腹皮热如火，方用柴胡三钱，当归二钱，荆芥一钱，黄连二钱，炒栀子二钱，半夏一钱，枳壳一钱，水煎服。眉批：雷公治厥方用白芍一两，炒栀子三钱，陈皮一钱，柴胡一钱，天花粉二钱，水煎服。治热厥最妙。以其入肝而平木也。妙。一剂即平，二剂即全愈。盖厥症多是火病，厥之甚，则热之甚也。故舒其内热，而四肢手足自温矣。方中妙在用柴胡为君，用诸寒凉之药，直入心肝之内，又不凝滞于胸膈之间。盖柴胡能散半表半里之邪，又善疏洩郁闷之气。若只治其四肢手足之风，而不直捣其中坚，则贼首不擒，余党安息？故不治四肢手足，而专治其心胸也。以上三法，亦偏治之一法也。

张公曰：此一门，余无可赞高深。无已，则再言厥症、痿症。痿症中有不是阳明之痿，不可不辨。其症亦不能起床，亦能善饭，亦骨无力，不能起立，人以为此痿症也，而不知非痿症也。此肾寒极而火沸腾，似痿而非痿也。初起之时，未尝不是阳明火炽而来，用寒凉折服之，则胃火息矣，而肾水熬干，夜必咳嗽、吐痰，而日间转觉少轻，呻吟床席，饮食少迟，更觉难堪。方用元参一两，麦冬三两，熟地二两，水煎服。若有肝火者，加白芍五钱，水煎服。四剂可以起床，后用六味汤，大剂煎饮，加麦冬一两，五味一钱，熟地一两，山茱萸四钱，山药三钱，丹皮三钱，泽泻二钱，茯苓二钱，水煎服。此方妙在用元参、麦冬滋肺金，而去心间之游火，又妙在用熟地以补肾水，则水足而胃火自坚矣。肺金自然下生肾水，则肾水藏于肾宫，不上冲咽门，不必止嗽，而嗽自除矣。

厥症虽多是火，然亦有非火而亦厥者，乃直中阴经也。阴寒直入于肾宫，则必挟肾水上犯心君之火，君弱臣强，犯上自所不免。若不用大热之药，急救心君，则危亡顷刻。方用人参三钱，白术一两，附子一钱，肉桂一钱，吴茱萸一钱，水煎服。眉批：急救寒厥汤。一剂即愈。然寒厥与热厥大相悬绝，不可不辨。寒厥手足必青，饮水必吐，腹必痛，喜火熨之；若热厥，手足虽寒，而不青紫，饮水不吐，熨火则腹必加疼是也。能辨症清而用药当，下喉即定，便是神医，何必用追魂之符录哉！

华君曰：偏治法多有未全，予为补之。人有病吐血者，似乎胃经之病，而不知非胃，乃肾火之冲上也。若只治胃，则胃气益伤，胃伤，则无以输精于肾，而肾水益虚，肾火愈炽，吐血无已时也。法当峻补肾水，水足而火不上沸矣。方用六味地黄汤，加麦冬、五味，大剂吞饮，血症可痊。否则用寒凉之品，暂时止血，而血之冲决，安能止抑哉？

如人病头痛者，人以为风在头，不知非风也，亦肾水不足，而邪火冲入于脑，终朝头晕似头痛而非头痛也。若只治风，则痛更甚。法当大补肾水，而头痛头晕自除。方用熟地一两，山茱萸四钱，山药三钱，北五味二钱，麦冬二钱，元参三钱，川芎三钱，当归三钱，葳蕤一两，二剂即愈。眉批：定风去晕丹。此方妙在治肾而不治风，尤妙在治肾而兼治肝也。肝木不平，则肺金失化源之令，而肾水愈衰。今补肝又补肾，子母相资，自然上清头目，况又入麦冬、五味以滋肺金之清肃乎？所以下喉即安然也。

如人患腰痛者，人以为肾之病也，不知非肾，乃脾湿之故，重如系三千文，法当去腰脐之湿，则腰痛自除。方用白术四两，薏仁三两，水六碗，煎汤一碗，一气饮之，一服即痛如失。眉批：利腰散。此方不治肾而正所以治肾，世人未知也。

如人患背疼者，人以为心病，而非心也，乃膀胱之气化不行，故上阻滞而作痛。法当清其膀胱之火，背痛自止。盖膀胱乃肾之府，肾虚膀胱亦虚，夹脊乃河车之路，膀胱借肾道而行，所以肾脊作楚耳。方用熟地一两，茯苓五钱，眉批：护背丹。肉桂三分，车前子三钱，泽泻三钱，薏仁五钱，芡实五钱，水煎服。二剂膀胱之水道大通，而背脊之疼亦愈矣。盖熟地乃补肾之圣剂，肾足而膀胱之气亦足，况又有茯苓、车前、薏仁等类，以泻其水，而肉桂又引入诸药直达膀胱，以通其气，自然化行而水泄，水泄而火散，上行之郁结有何不除？此痛之所以立效也。

如人手足痛者，人以为脾经之热，不知非脾也，乃肝木之郁结也。散其郁气，则手足之痛自去。方用逍遥散加栀子三钱，半夏二钱，白芥子二钱，水煎服。二剂即痛如失。盖肝木作祟，则脾不敢当其锋，气散于四肢，结而不伸，所以作楚。今一旦平其肝气，而脾气自舒，脾舒而痛在手足，有不尽除者乎？

如人病在两足之弱，不能步履，人以为肾水之亏，不知非肾也，盖气虚不能运用耳。方用补中益气汤，加牛膝三钱，金钗石斛五钱，黄芪一两，人参三钱治之，二剂即足生力，四剂可以步履矣。盖人参、芪、术，皆补气之圣药，而牛膝、石斛，亦健足之神剂，所以两用之而成功。

如人病梦遗者，人以为心气之虚，不知非心也，盖肾水耗竭，上不能通于心，中不能润于肝，下不能生于脾土，以致玉关不关，无梦且遗。徒责之梦中之冤业，谁任其咎？法当大剂补肾，而少佐以益心、益肝、益脾之品，自然渐渐成功，不止而止也。方用熟地一两，山茱萸四钱，北五味一钱，茯苓三钱，生枣仁五钱，当归三钱，白芍三钱，薏仁五钱，白术五钱，白芥子一钱，茯神二钱，肉桂三分，黄连三分，水煎服。眉批：断梦止遗丹。一剂即止梦遗，十剂即全愈。此方妙在心、肝、肾、脾、肺五脏兼补，不只止其遗，安其梦，尤妙在黄连、肉桂同用，使心肾两交，自然魂魄宁而精窍闭，若不补其五脏，而惟是止涩之，则精愈旺而梦益动，久则不须梦而自遗矣。此方之所以奇妙而入神也。

如人病喘嗽者，人以为肺虚而有风痰，不知非然也，乃气虚不能归元于肾，而肝木挟之作祟耳。法当峻补其肾，少助引火之品，则气自归元，而痰喘可息。方用人参一两，熟地二两，山茱萸四钱，麦冬五钱，五味子一钱，牛膝一钱，枸杞子一钱，菟丝子一钱，茯苓三钱，白芥子一钱，水煎服。此方妙在多用人参于补肾之中，使其直走丹田气海，而生元阳之神，而火自归元，不致上沸。一连数剂，必获奇功。倘以四磨、四七等汤治其风痰，一丝元阳必至断绝不救矣。以上诸治，皆偏治之最奇、最效者，不可不补入也。

如人病口眼歪斜，人以为胃中之痰，不知非也，乃心中虚极，不能运于口目之间，轻则歪斜，重则不语。方用人参一钱，白术五钱，茯苓三钱，甘草一钱，陈皮一钱，肉桂一钱，菖蒲五钱，半夏一钱，当归五钱，白芍五钱治之，一剂少愈，二剂全愈。此方之妙，全不去祛风祛邪，一味补正，而歪斜自愈。此方之所以为妙也。

如人病目痛而涩，无泪红赤，人以为热，不知非热也，乃肾水亏而虚火冲上耳。方用六味地黄汤，加柴胡一钱，白芍三钱，当归三钱，甘菊花三钱治之，一剂轻，二剂全愈。此亦上病治下之法，可以参观并传之。

始发热，渐至壮热，而后厥者，为热厥；始不发热，而厥者，为寒厥。李子永识

全治法 论治痨病 论虚痨 论治痨虫

天师曰：全治者，乃人病痨瘵之症也，痨病用不得霸药，宜用通身清火之味治之。方用熟地五钱，地骨皮五钱，药虽多而功用平和也，丹皮二钱，元参一钱，人参三钱，白术三分，桑叶五片，麦冬二钱，北五味五粒，茯苓二钱，芡实五钱，山茱萸一钱，白芥子三分，

枣仁五分，沙参二钱，水煎服。此方妙在地骨皮为君，以入阴中，平其虚火，而又不损其脾胃之气。余又加芡实、茯苓以利其湿气，则熟地专能生阴中之水，少加人参以补微阳而不助火，则肺金有养矣。又益之麦冬、五味补其肺金，则金能生水，水生自能制虚火，而相火下伏，不夺心主之权，则一身安宁。此全治之法也。

更有一法，治人虚劳而未成痨瘵之症，方用熟地一两，山药一两，山茱萸三钱，麦冬三钱，枣仁一钱，人参一钱，茯苓二钱，陈皮一钱，甘草一钱，沙参三钱，白芥子一钱，芡实五钱，白芍三钱，远志八分，丹皮一钱，水煎服。眉批：痨症与虚损症，外症大相似而治实不同，虚损者，阴阳两虚，病症阴虚阳亢，故虚损可用温补，痨症用清补而忌用温也。辨症，法不必凭脉，只看人着复衣，此着单衣者，为痨；人着单衣，此着复衣者，为虚损。一骨蒸而热，一荣卫虚而热故也。李子永识。此方亦通身补其气血之方也。不寒不热，不多不少，不偏不倚，乃至中之方，当以此为主，治初起之痨役也。盖痨役之方，当世推尊补中益气，其方原无不利，但补中益气汤治饮食内伤兼带风邪者最妙，不能治无有风邪而兼痨役内伤之症也。吾今立方名为和平散，以治内伤而无外感者神效，亦全治之一法也。眉批：首方实平补神丹。

痨病前方妙矣。

如前方服之不见起色者，必有痨虫、尸气，当用一方：用鬼箭三钱，鳖甲一两，地栗粉半斤，生何首乌半斤，熟地半斤，神曲二两，白薇三两，人参五钱，柴胡五钱，鹿角霜六两，地骨皮五两，沙参五两，各为细末，蜜为丸，每日服前汤后，送下五钱。一日二次。眉批：断虫神丹。此方善能杀虫，又不伤耗真阴之气，真全治之巧者。因远公善心，余不吝罄传，天下无痨虫、尸气之忧矣。大约此药可服半料即止，不必尽也。此丸服半料后，当改用六味地黄丸，加麦冬三两，五味一两，足矣。不必另立方矣。骨蒸有汗者，宜用丹皮，无汗者，宜用沙参。若地骨皮，则有汗无汗俱宜服之。

张公曰：痨病最难治，非偏于热，则偏于寒；非多于清，即多于补。正以当世无可遵之方，今岐天师酌定此三方，煎丸并用，平补无奇，实有鬼神难测之机，余又安敢以鄙浅而参间之？然而至神之中，不妨少益至微之语：前方可服五剂，即当服吾地黄丸汤一剂，再服前汤五剂，又服余地黄汤一剂。如此间服，则水胜于火，阳胜于阴，不至有偏旺之虞。虽岐天师方中补阴之品多于补阳，然而阳常有余，阴常不足，似乎多服补肾水之剂，尤为无弊也。方用熟地一两，山茱萸四钱，泽泻一钱五分，丹皮一钱五分，山药三钱，茯苓三钱，麦冬三钱，北五味五分，水煎服。此方即六味地黄汤加麦冬、五味者也。余特另酌分两，以示世之善用六味地黄汤者。

华君曰：此未传予之法也。无可谈。

雷公曰：我亦有方传子：痨病已成，人最难治，盖有虫主之，以食人之气血也。若徒补其气血，而不知入杀虫之品，则饮食入胃，只荫虫而不生气血矣；但只杀虫而不补气血，则五脏尽伤，又何有生理哉？予方于大补气血之中，加入杀虫之药，则元气既全，真阴未散，虫死而身安矣。方用人参三两，熟地八两，何首乌生用八两，地栗粉八两，鳖甲，醋炙，一斤，神曲五两，麦冬五两，桑叶八两，白薇三两，山药一斤，为末，打成糊，前药各为末，为丸，每日白滚水送下五钱，半年而虫俱从大便中出。予方与天师方各有妙理，可并传之。

孙真君曰：未成痨病而将成痨病者，用熟地一两，地骨皮五钱，人参五分，麦冬五钱，北五味三分，白术一钱，山药三钱，白芥子一钱，水煎服。此方妙在平补而无偏胜之弊，虽熟地多用，然有参、术以行气，自易制其腻滞，故转能奏功。倘谓参术助阳，熟地过湿，举世皆不知其妙也。

更有一方，治痨虫神效：榧子半斤，鳖甲一斤，地栗粉八两，獭肝一付，白薇四两，生何首乌一斤，各为细末，蜜为丸。每日卧睡、空腹白滚水送下五钱。服半料，腹中似虫非虫，尽行便出。天师乃治痨虫已成之圣方，而予乃治痨虫将成之妙药也。妙。

生治法 论发狂 论呆病 论花癫 论羊癫

天师曰：生治者，乃人未死而若死者，用药以生之也。譬如发狂、呆病是也。发狂多是热病，登高而歌，弃衣而走，见水而入，骂詈之声、叫喊杀人之语不绝于口，舌如芒刺，饮食不休，痰色光亮，面如火肿是也。方用石膏半斤，元参一斤，白芥子三两，半夏三两，知母一两，甘草一两，麦冬五两，竹叶数百片，人参一两。眉批：救胃自焚汤。先用糯米半斤，煎汤一锅，去其米粒，用汤半锅，将前药煎之，取半碗。彼索水时，与之饮，随索随与，饮尽必睡。急再用元参一斤，麦冬半斤，煎汤候之，一醒呼水，即以此汤与之。眉批：玄麦至神汤。彼必欣然自饮，服完必又睡。又将渣煎汤，候之，醒后再与。彼即不若从前之肯服，亦不必强，听其自然可也。后用熟地三两，麦冬三两，元参六两，山茱萸一两，煎二碗与之。一剂必愈。眉批：胜火神丹。妙。不必再与，此生治之一法也。

呆病，又不如是治法。呆病郁抑不舒，愤怒而成者有之，羞恚而成者有之。方用人参一两，柴胡一两，当归一两，白芍四两，半夏一两，甘草五钱，生枣仁一两，天南星五钱，附子一钱，菖蒲一两，神曲五钱，茯苓三两，郁金五钱，水十碗，煎一碗，灌之。眉批：救呆至神汤。彼必不肯饮，以双手执其头发，两人拿其左右手，以一人托住下额，一人将羊角去尖，插入其口，一人以手拿住其头，一人倾药入羊角内灌之。倘或吐出，不妨，益妙。尽灌完为主。彼必骂詈，少顷人困欲睡，听其自醒，切勿惊动，使彼自醒来，则全愈。惊醒来，则半愈矣。此生治之又一法也。狂病之方，妙在用石膏之多，以平其阳明之火。然徒藉石膏，未免过于峻烈，又济之以元参，元参亦能平胃火之浮游，不特去心肾之二火，又妙用麦冬以济之，则肺金不畏火之炎上，而自能下生肾水。肾水生，则胃中之火，不必治而自愈。然而狂病至不知人，则痰势藉火奔腾可知，方中又用白芥子、半夏以祛逐其痰，痰去则心自清，况又有竹叶以清心乎？则火易息而人易复也。一剂之后，又佐以元参、麦冬，大剂煎饮，则火益息而水益深。后又用熟地之类滋其肾肺之药，相制而相成，宁不重夺其造化哉！后呆病之方，妙在用柴胡以舒泄其不得意之气，又有白芍佐之，肝气一舒，心脉自散，又妙用祛痰之剂，杂之于参苓之内，则正气足而邪气自散，尤妙用菖蒲开窍之神品，同群共入，见匙即开，重关领禁之人，一旦再享春风之乐，是谁之功哉？生治法如何可尽？举一而悟其余耳。

张公曰：远公心解神怡，又何可言！尚有一说，在狂病多是热证，然亦有不全是热者，不可不辨也。狂之症同，而寒热各异。热证发狂，如岐天师之方治之可也。倘寒证发狂，又将何以治之？凡人发狂而只骂詈人，不口渴索饮，与之水不饮者，乃寒证之狂也。此得之气郁不舒，怒气不能发泄，其人平日必懦弱不振，今一旦而狂病发作耳。治之法，宜祛痰为主，而佐以补气之药。方用人参一两，茯神一两，白术五钱，半夏一钱，南星一钱，附子一钱，菖蒲三分，水煎服。眉批：速救寒狂丹。此方之妙，全在补气，而不十分祛痰，盖寒证发狂，与痫症同治，加入附子以消其寒气，菖蒲引入心经，自然下喉熟睡，病如失也。方内再加柴胡一钱，以舒其肝木之郁气，尤易奏功。远公医道通神，何知柴胡之妙耶？

呆病无热症。不必重说。

华君曰：举二可以类推，不必尽传也。予当传之。予师所传之法，尚有二方。如人病花癫，妇人忽然癫痫，见男子则抱住不肯放。此乃思慕男子不可得，忽然病如暴风疾雨，罔识羞耻，见男子则以为情人也。此肝木枯槁，内火播盛，脉必弦出寸口，法当用平肝、散郁、祛邪之味。一方亦天师所传，用柴胡五钱，白芍一两，当归五钱，炒栀子三钱，甘草一钱，茯神三钱，菖蒲一钱，麦冬五钱，元参三钱，白芥子五钱，水煎服。眉批：散花去癫。如不肯服，用人灌之，彼必骂詈不休，久之，人倦欲卧，卧后醒来，自家羞耻，紧闭房门者三日，少少与之饮食自愈。一剂后，不必更与之药也。此生治之一法。更有羊癫之症，忽然卧倒，作羊马之声，口中吐痰如涌者，痰迷心窍，因寒而成，感寒则发也。天师传一方，治之神效，奏功实多。方用人参三钱，白术一两，茯神五钱，山药三钱，薏仁五钱，肉桂一钱。附子一钱，半夏三钱，水煎服。眉批：回癫汤。此方助其正气，以生心血，又加桂、附以祛寒邪，加半夏以消痰，逐去其水，自然气回而癫止也。一剂全愈，永不再发。幸珍视之毋忽。羊癫症，得之小儿之时居多，内伤脾胃，外感风寒，结成在胸膈之中，所以一遇风寒，便发旧痰。今纯用补正之药，不尽祛痰，转能去其病根也。若作风痰治之，虽亦奏功，终不能一止而不再发，此天师之方，所以奇而正也。

雷公曰：我亦有方传子。治牛马之癫，虽与羊癫同治，而症实各异。方用人参三两，白术五两，甘草一两，陈皮三钱，生南星一两，半夏一两，附子一钱，为末，蜜为丸。须病未发前服之，永不再发。眉批：天师云：妙甚。盖健其胃气自不生痰，况又佐之祛痰斩关之将乎！若羊癫之人，亦先以此方治之，亦自愈。人病来如作牛马声，即牛马癫也。大约羊癫小儿居多，牛马癫大人居半也。

死治法 论中邪 尸厥 论见鬼卒倒 中毒 中恶

天师曰：死治法者，如人死厥不醒人事，中风不语，或感鬼神之祟，或遇山魈之侵，一时卒倒，不醒人事是也。此等病，是邪气中之、痰迷心窍也。怪病多起于痰，不必惊惶，治其痰而病自愈。然而邪之所凑，其气必虚。用祛痰之药，加入于补正之中，则病去如扫，死者重生。方用人参三钱，白术五钱，茯苓三钱，半夏三钱，天南星三钱，白芥子一钱，生附子五分，生姜一大块，捣汁，水半酒半，共二碗，煎八分服。外用皂角刺为末。眉批："刺"字疑衍文。李子永识。人研皂角刺时，先用纸一张湿透，封住同在之人鼻孔，然后研为细末。取一匙于鹅翎管，吹入病人鼻孔内，必取喷嚏，以前药灌之立醒，必吐出痰水半盆，或一盆，如胶如汤之类，或黄、黑、青、红之色。人自然困倦欲睡，不可惊他，任他自睡。醒来用人参一钱，白薇一钱，茯苓三钱，白术五钱，半夏一钱，白芥子三钱，陈皮五分，甘草五分，水煎服，眉批：回正散。一剂全愈。此死治之一法也。盖人之中邪，必由元气之虚，邪遂乘虚而入，故用人参以助其正气，而以半夏、白芥子以祛邪与痰，天南星尤能入心而祛邪，用附子猛烈之将，单刀直入，邪自惊退，故一下口而邪即外越、上涌出矣。然邪出之后，当纯补胃气，故又不用祛痰之剂，而竟用健脾补胃之品也。更有死症治法，如尸厥之症，亦是气虚，当用人参一两，白术五钱，半夏五钱，茯苓五钱，菖蒲一钱，陈皮五分治之。眉批：祛阴至圣丹。雷公曰：予治尸厥更易，只消一味苍术，切片，三两，水六碗，煎三碗，灌之尽，必吐，吐后即愈。盖苍术，阳药，善能祛鬼，故用之者有奇效耳。此方凡见鬼者治之，俱妙。虽同是中邪，然前症是阳邪，此乃遇阴邪也。阳邪者，日间遇之；阴邪者，夜间遇之也。后方虽亦用人参以补正，而终不用南星之类，直入其心中也。如不能语言，亦用皂角末吹之。倘其前二症，俱遗尿、手撒，则多不能救，否则皆一剂回生也。以上二症，皆死治之法也。触类旁通，头头是道。大约治邪之法，二方足以包括，再看病之轻重，用药之多寡，则得之矣。

张公曰：死治之妙，尽此二方，更求其余，尚有一法，是救穷人之法也。如人卒然见鬼，卒倒，或在神庙之内，或在棺椁之旁，偶遇尸气，感中阴邪鬼魅，不省人事者，以瓜蒂散吐之，必然吐痰如涌泉，倾盆而出。鬼若远走则已，吐后仍见鬼者，痰未净也。又用前瓜蒂吐之，以不见鬼为度。后用白术一两，茯苓五钱，白薇一钱，陈皮五分，半夏一钱，神曲一钱，炮姜一钱，水煎服。眉批：祛鬼散。此法可治贫穷之人，以慰远公怜悯之心也。

紫金锭，亦祛痰圣药也。

华君曰：天师传予尚有二方，并传于君：死症有中阴邪、阳邪，是矣。另有中恶、中毒之分。中恶者，如天师所言之类是也。中毒者，尚未及之。如中蛇虫之毒，亦一时猝倒。中蛇毒则身心直撺，舌必外出，眼必细开一缝是也。急用雄黄一两，研为细末，入水中飞过，取水用之，而不用雄黄，一碗加食盐少许，入滚水一碗，同调匀，灌之。以鹅翎探吐之，必吐出恶痰如蜗牛涎者碗许，自愈。后用人参五钱，茯苓五钱，生甘草三钱，白滚水煎服。再加白芷二钱，另煎水，倾入汤中，同服。二剂永无后患矣。眉批：雷公曰：予中毒亦有神方，无论各毒治之俱神效。方用白芷二钱，生甘草三钱，金银花二两，白矾五钱，水三碗，煎一碗，服之即解毒。天师方更胜吾方也。更有中金蚕之毒，如两粤间有金蚕人家，收留在家，用计遣之不去。其初有嫁金蚕之法，人家感受此蚕，则子子孙孙，永不脱离，最可恶之物也。盖有神人作祟，附在此家不肯去。人家有不愿者，将平生所得财物，并将金蚕包裹其内，故意置在道旁，倘人不知其故，拾之而归，则金蚕附于身中，而不可脱离矣。再祷而再送之，断断不能也。天师曾传予方，治一人，神效，灭踪。方用雷丸三钱，为末，同白矾少许，调匀。倘见金蚕出见之时，辄以末少许，渗在虫身之上，立时化为红水如血，神道必然震怒作祟。倘空中有声，即将此药末，听其声音响处，望空洒去，则神道必大骂负心而去，永不再至矣。此予在三国人蜀中亲见者，近来此风少息。然南宁蛮洞中，尚有其毒。今传此方，以备不虞，未为不可。天师想因远公不重至西粤，故尔不传。然终隐天师方法，吾所以罄传无隐，以表扬天师术之奇也。予曾问之矣，初起得物之时，必然骤富，物从空中来，其人喜极，将金蚕供之厨柜间，晨夕拜祷，久之，人面如金色，与金蚕相同，服药无效。又久之，腹大如臌胀矣。当时蜀中，盛多此风。得金蚕者，大约年岁不能出五年必死，而金蚕不去也，又传于子，子死传孙，往往至灭门之祸。后幸孔明先生入蜀，用符水解之，故蜀中今无此症矣。

卷之二乐集

山阴陈士铎远公甫敬习
义乌 金以谋孝芑甫订定
李祖咏子永甫参考

上治法 论头疼目痛 耳聋 口舌生疮 鼻肿 眉落 乌发 瘰串 目生星

天师曰：上治者，治上焦之症也。如头疼、目痛、耳聋、口舌生疮、鼻肿之类。头疼而风入太阳经也，用川芎一钱，细辛一钱，白芷一钱，柴胡一钱，芍药三钱，半夏一钱，甘草一钱治之。盖风虽犯太阳，治法不可全治太阳，当上清其邪，故用白芷、川芎、细辛三味以散之。又用赤芍、甘草、柴胡以清肝胆之火，胆经与肝经入于头络，故用此数味以散邪去火，又加半夏去痰，甘草和中，相济而有成也。

张公曰：头痛余传一方：用川芎一两，蔓荆子二钱，水煎服。立愈。盖川芎补血，蔓荆子去风也。眉批：芎荆散。

天师曰：目痛者，肝经之病，宜治肝矣，而余偏不治肝，方用黄连一钱，花椒七粒，明矾三分，荆芥五分，生姜一片，水煎半碗，乘热洗之。一日洗七次，明日即愈。眉批：洗目神散。此治火眼之如此，若虚火之眼，又不如是。用人乳半盅，生地二钱，葳蕤仁五分，去壳，取一分研碎，明矾半分，水半盅，同人乳煎药。取汁少许，洗七次，明日即愈。虚火之眼，红而不痛，不涩，无泪，无眵是也。有火者，红肿如含桃，泪出不止，酸痛羞明，多眵是也。

雷公曰：予亦有治眼痛方，用柴胡、防风各二分，黄连三分，花椒三粒，明矾一分，水半盅，饭锅蒸洗眼如神。一日洗三次，二日即止痛。

张公曰：目痛余亦有一方，最妙。以人乳一合，黄连三分，大枣一个，明矾三分，人参三分，水半盅，同煎二沸，即取起洗眼，无论虚眼实眼奇妙。每日洗七次，三日即全愈。

天师曰。耳聋者，肾经病也。论理该用六味地黄丸，内加柴胡五钱，甘菊二两，当归三两，枸杞三两，麦冬三两，北五味三钱，白芍二两，今不用此。鼠胆一枚，龙齿一分，冰片一分，麝香一分，朱砂一分，乳香半分，朝脑半分，各研为绝细末，以人乳为丸，如桐子大，外用丝绵裹之，不可太大，塞入耳之深处，至不可受而止。眉批：通耳神丹。塞三日取出，即治之法也。

天师曰：眉落方：用桑叶七片，每日洗之，一月重生如旧。须落亦然。须白当留一方，以救天下白须老子。须白乃肾水枯，任督血干也。二者得一，皆能白须。地日汤最妙。余不用，用桑椹半斤，取汁一碗，以骨碎补一两，为末浸之，眉批：骨碎补即猴姜。晒干，无日则用火焙干，再浸，以汁干为度。再用何首乌，生者，为末，二两，用赤不用白，熟地，焙干为末，二两，青盐一两，没石子，雌雄各四对，长者雄，圆者雌，当归一两，各为细末，每日擦牙者七七，擦左右各如数，一月之间，即黑如漆。盖桑椹专能补阴黑须，而又佐之熟地、首乌，岂有不黑之理？但苦不能引入须根耳。今妙在用骨碎补、没石，直透齿肉之内，既入齿肉，有不耳聪，永不再聋？不必三丸。但鼠胆最难得。觅一大鼠，先以竹笼养之，后以纸为匣子，引其藏身，内用果品，令其自食。久之，忽然用棒槌击死，立时取胆，则胆在肝中也，否则再不可得。干者可用，只消用水调化，俱入药末中，则一样也。实耳聋者，亦用此方，神妙。

鼻肿者，乃肺经火盛也，宜用甘桔汤则效。今不用。方用皂角末，吹入，打清嚏数十即愈。盖鼻因气壅，今打嚏，则壅塞之气尽开散，故不必清肺，而鼻肿自消也。

口舌生疮者，乃心经热也。宜用黄连、黄芩之类凉散之，自愈。今不用，用黄柏一钱，僵蚕一钱，枳壳，烧灰，五分，炙甘草末五分，薄荷末五分，冰片三厘，山豆根五分，各为末，绝细，渗上，一日渗三次，第一日即少快，明日全愈，神方也。眉批：点舌神丹。以上皆上引须根者乎？此方之所以巧而奇也。倘更用乌须补肾以通任督，则上下相资，吾见长生不老，未必非此老人，况仅仅髭髯有不重臻于年少之时乎？今并传之：桑椹一斤，蒸熟晒干，不蒸则此物最不肯干，但不可经铁器，饭锅蒸则无害。大约熟地一经饭锅，虽铁器无碍，生赤何首乌一斤，切片，饭锅蒸熟晒干，九次为妙。南烛叶一斤，亦饭锅蒸熟晒干，若不蒸自干则无用。熟地一斤。麦冬半斤，花椒去壳皮，二两，以四两取米二两，白果一两，白术一斤。此方不刊，即名为陈氏乌须丸，久服长生不老。春夏服地日丸，秋冬服此丸，保汝升跻有路，斑白无踪。无桑椹时，可以桑叶代之。须用一斤。虽椹胜于叶，而叶之功，亦不亚椹也。眉批：乌须至补丹。又方名黑髯仙丹。熟地一斤，万年青三片小同五片，桑椹一斤，黑芝麻八两，山药二斤，南烛皮四两，花椒一两，白果一两，巨胜子三两，连壳用蜜为丸，早晚酒送下各五钱，忌萝卜而已。绝妙神方也。张公传：熟地一斤、薏仁、山茱、桑叶各八两，白术、生赤何首乌各三两，巨胜子、白果各三两，黑芝麻四两，北五味二两，山药一斤，花椒一两，乌头皮四两，胡桃肉三两，加参片三两，无亦可，蜜为丸，服五钱。一方：岐公传旱莲可加三两。

张公曰：乌须方，此方最妙。其余秦真人万年青方，亦当附入。

唇口生疮，可将口疮方同治。

华君曰：传余无白须重乌方。然予传方中，尚有喉间瘰疬之方，今传之：方用白芍一两，柴胡五钱，香附一两，白术五钱，金银花三两，瓦草一钱，瓦葱亦可。青苔一钱，干者只可用三分，人参五钱，白芥子二钱，各为末。人有病瘰疬者，用米醋调掺痰核之上。如已破者，不可用醋调，用麻油调之。内服方：用柴胡五分，白芍五钱，当归五钱，半夏一钱，白芥子三钱，甘草一钱，桔梗三钱，水煎服。用前药外治，以此汤内治，尤易见功。不服此方，亦未尝不愈，但迟日月耳。

天师曰：眼目星久不能去，只可去暂时者，方用白蒺藜三钱，水煎洗之，三日即无星。尤妙。

瘰痺乃鼠食之物，人不知食之，多生此病。然亦有郁气者，乃易成而不愈也。方用白芍三两，白芥子三两，紫贝天葵三两，香附三两，茯苓三两，当归三两，人参五钱，蒲公英一两，柴胡五钱，白术五两，砂仁二钱，各为末，米饭为丸如细米一半大，每日白滚水送下三钱，日三服，一月即消，二月全愈。眉批：消痺神丹。天师曰：前方尚须加白矾三钱，麝香三分。又：化痺汤。化瘰仙丹。

跌损唇皮之类，以桑白皮作线缝之，以生肌散掺之，自合。

雷公曰：予有乌须二方。一丸方，用熟地二斤，白术一斤，麦冬一斤，山茱萸半斤，黑芝麻半斤，山药二斤，桑叶一斤，巴戟四两，白果四两，为末，蜜为丸，每日早晚各服五钱。万年青六片，加入尤妙。方名还童丹。一煎方：熟地一两，生何首乌，赤者，一两，桑叶一两，白果二钱，黑芝麻五钱，炒，研碎，山药一两，万年青半片，人参三钱，花椒一钱，水煎，加酒一茶盅，再加桔梗五分，早服头煎，晚服二煎，夜服三煎，四剂即黑如漆。二方同用，永不再白。倘气血虚者，用服十剂必效。

孙真人曰：耳聋用珍珠一粒，外用龙骨末一分，以蜜调之，丸在珠上，外又用丹砂为衣，绵裹塞耳中，即愈。神方也。一月后取出，再用六味地黄丸一料，不再聋。

又曰：乌须方，莫妙用干桑椹一斤，饭锅蒸熟，晒干，生何首乌一斤，为丸，二味朝夕吞服，自然乌黑矣。盖二味原是乌须之圣药，能日日服之，延年返老，岂特须发之黑哉。或少加白果尤妙。不必加熟地，药愈多，其功转不大效。用生何首乌者，以滋味不外泄也。连皮用之，正取其皮引入人之皮毛耳。每日服五钱，或一两俱可。无椹用桑叶二斤，首乌一斤可也。妙极。

中治法 论统治诸疮

天师曰：中治者，或胸前生疮，乳上生疮，两胁两背两手生疮是也。然而疮疡别有专门，此不必再赘。既已立门，存一治法，统治中焦部位之疮，无不神效。方用金银花一两，元参一两，生甘草五钱，白矾二钱，有病则病受之也。当归一两，白芍一两，炒栀子三钱，荆芥三钱，连翘二钱，白芥子二钱，水煎服。一服知，二剂全消。破溃者四剂愈。如阴疮，方中去栀子，加肉桂一钱。此方统治中焦诸疮，俱效。妙在用散邪败毒之品于补药之内，转足以消毒而去火也。此中治之法。眉批：散邪败毒至神丹。

张公曰：岐真人统治疮疡之方妙甚。然余更有奇方，用生甘草一两，当归一两，蒲公英一两，黄芩一钱，金银花二两，乳香一钱，为末。眉批：散毒仙丹。先将前药用水五碗，煎一碗，将乳香末调饮之，神效。亦足附前方之功也。一身上下俱可治之。乃统治之法。

华君曰：予同传，无可语。

孙真君曰：予亦有一方，统治诸疮，方用天花粉三钱，生甘草一两，金银花一两，蒲公英五钱，水煎服。一剂轻。二剂全愈。此方消毒实有奇功。下治诸痈。可统治之也。

下治法 论腿痈 多骨痈 囊痈 骑马痈 鹤膝风 脚胫烂疮

天师曰：下治者，乃生腿痈、多骨痈、囊痈、骑马痈、鹤膝风、两脚烂疮、脚疽等项是也。囊痈、骑马痈最难治。此皆少年人不保重，或串花街柳巷，或贪倚翠偎红，忍精而战，耐饥而守，或将泄而提其气。或已走而再返其阳，或人方泄精而我又入其户，皆足以生此恶毒也。方用金银花四两，蒲公英二两，人参一两，当归一两，生甘草一两，大黄五钱，天花粉二钱，水煎服。一剂即消。二剂全愈。溃者三剂愈。盖此毒乃乘虚而入，必大补其血而佐以逐邪之品则病去如失，否则婉转流连，祸不旋踵。与其毒势弥漫，到后来发散，何不乘其初起，正气未衰，一剂而大加祛逐之为快哉？方中妙在金银花，而以当归补血为君，人参为佐，大黄为使，重轻多寡之得宜也。

鹤膝风治法则又不然，此又因湿而战，立而行房，水气袭之，故成此疾。方用黄芪八两，肉桂三钱，薏仁四两，茯苓二两，白术二两，防风五钱，水十余碗，煎二碗，分作二服，上午一服，临睡一服，服后以厚被盖之，必出大汗，不可轻去其被，令其汗自干则愈。一服可也，不必再服。此方妙在用黄芪以补气，盖两足之所以能动而举步者，气以行之也。今鹤膝之病，则人之气虚，不能周到，行步自然艰难。今用黄芪半斤，则气旺极矣，又佐之肉桂以通其气，又佐之防风以散其邪，始相恶而相济，又佐之白术、薏仁以去其寒湿之气，邪气去则正气自固，此功之所以速成也。若以为人不能受，畏而不用，则反害之矣。

多骨疽，乃生于大腿之中，多生一骨者是。乃湿热而生者也。治之得法，则易易耳，否则变生可畏。方用当归一两，金银花一两，白芍一两，柴胡一钱，茵陈三钱，龙胆草三钱，白术三钱，生甘草三钱，水煎服，即愈。苟或失治，即长一骨，横插于皮间作痛，必须取出此骨始愈。以铁铗钳出之，外用前生肌方药膏贴之，两个即愈。此方妙在用白芍，盖白芍能平肝木，又能活筋，多骨疽者，非骨也，筋变为骨，似骨而非骨也。白芍不特平肝木之火，兼能散肝木之邪，邪去则筋舒，筋舒则似骨非骨者尽化。眉批：化骨至神丹。又加金银花，原能去毒，此二味之所以相济也。

足疽亦湿热也。方用金银花一两，蒲公英一两，生甘草三钱，当归一两，薏仁二两，水煎服，一剂即愈。眉批：祛湿消邪散。盖此方妙在用薏仁为君，盖湿气必下受，而水流必下行，薏仁去湿而利关节之气，金银花去火毒之邪，助之以生甘草，则邪易散而湿易退矣。然而血虚则水气易侵，湿邪易入，今用当归以补其血，血足水无所侵，而湿难以入，故用之合宜，而病可速效也。

脚胫之生烂疮，亦湿热也。往往两腿腐烂，臭气难闻，若只以汤药治之，未易奏效。先以葱汤温洗，后以白蜡一两，黄丹二两，韭菜地上蚯蚓粪二两，炒干一两五钱，冰片五分，朝脑三钱，麝香五分，血竭五钱，铅粉一两，炒松香三钱，乳香去油三钱，没药三钱，铜绿三分，轻粉一钱，儿茶三钱，各为绝细末，眉批：分湿消毒至神丹。乘葱汤洗湿之时，渗在疮口之上，必然痒不可当，但不可用手抓其痒，少顷必流黄水，如金汁者数碗，再用葱汤洗之，又渗，又流，又渗，如是者三次，则水渐少而痛渐止矣。明日用前膏药，以厚皮摊膏，仍入此末药，加入二钱贴之，任其水出。倘痒之极，外以鹤翎扫之，即不痒。贴二膏即止水而愈。眉批：分湿内化丹。腿痈即照多骨治法，不再立方。脚胫烂疮，内服汤药：金银花一两，薏仁二两，茯苓一两，生甘草五钱，牛膝五钱，萆薢五钱，半夏五钱，肉桂五分，水煎服。自贴膏药，连用此方，二剂即愈。此方妙在薏仁为君，金银花、萆薢为臣，茯苓为佐使。盖薏仁去两足之湿，茯苓能分消脾胃中之湿气，生甘草、金银花能解郁热之毒，而萆薢又善走足，且能去湿健胫，又加之牛膝以助其筋力，则烂湿之疮，有不去之如失者乎？此下治之最妙者也。

张公曰：下治法尽于此矣。余欲尚赞高深。多骨之生也，虽生于湿热，而成之不由湿热也，必有人喜饮凉水，好食果品而成之。初生多骨疽之时，即用大黄一两，芙蓉叶晒干为末一两，麝香三分，冰片三分，五倍子一两，藤黄三钱，生矾三钱，各为末，米醋调成如厚糊一样，涂于多骨疽之左右四周，以药围其皮肉，中留一头如豆大，以醋用鹅翎不时扫之，若不扫。任其干围，则无益也。一日夜即内消。眉批：消毒散。疽生于环跳之间，不用此围药，多成多骨疽。故疽一生，无论其有骨无骨，即以此药敷之，神效。其余痈疽疖毒，亦以此药敷之，无不神效。

华君曰：予无可论。

雷公曰：我亦有治多骨之方，用内消之法最奇效。大凡毒至于环跳之穴者，即多骨疽也。用人参三钱，大黄五钱，蒲公英一两，金银花二两，天花粉三钱，薏仁三两，先用水六碗，煎薏仁取汤三碗，煎前药三碗，分作二次服。二日服两剂即消。神方也。眉批：天师云：方神奇之甚，胜吾方也。若已溃。用天师方法治之。

鹤膝风，古多用大防风汤，内气血药并用，以病在下焦阴分故也。此除去血药，想用宜于初起之时。如病久，古方恐不可废。李子永识。

先治法 论外感初起 论内伤初起 论伤寒初起

天师曰：先治者，宜先而先之也。人病发热，必须散其邪气，俟邪气速去，而后再扶其正气，则正气不为邪所伤。方用柴胡一钱，荆芥一钱，半夏一钱，黄芩一钱，甘草一钱，水煎服。则邪散而身凉。眉批：散邪汤。盖四时不正之气，来犯人身，必然由皮毛而入营卫。今用柴胡、荆芥，先散其皮毛之邪，邪既先散，安得入里？方中又有半夏以祛痰，使邪不得挟痰以作祟，又有黄芩，使不得挟火以作殃，况又有甘草，调和药味以和中，邪气先散，而正气又不相伤，此先治之妙也。一症一方亦可类推。

张公曰：先治法最妙，无奈世人不肯先服药何？所以邪由皮毛而入营卫，由营卫而入脏腑也。倘先用此方，又何至传经深入哉？先治法甚多，不能尽。再传二方，触类旁通，无非先治之法。一方用柴胡一钱，当归一钱，白芍二钱，甘草、陈皮各一钱，天花粉二钱，栀子一钱，水煎服。眉批：内伤散邪汤。妙。此方凡肝脉郁者，用一剂即快，不必专是外感也。治内伤初起者神效。又一方用柴胡一钱，白芍一钱，茯苓一钱，甘草一钱，当归二钱，麻黄一钱，桂枝一钱，陈皮五分，水煎服。眉批：外感祛邪汤。此方专治伤寒初起者，神效。乘其尚未传经，可从补正之中兼用祛邪之品，而热散之也。盖初起之邪，尚不敢与正气相敌。故一补正气而邪气自消。及一传经，则正气遁入于脏腑，不敢与邪相争，愈补而愈不敢出也。故一传经，则万万不可用补药。今乘其初起之时，亟用补剂，而加之祛邪之品，用桂枝以热散，用麻黄以祛寒，寒热相攻，邪难内入，而又有正气之健助，所以一剂而尽愈也。先治之法，二方最妙。幸留意而善用之。

华君曰：予未闻师传也。

雷公曰：天下最难治者，莫过伤寒。然得其法，治之又甚易。张仲景论之详矣。今又增一法，以治伤寒初起之病，攻补兼施，实有卓见。惜世人未知其论耳。其方可试，无不神效。然而人见白术、当归之多用，疑于太补，不知伤寒初起，何畏于补，鄙意尚可加入人参一钱，乘其邪未深入，补正以逐邪，则邪易走也。又何疑

于术、归之用哉。眉批：天师曰：此予方也。但三日内可加参，三日外者不可轻用也

治外感初起，用小柴胡汤，人参、姜枣加荆芥。按小柴胡，原治伤寒少阳经主药。此经半表半里，寒邪渐逼，而稍稍成热，故用之。亦非外感初起，须知内有湿热之人，而兼外感者用之则宜。其脉左右两寸关俱弦洪者为准。李子永识。

后治法 论补正攻邪

天师曰：后治法者，宜后而后之也。人有正气虚寒，以中邪气风寒，不可先攻其邪，盖邪之所凑，其气必虚，邪之敢入于正气之中者，是人之正气先虚也，不急补其正气，则邪何所畏而肯速去哉！譬如贼人入室，主懦而仆从又怯，贼必将安坐门庭，逍遥酒食矣。苟能用一二果敢之士，出死力而争敌，则盗寇且急走而不遑也。故必先补其正而后可以散邪。方用人参三钱，黄芪三钱，柴胡二钱，半夏一钱，甘草一钱，当归三钱，陈皮一钱，白术三钱，神曲五分，黄芩五分，山楂五粒，水煎服。眉批：补正散。此方妙在用参、归、芪、术以扶正气，加柴胡、半夏以祛邪，加陈皮、山楂以消食，加甘草以和中，不治邪而邪自退。此后治之妙法也。

张公曰：后治法甚多，再传二法：一方用人参一钱，白术三钱，甘草一钱，半夏一钱，柴胡三钱，茯苓三钱，水煎服。眉批：扶正散邪汤。此方专治正气虚而邪入之者。如头疼、发热，凡脉右寸口大于左寸口者，急用此方，无不全愈。盖虽有外邪，不可纯作邪治，当以补正为先，治邪为后。又一方，用当归三钱，白芍三

钱，枳壳一钱，槟榔一钱，甘草一钱，水煎服。眉批：补血荡邪汤。此方治痢疾之病最妙。以补正为先，荡邪为后，其余后治之法，可意会而默通之也。

华君曰：予未传。

雷公曰：后治法有疟疾方，用人参五钱，白术一两，青皮一钱，柴胡一钱，半夏三钱，水煎服。眉批：天师云：方妙。疟病虽有痰邪，不可先治邪，此方一味补正，略为祛邪以消痰，然正足而邪自退矣。更有阴虚而发热如疟者，亦以前方，加熟地一两，生何首乌一两，去半夏，换白芥子三钱，治之亦效。

急治法 论风邪作喘 直中阴寒 中心卒痛 中痰中邪中气 论气喘非外感 论腹痛非内伤

天师曰：急治者，不可须臾缓也。乃外感之喘胀，气不能息之类。如直中阴寒，手足厥冷，小腹冷痛而欲死者是也。如心中卒痛，手不可按，气闷欲死者是也。凡人忽感风邪，寒入乎肺经，以致一时喘急，抬肩大喘，气逆，痰吐不出，人不能卧是也。方用柴胡一钱，茯苓二钱，当归一钱，黄芩一钱，麦冬二钱，射干一钱，桔梗二钱，甘草、半夏各一钱，水煎服。眉批：灭邪汤。此方妙在用柴胡、射干、桔梗以舒发肺金之气，用半夏以祛痰，用黄芩以去火，盖外感寒邪，则内必变为热症，今用黄芩以清解之。然徒用黄芩，虽曰清火，转足以抑遏其火气，妙在用桔梗、射干、柴胡，一派辛散之品，转足以消火灭邪，此急治之一法也。

直中阴寒之症，乃寒邪直入于肾经，不由皮毛而入营卫，不由营卫而入脏腑也。乃阴寒之邪，直中于两肾之中，而命门之火无可藏之地，乃奔越星散，而寒邪乘其真火逃亡，趁势赶逐，于是入腹则腹痛，入肝则肝绝，入心则人亡。此至急之时，不可用药之须臾缓也。方用人参五钱，白术一两，附子一钱，肉桂一钱，干姜五分，水煎服。眉批：逐寒回阳汤。此方妙用人参、白术，盖寒邪直入，宜只用附、桂以逐之，何必用参、术？而且多加之也。不知寒邪直犯肾宫，元阳遁出于脾胃之间，只此一线之微气在焉。若不用人参以救之，何能唤回于无何有之处？不多加白术，何能利其腰脐而回其元气？故又加附子、肉桂，以祛散其寒邪也。

中心卒痛，手不可按者，乃火邪犯心也。若不急救息其火，则藏府内焚，必致身殉。方用栀子三钱，白芍五钱，甘草一钱，良姜三分，天花粉二钱，苍术一钱，贯众一钱，水煎服。眉批：泻火定痛汤。此方妙在用栀子以清火。或疑心经之热，宜用黄连以凉之，何以不用黄连，而反用栀子耶？盖心中火发，用黄连固宜，然黄连性燥，心火正在燥烈之时，以燥投燥，正其所恶，不特不能去火，而转助其焰矣。不若栀子泻其肝木之邪，母衰则子亦衰，不泻心火，正所以泻心火也。且栀子能泻六经之郁火，原不专入肝经，亦能入心经也。一味而两用之，此用药之奇妙，况又与白芍共用以泻肝，又加良姜数分，以引入于心中，复增天花粉，以逐其火热之痰，则痰去自然火散而郁气益舒，此急治肝，而正急治心也。又是急治之一法。余可类思。

张公曰：急治之法，妙矣。而余更有法。如人中痰、中邪、中气三法，亦不可不讲。中痰方：用人参三钱，白术三钱，茯苓三钱，附子一钱，天南星一钱，半夏二钱，水煎服。下喉即愈。盖痰之生也，由于气之虚；而气之虚也，由于脏腑之冷，故方中用参、术以补正气；用半夏、南星、茯苓以祛痰；用附子以温中，所以一下喉而痰声静、痰气清也。眉批：开窍消痰饮。中邪方：用人参三钱，白术三钱，半夏三钱，皂角末一钱，陈皮一钱，水煎服。此方之妙，在皂角能开人之孔窍，引人参、白术、半夏之类。直入心经，而痰之迷滞，无不尽开，痰去邪将何留？眉批：助气回生饮。中气方：用人参一两，白术五钱，茯苓五钱，甘草一钱，陈皮一钱，附子一钱，半夏三钱，南星三钱，水煎服。此方与中痰方相仿佛，而此方胜于前者，以分两之多，而又多甘草、陈皮，以消中和内也。三法有利于医者不浅。

华君曰：予闻之天师矣，尚有二症，一则气喘之不能卧，而非外感也；一则腹痛之不可忍，而非内伤也。凡人有气喘不得卧，吐痰如涌泉者，舌不燥而喘不甚，一卧则喘加，此非外感之风邪，乃肾中之寒气也。盖肾中无火，则水无所养，乃上泛而为痰。将胃中之水尽助其汹涌之势，而不可止遏矣。法当用六味丸汤，加附子、肉桂，大剂饮之，则肾宫火热，而水有所归，水既归宫，喘逆之气亦下安而可卧。凡人之卧，必得肾气与肺气相交，而后河车之路平安，无奔逆也。眉批：妙！方中补其肾火，何以安然能卧？不知肾为肺之子，子安则母亦宁，肺金之气，可归于肾宫，以养其耗散之气矣。此所以补肾火，正所以养肺金也。况六味丸全是补肾水之神剂乎？水火同补，而肺金更安。肺肾相安，有不卧之而甚适者乎？

凡人腹中疼痛欲死，手按之转甚者，此乃火挟痰与食而作祟也。若作直中治之，立死矣。方用甘草一钱，茯苓三钱，白芍五钱，枳实一钱，栀子三钱，山楂二十粒，水煎服。加柴胡一钱。此方有解纷之妙。眉批：纷解散。乃天师未传者。想于别门见之也。岐天师曰：实未传。孙真君有治心痛方：贯众三钱，乳香末二钱，白芍三钱，炒栀子三钱，甘草五分，水煎服，一剂即止痛。此方专治火痛也。治呼号口渴者，神效。

缓治法 论阳明之火大渴 论大吐 论大泻

天师曰：缓治者，不可急，而姑缓之也。如人病火盛之症。大渴引饮，呼水自救，朝食即饥，或夜食不止，或久虚之人，气息奄奄，不能饮食者是。前症阳明火盛，故能食善消，自宜竹叶石膏以治之矣。然而不可急也。盖火盛必然水衰，火之有余，水之不足。石膏辛散之味，虽然去火，而势过猛烈，实能铄尽真阴，大热之际，不得已而用之，所以救存肾中之水也。若日日用之，则水不能救，而反耗真阴之气。真阴之气既耗，则火仍复沸腾。不若缓治之为得也。方用元参一两，麦冬五钱，白芥子二钱，竹叶三十片，干菊花二钱，生地三钱，陈皮五分，丹皮二钱治之。眉批：消虚至凉汤。此方之妙，全在元参，能去浮游之火，使阳明之余火，渐渐消灭。麦冬消肺中之热，断胃之来路；用生地清肾中之火，断胃之去路；加丹皮截胃之旁路；竹叶与白芥子，清痰行心，又截胃之中路。四面八方，俱是分散其势，则余火安能重聚？此缓治法，胜于急遽之功也。至于久虚之人，气息奄奄，无不曰宜急治矣。不知气血大虚，骤加大补之剂，力量难任，必至胃口转加膨胀，反不若缓缓清补之也。方用茯苓一钱，白术五分，山药一钱，陈皮三分，甘草三分，人参三分，当归一钱，白芍二钱，枣仁五分，山楂三粒，麦芽三分，炮姜三分，水煎服。眉批：和缓散。此方妙在用白芍为君，引参、苓入肝为佐，小小使令，徐徐奏功，潜移默夺，使脾气渐实，胃口渐开，不急于张皇，而徐能奏功。此又缓治之一法。

张公曰：缓治之法，不只阳明之火宜然，天师借而说法，余又广之可也。凡人久病，俱不可急遽用药，须缓治为妙。譬如人大渴之后，不可纯用止渴之药是矣。然而大吐之人，岂亦可纯用止呕之味耶？不可也。法当用人参五钱，茯苓三钱，白术三钱，甘草三分，陈皮一钱，豆蔻仁三粒，水煎服。此方纯用健胃补脾之剂，而人不知其中奥妙也。大吐之后，津液已干，如何又用健脾补胃以重燥之，得毋伤子太甚耶？不知脾胃之气健，而后津液能生，苟以润药补之，则脾胃恶湿，反足伤其真气，所以不用润剂，而反用燥药也。他脏腑恶燥，惟脾胃脏腑反恶湿而喜燥，以人参、白术投之，正投其所好，又安有燥烈之虞哉？

大泻之后，自多亡阴，宜以补阴药治之矣。然而以补阴之药急治，反足增其水势，法当以温药补之。用熟地五两，山药四两，山茱萸四两，白术五两，肉桂一两，肉果一两，北五味一两，吴茱萸一两，人参五两，薏仁五两，各为末，蜜为丸，如大梧子大。眉批：生阴止泻丹。每日晚饭前吞五钱，旬日即健矣。此方之妙，不用茯苓、泽泻、猪苓之类，去分消水气，而水气自然分消。盖补肾正所以补脾，而缓治胜于急治也。

华君曰：未传。

本治法 论心惊不安 夜卧不睡 论精滑梦遗 见色倒戈

天师曰：本治者，治心肾之法也。人非心不能宁静致远，非肾不能作强生育，故补心即当补肾，补肾即当补心也。是二经一身之主宰，脏腑之根本也。故人病心惊不安，或夜卧不睡者，人以为心之病也，谁知非心病也，肾病也。如人见色而思战，入门而倒戈者，或梦遗精滑者，人以为肾之病也，谁知非肾病也，心病也。然则欲安心者当治肾，欲治肾者当治心。治心方：用人参三两，茯苓三两，茯神三两，远志二两，生枣仁一两，熟地三两，山茱萸三两，当归三两，菖蒲三钱，黄连五钱，肉桂五钱，白芥子一两，麦冬三两，砂仁五钱，各为末，蜜为丸。每日送下五钱。或酒或汤俱可。此方乃治心之惊与不寐耳。宜用参、苓、当归、麦冬足矣。即或为火起不寐，加黄连亦足矣。何以反用熟地、山茱萸补肾之药，又加肉桂以助火？不知人之惊恐者，乃肾气不入于心也；不寐者，乃心气不归于肾也。今用熟地、山茱萸以补肾，则肾气有根，自然上通于心矣。肉桂以补命门之火，则肾气既温，相火有权，则心气下行，君火相得，自然上下同心，君臣合德矣。

治肾方者，精滑梦遗，与见色倒戈，则关门不守，肾无开合之权矣。谁知皆心君之虚，而相火夺权，以致如此。方用熟地半斤，山药四两，山茱萸四两，茯苓三两，肉桂一两，附子一个，人参三两，白术四两，北五味一两，麦冬三两，远志一两，炒枣仁一两，鹿茸一副，巴戟天三两，肉苁蓉三两，柏子仁一两，砂仁五钱，紫河车一副，杜仲一两，破故纸一两，各为末，蜜为丸。此方用熟地、山萸、杜仲、山药之类补肾也；巴戟天、苁蓉、附子、鹿茸补肾中之火也，可以已矣。而必加人参、苓、柏子仁、麦冬、远志、枣仁之类者，何也？盖肾中之火虚，由于心中之火先虚也。故欲补肾火者，先补心火，使心火不补，肾火终不能益，而转增其上焦之枯渴，故必须兼补其心，心气下舒于肾中，肾气上交于心，则水火相济，君臣和悦，人民奠安，肺气清宁，脾胃得养，通调三焦，不妨整戈矛再利，即野御亦可收功也。

张公曰：予有一言，愿赞高深。本治责之心肾，又何疑焉？然而心不可徒补之肾，而肾不可徒补之心也。譬如人有心惊不寐，虽是肾气之不上通于心，而亦有肝气之不上生于心，故补肾之中，自宜添入补肝之品，方中有当归、肉桂，亦是补肝之品，然终非直入肝经之药也。愚意前方中加入白芍三两，补肾而兼补肝，相因而生心火，心有不泰然者乎？肾虚而用补心之药固是，然补心而不补肝，则肝木郁塞，心难下生。愚意补肾方中，亦宜添入白芍三两，则肝气自舒，自生心包之火，火足自生命门之火矣。可质之岐天师，再定去留。眉批：雷公曰：天师方固妙，而张公论亦佳。

华君曰：予亦曾闻之夫子矣。有方亦妙，并传于此。凡人卧不安枕，方用人参五两，远志二两，枣仁，炒，二两，熟地八两，山茱萸四两，茯神三两，柏子仁一两，麦冬三两，陈皮五钱，各为末。蜜为丸，每日白滚水送下一两，五日即安。一料全愈。名为宁神安卧丸。人有梦遗者，用熟地一斤，山药一斤，芡实一斤，生枣仁五两，巴戟天二两，麦冬三两，北五味三两，莲子半斤，同心用，各为末，蜜为丸。每日白滚汤送下一两，名为益心止遗丸。前方补心中而兼补肾，后方补肾中而兼补心。与天师传方同意。二方亦天师传也。不知何故各各不同，然而四方俱奇妙通玄。甚矣！夫子之不可测也。巴戟天不特强阳，而且止精，肾水非火不能生，亦非火不能止。若用肉桂、附子大热之味，果然助其虚火。巴戟性非大热，不能温中，用之纯阴之中何害？反得其既济之功也。

孙真君传治心惊不安方。心惊，非心病也。乃肝血虚而不能养心也。方用白芍五钱，当归五钱，熟地五钱，生枣仁一两，远志一钱，茯神三钱，麦冬五钱，北五味一钱，人参二钱，水煎服。眉批：天师云：此方之妙，在用生枣仁至一两。此方之妙，全不尽去治心，治肝正所以治心，治肺亦所以益心也。又传治见色倒戈方：用人参三两，熟地八两，黄芪五两，白术八两，肉桂二两，山茱萸三两，巴戟天五两，肉苁蓉三两，麦冬五两，北五味一两，覆盆子五两，各为末，蜜为丸。每日半饥酒送下一两，一月后，房事即改观。但不可传与匪人耳。

末治法 论大便不通 小便不通 疟症不已 产妇感中风邪

天师曰：末治者，乃六府之治也。人如病大小便不通，或疟症不已，产后风寒，皆作末治也。凡久病之后，或大便一月不通，不必性急，只补其真阴，使精足以生血，血足以润肠，大便自出。不可视为根本之病，而速求其愈。亦有人小便点滴不出，亦不必十分大急，乃肾气不能行于膀胱也。补其肾气，则小便自出，不必视为根本之病，而急欲出之也。大便不通方：用熟地一两，元参一两，当归一两，川芎五钱，火麻仁一钱，蜜半瓯，大黄一钱，桃仁十个，红花三分，水煎服。此方妙在用熟地、元参、当归以生阴血，少加麻仁、大黄以润肠下行，此正末治其闭结，而不亟亟以通之也。小便不通方：用肉桂一钱，熟地一两，山茱萸四钱，茯苓二钱，车前子一钱，泽泻一钱，丹皮一钱，山药一钱，水煎服。此方即七味地黄汤。妙在不去通小便，而专治肾水肾火。盖肾中有火，而膀胱之气化自行，不通小便，而小便自通矣。此末治之一法也。

疟症不已，终岁连朝，经年累月，或已止而又发，或未止而难痊，人皆谓有邪未散也，急宜逐邪，不可末视之。殊不知邪之久踞，乃正虚之甚也，自当重补其正，而末治其邪。方用熟地五钱，何首乌五钱，鳖甲五钱，白术五钱，当归五钱，人参三钱，甘草一钱，柴胡一钱，半夏一钱，肉桂五分，山茱萸四钱，水煎服。此方妙在熟地、山茱萸、当归之品以补阴血，加人参、白术以健脾，加鳖甲以入阴分，加何首乌以补阴气，加半夏、柴胡少少去其痰与邪，则正气有余，邪自退舍。此又末治之一法。

产妇感中风邪，皆作末治者，产妇旧血尽去，新血未生，大虚躯壳，原易中邪。风寒袭之，一散邪必有厥逆、寒症之变，死亡顷刻矣。方用当归一两，川芎五钱，人参一两，荆芥一钱，肉桂一钱，益母草一钱治之。此方妙在用参、归各一两，参以固气，归以生血，气血既生，而风邪易去。大虚之人，略带祛邪之药，则邪原易出，乃腠理实疏，关门不锁故耳。方中荆芥一品最妙，不特易于祛邪，而且引旧血以归经，佐新血以复正，故两用之而成功也。益母草更是产科最利之品，安有他虞哉！此又固气血为先，散邪为末。又一法也。

张公曰：俱讲得入神出化，予又何佐高深哉？尚有一言相商，产妇临月之前一月，如有风邪感冒等症，皆作风寒感冒治之。其临月之期，如有感中风邪，不可作风邪治之。方用人参一两，当归一两，川芎五钱，柴胡二钱，甘草一钱，白芥子三钱，水煎服。毋论其头疼，身痛，咳嗽，太阳痛，六经传经伤寒，俱宜以此方治之，切不可轻用桂枝、麻黄，盖孕妇实与平常人治法大不相同耳。

孙真君曰：大便不通，亦多实症，天师传者，治虚症之方耳。我传此方，治实症者，实有奇妙。方用大黄五钱，当归尾一两，升麻五分，蜜半瓯，水煎服。眉批：天师云：此方尚加熟地一两。大黄泄利，用当归润之，仍以为君，虽泄而不十分过猛，不至有亡阴之弊，况有升麻以提之，则泄中有留，又何必过虑哉？

不内外治法 论跌仆断伤

天师曰：内者，胸腹之中；外者，风邪之犯。今既无胸腹之病，又无风寒之侵，忽然跌仆为灾，断伤受困，此不内外之因，又一门也。方用当归五钱，大黄二钱，生地三钱，赤芍药三钱，桃仁一钱，红花一钱，丹皮一钱，败龟板一钱，水一碗，酒一碗，煎服。眉批：逐瘀至神丹。方中最妙当归、芍药和其血，大黄、桃仁逐其瘀，生地、红花动其滞，一剂即可病去也。倘以大黄为可畏，或不用，改为别味，则虽有前药，亦用之而不当。盖有病则病受之，用大黄之药，始能消去其瘀血，而终不能大下其脾中之物，又何必过忌哉？倘跌伤、打伤，手足断折，急以杉板夹住手足，不可顾病人之痛，急为之扶正、凑合、安当，倘苟不正，此生必为废人。故必细心凑合端正，而后以杉板夹之，再用补骨之药，令其吞服，则完好如初矣。眉批：接骨至神丹。方用羊踯躅三钱，炒黄大黄三钱，当归三钱，芍药三钱，丹皮二钱，生地五钱，土狗十个，槌碎，土虱三十个，捣烂，红花三钱，自然铜末，先将前药酒煎，然后入自然铜末，调服一钱，连汤吞之，一夜生合。神奇之甚，不同世上折伤方也，不必再服，只服二剂可也。盖羊踯躅最能入心而去其败血，人受伤至折伤手足，未有不恶血奔心者，得踯躅入心，引诸活血之药，同群共入，则恶血必从下行，而新生之血，必群入于折伤之处，况大黄不特去瘀血，亦能逐瘀而生新，瘀去而各活血之品，必能补缺以遮其门路，况土狗、土虱俱是接骨之圣药，即有缺而不全，又得自然铜竟走空缺而补之，此所以奏功之速耳。骨断之处，自服药后，瑟瑟有声，盖两相连贯，彼此合缝，若有神输鬼运之巧，恐世人不信耳，吾传至此，不畏上泄天机者，正副远公好善之心，共为救济之事，庶天眷可邀，愆尤可免耳。

跌损唇皮之类，以桑白皮作线缝之，后以生肌散糁之自合。

张公曰：方至此，神矣，圣矣，化矣，亦何能赞一言哉！惟有前方煎药之内，少为商酌者：第一方中，再加生地三钱，枳壳五钱，盖生地乃折伤之圣药，多多益善，少则力不全耳。折伤之病，未免瘀血奔心，有枳壳之利于中，则瘀血不能犯也。

华君曰：无可言。

阴治法 论肾虚感寒 水亏夜热

天师曰：阴治者，病症乃阴气不足，而阴邪又犯之也。如肾水虚寒，又感寒者；或肾水亏竭，夜热昼寒是也。此等病，若认作阳证治之，则口渴而热益炽，必致削尽阴水，吐痰如絮，咳嗽不已，声哑声嘶，变成痨瘵。法当峻补其阴，则阴水足而火焰自消，骨髓清泰，上热余火俱归乌有矣。方用熟地一两，山茱萸五钱，麦冬五钱，北五味五钱，元参三钱，地骨皮三钱，丹皮一钱，沙参五钱，白芥子一钱，芡实五钱，车前子一钱，桑叶七片，水煎服。眉批：安火至圣汤。此方妙在全用纯阴之品，一直竟进肾宫，滋其匮乏，则焦急之形，不上焰于口舌皮毛之际，又加元参、地骨皮、沙参、丹皮之品，少清其骨髓中之内热，自然阴长阳消，不治阳而自安也，又何必更加柴胡以散之，而邪始去哉？此方乃治阴火自动者，神效。若阴寒无火者，又不宜用此方，当用肉桂一钱，附子一钱，熟地一两，山茱萸四钱，白术三钱，人参三钱，柴胡五分，水煎服。眉批：祛寒至圣丹。此方之妙，用附、桂祛寒之药，加之于参、熟补阴之内，使阳得阴而有制，不至奔越沸腾，少加柴胡数分，则阴邪自散，又何必纯用麻黄、桂枝之类，铄尽真阴哉？况肾中之火，必得水而后生，以水非邪水，乃真水也。邪水可以犯心而立死，真水可以救心而长延，盖阳根于阴，而真阴肾水，实为真阳君相之火之母也。眉批：妙极。此方中加熟地、山萸，正是此意。恐人未知，故又表而出之。倘只用附桂以祛寒，未尝不效，然而邪去而阴消，必然枯渴，苟或治之不得法，必有亡阳之症矣。愿人加意于水中补火，更于水中去邪也。

张公曰：妙绝之论，发千古所未发。何以再赞高深？然尚有一方以参之：前症乃阴虚火动也，用六味汤，似亦相宜。后症乃阴寒无火也，八味汤似亦可用。然而终不及天师二方，盖治阴之内，即留以治阳；而治阳之中，即藏于补阴也。有贫不能用人参者，用予后方可也。

华君曰：同传予法无异。

阳治法 论伤寒发斑 中暑火炽 伤暑吐血 阳症火泻

天师曰：阳治者，治阳证之病也。阳症甚多，不能概举，姑举一二症大者言之。伤寒内发斑，身热心如火，口渴呼水，气喘舌燥，扬手出身者是。或中暑热之气，大渴饮水数桶不止，汗如雨下，大喊狂呼，日重夜轻是也。此皆阳火烧焚于胃口，烟腾势急，威猛不可止遏，皆阳症也。此时杯水实不足以胜之，非大剂寒凉，安能扑灭？即以用寒凉扑灭之矣，而余烟断火，微焰犹存，必得大雨滂沱，屋栋沟渠，无非膏泽，则火气消亡，门庭可整。此阳证之治，难于阴证也。方用元参三两，升麻二钱，黄芩一两，麦冬三两，防风三钱，天花粉三钱，苏叶一钱，青黛三钱，生甘草三钱，生地一两，桑白皮五钱，一剂即消大半，二剂全愈。眉批：滂沱汤。此方妙在元参为君，不特去其浮游之火，兼能清其胃中之热，且性又滋润，发斑虽是火热，不能外越。然亦因胸中水少不足润，故郁而不出也。今用元参润之，则火得润而难居，况又有黄芩，以大凉其胸膈，又加升麻、防风，引散其火邪，更佐之麦冬、生地，凉血以清肺气，自然清肃下行，而中焦之火，尽化为乌有也。

至于中暑之病，亦阳火邪炽也。法用青蒿五钱，石膏五钱，麦冬五钱，半夏一钱，黄连一钱，人参三钱，甘草一钱，茯苓五钱，竹叶五十片，水煎服。眉批：消暑至神汤。此方妙在用青蒿去暑，再加二钱香薷，则暑气自化。用石膏以平泻其胃中之邪火，邪火一去，胃气始转，水能下行，不蓄停于膀胱之内，而散逸于四肢，况又有茯苓导其下行者乎！又虑火气伤心，复加黄连以救心，人参以救肺，各脏既安，胃邪必遁，此治阳证之妙法也。

张公曰：妙论出奇不穷。阳症固多，二症最急。故天师特举之以为法。予再广之，有二症在焉。一则伤暑中之吐血也。凡人感伤暑气，忽然吐血倾盆，人皆谓是阴虚，不知阴虚吐血，与阳虚吐血不同。阴虚吐血者，人必安静，不似阳虚之躁动不宁也。阳虚必大热作渴，欲饮凉水，舌必有刺，不似阴证之口不渴而舌胎滑也。法当清胃火，不必止其血。方用石膏三钱，青蒿五钱，香薷三钱，荆芥一钱，当归三钱，人参三钱，水煎服。眉批：祛暑止血汤。此方乃正阳症吐血之神剂也。方中虽有解暑之味，然而补正多于解暑，去香薷一味，实可通治诸阳证之血也。但此方只可用一二剂，即宜改用六味地黄汤，以滋其阴水，水足则阳火自消耳。一则阳症之火泻也，完谷不化，饮食下喉即出，一日或泻十余次，或泻数十次，或昼夜泻数百次，人以为热也，然而热之生也，何故？生于肾中之水衰不能制火，使胃土关门不守于上下，所以直进而直出也。论其势之急迫奔崩，似乎宜治其标，然治其标，不能使火之骤降，必须急补肾中之水，使火有可居之地，而后不至于上腾。方用熟地三两，山茱萸一两，车前子一两，甘草一两，茯苓一两，白芍三两，肉桂三分，水煎服。眉批：壮水汤。此方乃补肾之汤，非止泻之药也。然而止泻之妙，捷如桴鼓，盖肾水一生，肾火即降，顷刻应验，非好为奇谈而不据实理也。若只作胃虚有火治之，未尝无功，终不若此之捷。

脾约丸亦佳，安能及此方之神哉！华君曰：与余同，不必讲。

雷公曰：无一论不奇妙。

假治法 论假热假寒

天师曰：假治者，病是假热，而治以假热之方；症是假寒，而治以假寒之药也。如人喉痛、口干、舌燥，身热，人以为热，而非热也，内真寒而外现假热耳。如人手足冰冷，或发厥逆，或身战畏寒，人以为寒，而非寒也，内真热而外现假寒耳。此时看症未确，死生反掌。吾以假热之药，治假寒之症，以假寒之品，治假热之病，是以假对假也。假寒方：附子一钱，肉桂一钱，人参三钱，白术五钱，猪胆汁半个，苦菜汁三匙。先将药二碗，水煎好，以冰水泡凉，入猪胆汁、苦菜汁调匀，一气服之即愈。方中全是热药，倘服之不宜，必然虚火上冲，尽行呕出，吾以热药凉服，已足顺其性而下行，况又有苦菜汁、胆汁之苦，以骗其假道之防也。盖上热之症，下必寒极，热药入之，至于下焦，投其所喜，无奈关门皆为强贼所守，非以间牒给之，必然拒绝而不可入，内无粮草，外无救援，奈之何哉？吾今用胆汁、菜汁以与守关之士，买其欢心，不特不为拒绝，转能导我入疆，假道灭虢，不信然哉！

至于假热之方，则又不然。心胸之内，全是一团邪火，盘踞于中焦，若不直捣中坚，巨魁不擒，余党安能星散？然而用师无法，则彼且力拒死斗，而不可救。方用黄连三钱，柴胡二钱，白芍三钱，当归三钱，炒栀子二钱，半夏三钱，枳壳一钱，茯苓三钱，菖蒲三分，水煎服。此方妙在用黄连一味，直入心经，佐以栀子副将，单刀直入，无邪不散。又柴胡、白芍，泻其运粮之道，又半夏、枳壳，斩杀余党，中原既定，四隅不战而归正矣。然而火热居中，非用之得宜，则贼势弥空，安能直入？又加菖蒲之辛热，乘热饮之，则热喜同热，不致相反，而转能相济，此又假治之妙法也。

张公曰：讲得透彻痛快，予又何说之词？然而假热、假寒不只此二症也。吾再广言之。如人气喘不安，痰涎如锯而不止者，人以为热，而非热也，乃下元寒极，逼其火而上喘也，此最急、最危之症。苟不急补其命门之火与肾水，则一线微阳，必然断绝。方用熟地四两，山茱萸三两，麦冬三两，北五味一两，牛膝一两，附子一钱，肉桂一钱，冰水泡冷服之。一剂即愈。附子、肉桂斩关夺门之药，其性最热，倘不用之于熟地、山茱萸、北五味之中，则孤阳乘大热之势，沸腾而上矣，方中妙在用熟地、山茱萸之类，使足以济火，又麦冬以滋肺金之化原，使金去生水，而水益足以生火，而火不敢于飞越。况又有牛膝之下走而不上行乎？然必冰水泡之，骗其上焦之热，直至肾宫，肾宫下热，则上焦清凉，火自归舍，又何患喘与痰作祟哉。更有眼目红肿，经年不愈者，人以为热，而不知非热也，亦肾火上升而不下降耳。法用六味地黄汤加麦冬、甘菊花、白芍、当归各三两，柴胡五钱，各为末，蜜为丸。每日吞服五钱，一料必全愈。此虽病轻，而世人多患之，迷而不悟。予所以特表出也。虽非假治之法，而症实假热之症，可触类而旁通之耳。假寒之法莫妙岐天师之方，可以统治矣，故不再传。

华君曰：亦同。

真治法 论真热真寒

天师曰：真病原难分晰，然有假即有真也。即以前症言之，如人喉痛、口干、舌燥、身热，与假热无异。然而此曰“真热者”，何以辨之？假热之症，口虽渴而不甚，舌虽干而不燥，即燥而无芒刺，无裂纹，头虽痛而日间轻，身虽热而有汗，不若真热之症，口干极而呼水，舌燥极而开裂、生刺，喉日夜痛而不已，身大热烙手而无汗也。方用麻黄三钱，黄连三钱，黄芩三钱，石膏三钱，知母三钱，半夏二钱，枳壳二钱，甘草一钱，当归五钱，水煎服。一剂轻，二剂愈。此方纯用寒凉之药，以祛逐其火，火一去而上焦宽快矣。更有人手足冰冷，或数厥逆，身战畏寒，与假寒无异，然而谓之“真寒者”，何以辨之？假寒之症，手足冰冷，或有时温和，厥逆身战，亦不太甚，有时而安。然有时而发搐，不若真寒之症，手足寒久不回，色变青紫，身战不已，口噤出声而不可禁也。方用附子三钱，肉桂一钱，干姜一钱，白术五钱，人参一两，急救之。此乃直中寒邪，肾火避出躯壳之外，而阴寒之气，直犯心宫，心君不守，肝气无依，乃发战、发噤，手足尽现青色也。然则只宜用附、桂、干姜，祛逐其寒邪足矣，何以又用白术、人参，且少用亦足济用，何以多加如许也？盖元阳飞越，只一线之气未绝，若不急用人参，返气于若存若亡之际，而徒用桂、附、干姜，一派辛辣火热之药，邪虽外逐，而正气亦就垂绝，故不若多加于危急之际，则败军残卒，见有孤军未亡，而又骁勇之将，号召散失，有不再整旗枪，共奔纛下者乎？此真治之妙也。

张公曰：奇论天开。真治即直治，真治其本病，而不必以假药骗之，对症用药可也。余不再论。

华君曰：亦同。

男治法 论狐疝 论强阳不倒 论痿阳不振

天师曰：男子与女子之治，原无分别，然而亦有殊处。男子与妇人殊者，疝病、阳强不倒、痿而不举。疝病不同，然而与妇人异者，只狐疝不同耳，余俱相同。狐疝者，日间缩在囊之上，夜间垂在囊之下也。此乃寒湿，又感阴阳不正之气，乘于交感之际，或在神道之旁，或在风湿之际，感而成之也。方用杜若五钱，捣汁，以凉水浣之，取汁一碗，加沙参一两，肉桂一钱，桂枝一钱，小茴香一钱，橘核一钱，水煎服。眉批：扶正祛疝汤。一服即伸出，二服即消，三服全愈，神方也。

强阳不倒，此虚火炎上，而肺金之气，不能下行故尔。若用黄柏、知母二味，煎汤饮之，立时消散。然而自倒之后，终岁经年，不能重振，亦是苦也。方用元参三两，肉桂三分，麦冬三两，水煎服。即倒。眉批：养阳汤。此方在用元参以泻肾中浮游之火，尤妙肉桂三分，引其入宅，而招散其沸越之火，同气相求，火自回合，况麦冬又助肺金之气，清肃下行，以生肾水，水足火自息矣。此不求倒而自倒，他日亦可重整戈矛，再图欢合耳。

至于痿而不振者，乃过于琢削，日泄其肾中之水，而肾中之火，亦日消亡。盖水去则火亦去，必然之理。如一家人口，厨下无水，又何以煮爨而生烟，必汲其泉源，而后取其薪炭，可以钻燧取火，以煮饮食，否则空铛安爨也？方用熟地一两，山茱萸四钱，远志一钱，巴戟天一钱，肉苁蓉一钱，肉桂二钱，人参三钱，枸杞子三钱，茯神二钱，杜仲一钱，白术五钱，水煎服，一剂起，二剂强，三剂妙。眉批：起阳至神丹。老人倍加。此方用热药于补水之中，则火起而不愁炎烧之祸，自然煮汤可饮，煮米可食，断不致焦釜沸干，或虞爆碎也。此皆男治之法也。

张公曰：男治法妙。然余亦有数方，可并传之。狐疝方：用白术五钱，沙参一两，柴胡三钱，白芍三钱，王不留行三钱，水煎服。眉批：遂狐丹。一剂即出而不缩。

阳倒不举方：用熟地一斤，肉桂三两，覆盆子三两，黄芪二斤，巴戟天六两，柏子仁三两，去油，麦冬三两，当归六两，白术八两，各为末，蜜为丸，每日白滚汤送下一两。眉批：强阳神丹。自然阳旺不倒矣。

孙真君传治疝方：用沙参一两，橘核一钱，肉桂一钱，柴胡一钱，白芍五钱，陈皮五分，吴茱萸五分，水煎服。一剂即定痛，二剂即全愈。疝气一症，大约皆肝木之病，予所以治其肝，自随手而奏功也。妙。

女治法 论风邪入血室 论治羞隐 阴内生虫 阴门生疮

天师曰：女症各经，俱与男人同治。惟是经症宜知，至于羞隐之处，更宜留心是也。经期前后，寒热温凉，有邪无邪，俱当细辨。世有专门，不须枚举。我今只据一症而言之。如妇人经期适来，为寒风所中，则经水必然骤止。经不外泄，必变为寒热，时而身战，时而身凉，目见鬼神，心中惊悸。论治法，本当刺其期门之穴，一刺出血，立已。无奈世人不肯刺于乳下，羞恚不肯为医人所见，于是必变而益发狂谵语，所由来也。今立一方治之，方用柴胡三钱，当归二钱，白芍五钱，枳壳二钱，炒栀子三钱，甘草一钱，陈皮五分，生地二钱，水煎服。此方妙在用柴胡于白芍之中。盖前症经血不能外出，则血藏于血室之中，藏而不出，则血化为热，气郁结不申，必在半表半里之间，以兴妖作怪。柴胡真半表半里之药，用白芍直入血室，和平而分解之，如人羞恚隐藏于血宅之内，必得一相信之人，走入其中，为之开导，而后众人排闼而入，庶几一笑回春，仍然欢好，身出而祸亦消。此方之妙，理实相同。故取而显譬之。非好为论说也。至于羞隐之症，亦不可枚举，查其专门。而细询病情，随症加减，治之可也。

张公曰：论奇辟。予更有说。热入血室，非热也，乃风邪壅之而热也。所以用柴胡一散而愈。

妇人羞隐之处，不便明言，然大约非寒则热耳。今有一试方，先用当归三钱，白芍三钱，川芎一钱，熟地五钱，甘草一钱，柴胡一钱，白芥子一钱，黄芩三分，炮姜三分，水煎服。倘有羞隐之处，不肯明言者，以此方投之，必奏奇功。问其服药后，较前平善，则是虚证也，竟用四物汤治之可也。未好，则是热病作祟，方中大加栀子三钱，治之，必奏功也。此亦妙法。行医者宜亟知之。

华君曰：女子治法，尚有二条未传，待予补之。妇人阴内生虫，乃湿热也。用鸡肝入药末引之亦妙，终不若夫子之方更神也。方用蚯蚓三四条，炙干为末。用葱数条，火上炙干，为末，用蜜一碗，煮成膏，将药捣于其中，纳入阴户，虫尽死矣，自然随溺而下。神方也。世人未知，幸为留意。

又妇人阴门边生疮，作痒作痛不止者，以此方煎水洗之立效。方用蛇床子一两，花椒三钱，白矾三钱，水十碗，煎五碗，乘热熏之，温则洗之，一次即止痒，二次即止痛，三次即全愈。分作五日洗之，每日只消洗一次，神效之极。幸珍之。

虚治法 论气虚血虚

天师曰：虚证亦多，我举一二以概其余。虚治者，非气虚即血虚也。气虚，如人不能饮食，食之而不能化者是。血虚者，面色黄瘦，或出汗、盗汗，或夜眠常醒，不能润色以养筋者，是也。盖饮食入胃，必须胃气充足，始能化糟粕而生津液。气既自馁，何能化饮食也。方用人参二钱，黄芪三钱，白术三钱，陈皮五分，甘草一钱，麦芽五分，神曲五分，山楂五粒，炮姜一钱，茯苓三钱，水煎服。此方参、苓、芪、术，纯是健脾开胃之品，又恐饮食难消，复加山楂、神曲、麦芽之类以消之，则胃气既旺，又何愁饮食之不化，津液之不生耶？

血虚自当补血，舍四物汤又何求耶？余今不用四物汤，用麦冬三钱，熟地一两，桑叶一片，枸杞子三钱，茜草一钱，当归五钱，水煎服。此方妙在用桑叶以补阴而生血，又妙加入茜草，则血得活而益生，又况济之熟地、麦冬、当归，大剂以共生之，则血足色润而筋舒也。外症既见改观，则内自安而寐适，心气得养，又宁有盗汗之生哉？此虚治之法也。

张公曰：虚治亦不只补气补血，盖此二方，实可统治之。甚矣，天师立方之妙也！别有加减之法：气虚方中，倘伤米食，加麦芽五分；伤肉食，加山楂十粒；伤面食，加萝卜子五分；有痰，加半夏一钱，白芥子一钱；咳嗽，加苏子一钱，桔梗二钱；伤风，柴胡二钱；夜卧不安，加炒枣仁二钱；胸中若微疼，加枳壳五分；血虚方中，亦同前加减法治之。

华君曰：尚有一方，并传子。有气血两虚之人，饮食不进，形容枯槁，补其气而血益燥，补其血而气益馁，助胃气而盗汗难止，补血脉而胸膈阻滞，法当气血同治。方用人参一钱，白术一钱，甘草八分，陈皮五分，茯苓二钱，当归二钱，白芍三钱，熟地三钱，川芎一钱，神曲五分，麦冬五钱，谷芽一钱，水煎服。此方气血双补，与八珍汤同功。而此更妙于八珍者也，妙在补中有调和之法耳。

实治法 论治实邪

天师曰：实病亦不同，亦甚多。今亦举其一二。如人终岁终年，不畏劳役，不辞辛苦，寒凉之品，可以多食，辛热之味，不能上口者是也。至于邪气之人，不可同观。吾言实病之多，皆邪气之多也。人实者少，而虚者多。邪气之人，别有治法，不可混入于此门。倘人有强壮之容颜，过于热甚，欲求方者与之。方用陈皮一钱，神曲一钱，麦芽一钱，黄芩一钱，厚朴一钱，天花粉一钱，甘草五分，芍药二钱，山楂十粒，枳壳五分，当归二钱，茯苓一钱，水煎服。此等方只可备用，以治有余之人，不可据之以概治天下之人也。盖实者，一百中一二人，而虚者遍天下。天地之气，何能过厚？况培植者少，而琢削者多乎？今定此方，亦定一门之治法，非教医者，执此以消导之耳。

张公曰：仁心仁术，于此方并见。实病甚少，天师言多者，乃言邪气之实，非言正气之实也。邪气之实，伤寒门最多。天师言有专门者，说有伤寒之书也。倘人病邪气之实，幸于伤寒门查而治之，无差毫发。伤寒书卷繁多，兹不能备载耳。

华君曰：予未传。

寒治法 论吐血衄血 目肿 口舌生疮

天师曰：寒治者，乃火盛而正折之也。如人病目痛、口舌生疮、鼻中出血是也。此等之症，乃火气郁勃于上焦，不能分散，故重则上冲，而为吐血衄血，轻者目痛而口舌生疮也。法当用寒凉之品，以清其火热燎原之势，并泻其炎上巅顶之威。方用生地一两，当归一两，川芎五钱，元参五钱，黄芩三钱，三七根末三钱，甘草一钱，荆芥，炒，一钱，水煎服。此方妙在不纯用寒凉以逐火，而反用微寒之药以滋阴，盖阴气生则阳气自然下降。尤妙用荆芥引血归经，用三七末以上截其新来之路，又加黄芩以少清其奔腾之势，诚恐过于寒凉，恐冷热相战，又加甘草以和之，此治热之最巧、最妙法也。若竟用寒凉折之，非不取快一时，然火降而水不足，则火无所归，仍然焰生风起，必较前更胜，而始以清补之药救之，则胃气已虚，何能胜任？予所以乘其初起，即用之为妙也。

目肿而痛，亦是火症。然必看其眵多、泪多，红肿而痛，如有物针触一般。用柴胡三钱，甘草一钱，炒栀子三钱，半夏一钱，白蒺藜三钱，水煎服。此方之妙，全在直散肝胆之郁火，火散则热自退，不攻之攻，胜于攻，不下之下，胜于下也。一剂即可奏功，正不必再服。

口舌生疮，又不可如是治之。乃心火郁热，而舌乃心苗，故先见症。法用黄连二钱，菖蒲一钱，水煎服。一剂而愈，神方也。此方不奇在黄连而奇在菖蒲，菖蒲引心经之药，黄连虽亦入心经，然未免肝脾亦入，未若菖蒲之单入心也。况不杂之以各经之品，孤军深入，又何疑哉？此所以奏功如响也。倘不知用药神机，轻混之以肝脾之药，虽亦奏功，终不能捷如桴鼓。此治热之又一法也。

张公曰：寒治之法，世人最多，予皆不取。今天师之法，不容予不首折也。用寒而又远寒，用散而又远散，真奇与巧并行，而攻与补兼用也。予又何必多言哉？无已，则更有一方，在治火初起之时，尚未现于头目口舌之际，亦可化有为无。方用柴胡二钱，白芍三钱，甘草一钱，炒栀子三钱，半夏一钱，羌活五分，茯苓三钱，水煎服。一剂可以散火。方名先解汤。乘外症之不见，而先解之，亦争上流法。医者宜留意焉。

华君曰：亦无有传我。

孙真人曰：予有吐血方传子：生地汁一碗，无鲜生地处，用干者一两，煎汤半碗，调三七根末三钱，炮姜灰末五分，服一剂即止血，神效。衄血亦可治，妙。

热治法 论肾寒吐泻 论心寒胃弱

天师曰：热治寒也。寒证不同，举一二症言之。如呕吐不已，食久而出是也。或下利不已，五更时分，痛泻四五次是也。此等之症，人皆以为脾胃之寒，治其胃，则呕吐可止；治其脾，则下利可遏。然而终岁经年，服胃脾药而不愈者，何也？不得其故耳。盖胃为肾之关，而脾为肾之海。胃气不补命门之火，则心包寒甚，何以生胃土而消其谷食？脾气不补命门之火，则下焦虚冷，何以化其糟粕而生精微？故补胃必宜补肾，而补脾亦宜补肾也。方用熟地三两，山茱萸二两，茯苓三两，人参三两，肉桂一两，附子一两，北五味一两，吴茱萸五钱，山药四两，各为末，蜜为丸。饥服一两。眉批：补命全生丹。此方之妙，全在用肾药居多，而脾胃药居少。尤妙用热温之药于补肾补土之中，则火足而土健，谁知水足而火生也。此种议论，举世未闻。然岂徒托空言以示奇乎？实有至理存焉。试之，无不效奏顷刻。愿世人加意之。此热治之妙法。一方可兼治之。凡如此等之病，无不可统而兼治也。

张公曰：真妙绝之论，快心之语。天师言补肾之法，而余更有论。乃言补心方也。胃与脾虽同是属土，而补胃补脾宜辨。凡人能食而食之不化者，乃胃不病而脾病也，当以补脾，而补脾尤宜补肾中之火。盖肾火能生脾土也。有人不能食，食之而反安然者，乃胃病而非脾病，不可补肾中之火，当补心中之火，盖心火能生胃土也。世人一见人不能饮食，动曰脾胃之病，而不知分胃之寒虚责之心，分脾之虚寒而责之肾也。天师之法，心肾兼补，予可不必更立奇方。然而治脾胃两虚者，用之神效，若单是胃虚、胃寒者，自宜独治心之为妙。余所以更定一方，以佐天师之未及。方用人参一两，白术三两，茯神三两，菖蒲五钱，良姜五钱，莲肉三两，山药四两，半夏三钱，白芥子三钱，附子三钱，远志二两，炒枣仁五钱，白芍三两，各为末，蜜为丸。每日白滚水送下三钱。饭后服。此方专补心火，并疏肝气，专生心火，内加附子、良姜，以助火热之气，心火足，自然生胃土；胃土足，而饮食自然能进而无害矣。此方实可济天师之未及也。

华君曰：治法与余相同，无可言。

通治法 论痢下通治 论火泻通治 论下血通治

天师曰：通治者，因其通而通之也。如人病下痢者是。痢疾之症，多起于暑天之郁热，而又感以水湿雨露之气以成之。红白相见，如血如脓，甚者如屋漏水，如鱼冻水，里急后重，崩追痛疼，欲下而不能，不下而不快，一日数十行或一夜数百行，或日夜数千行，气息奄奄，坐而待死，此通之病也。若骤止其邪，则死生顷刻。不止其邪，则危绝如丝；欲补其气，则邪气转加；欲清其火，则下行更甚。此时惟有因势利导之法，可行于困顿之间。或疑人已气虚血败，更加利导，必致归阴。不知邪气一刻不去，则正气一刻不安。古人之痢疾无止法，信不诬也。方用白芍三两，当归三两，萝卜子一两，枳壳三钱，槟榔三钱，甘草三钱，车前子三钱，水煎服。一剂即止，二剂全安，可用饮食矣。眉批：此方前已有了，只分两不同耳。多车前子一味。此方之奇而妙者，全在用白芍、当归，盖水泻最忌当归之滑，而痢疾最喜其滑也。芍药味酸，入肝以平木，使木不敢再侵脾土；又有枳壳、槟榔，消逐其湿热之邪；又加车前分利其水湿，而又不耗真阴之水，所以功胜于茯苓也。尤奇者，在用萝卜子一味，世多不解。盖萝卜子味辣而能逐邪去湿，且又能上下通达，消食利气，使气行于血分之中，助归、芍以生新血，而祛荡其败瘀也。少加甘草以和中，则无过烈之患。此奏功之神奇，实有妙理耳。

张公曰：固然奇妙通权。通因通用，痢疾立论，最为妥当。然而通因之法，不只痢疾也，水泻亦是，下血亦是也。水泻者，人见其如潮而来，如瀑而下，皆曰急宜止之以免亡阴之症，用粟壳、罂粟、乌梅之类止之。其论则是，其治则非也。水泻虽不比痢疾之断不可止，然而水泻之中，亦有不可遽止之病，如疼痛于腹中，后重于门口，皆是有火而泻，不比虚寒之直泻，俱当用通因之法治之。方用人参三钱，车前一两，白芍三钱，槟榔一钱，甘草一钱治之。此方之妙，妙在车前以滑之，而又佐以槟榔之去积，自然有滞皆行，况车前性虽滑而能分消水谷，则水气自然分开。第大泻之后，自然亡阴，又用人参以补气，则气足而阴自生。又虑久泻自然亏中，又加甘草以和之，虽是通因之法，实乃扶正之方。下血之症，其人之血虚，不言可知，似乎宜补其血矣。然而血之下也，必非无故，非湿热之相侵，即酒毒之深结，若不逐去其湿热酒毒，而徒尚止涩之味，吾未见其下血之能止也。方用熟地一两，地榆三钱，白芍三钱，当归三钱，黄连三钱，甘草一钱，葛根一钱，柞树枝五钱，水煎服。眉批：解酒散火汤。一剂必下血更多，二剂略少，三剂全愈。盖此病不用通因之法，永不奏功，必如此而能愈也。方中妙在用熟地、当归、芍药以生新血，新血生，则旧血必去。又妙在地榆以凉大肠，用柞木以去酒毒，所以相济而成功也。此二方亦通因之妙用，人亦亟宜知之。

华君曰：同。

雷公曰：通因通用，张公补论之，尤为酣畅。我无以赞一言。虽然，尚有一说。在大泻之后，虽是火泻，毕竟宜温补之，以生其阴，泻一止，即宜用四物汤，加人参、炮姜以温补，而不可谓水泻忌滑，而禁用归、熟也。眉批：天师云：妙论。

痢症，按昔贤谓如屋漏水者，为不治症；鱼冻水者，为虚寒症。后方恐宜酌用。李子永识。

塞治法 论气虚中满 论饱食填塞

天师曰：塞者，因其塞而塞之也。如人气虚、中满是也。凡人气虚，多不能食，食则倒饱，人以为多食之故。以香砂、枳实等丸消导之，其初未尝不少快，久则腹饱，又消之，久久不已，必变成中满之症矣。腹高而大，气喘而粗，人又以为臌胀也，用牵牛、甘遂等药以利导其水，水未必去而臌胀益甚；又以为药之不胜也，又用大黄、巴豆之药下之；又不应，以为风邪袭之，又以辛散之品，如龙胆草、茵陈之类，杂然纷进，不至死不止。犹然开鬼门、泄净府，纷纷议论，皆操刀下石之徒也。谁知初起之时，即以补胃健脾之药，先为速治，何至此哉？初用之方，用人参一钱，白术二钱，茯苓三钱，陈皮三分，甘草一分，萝卜子一钱，薏仁五钱，芡实五钱，山药三钱，水煎服。眉批：消胀至神汤。此方绝不去消导，而专以补为事，世医未有不笑其迂，以为此等药，服之必增胀满，下喉之时，实觉微饱，世医乃夸示曰："吾言之验如此。"而病人与病家，并诸亲友，俱叹世医，而咎此方之迂而害事也。讵知下喉之时，虽觉微胀，入腹之后，渐觉开爽，连服数剂，不特开爽，而并无胀满之疾矣。盖中满之疾，原是气虚而成，不补其虚，胀何从解？补药之中，加以萝卜子，分消其胀气，使人参不敢助邪，而反助正，况又有茯苓、薏仁、芡实之类，纯是去湿之药，则水道自行，而上壅可免。尤妙用甘草一分，以引群药之入于满处，盖中满最忌甘草，而余偏用之，成功于忌之中也。

张公曰：妙论叠出不穷，大哉！圣人之语。中满固是塞症，饱食填塞于胸膛，亦是塞症也。人皆用香砂、厚朴消之，而余独不然，方用人参三钱，白术三钱，陈皮一钱，甘草一分，肉桂一钱，神曲三钱，水煎服。此方妙在全不去消食，反助其饱闷之气，谁知饱食而不消者，由于胃气之不足也，我补其胃气，则胃强自能运化，而入于脾中，又何必用厚朴、枳壳之消导哉！此亦塞治之法也。可与天师方，并垂天壤。

华君曰：法同于余，而论备之。

雷公曰：我亦有方。中满病，固是胃气之虚，然徒补胃气亦难疗，当补心火以生胃土。方用人参三钱，白术五钱，炒枣仁五钱，远志八分，山药三钱，茯苓三钱，米仁五钱，陈皮三分，神曲三分，麦芽五分，水煎服。方中全不治满，而满自除，正以治心火也。

解治法 论结胸 论内伤肝郁

天师曰：解者，邪聚于一处，而分解之也。如人病结胸等症者是。伤寒初愈，五脏六腑久不见饮食矣，一旦饱食，则各经群起而盼，无如胃经火炽，一瓯之物，不足以供其自食，又安能分散于诸人乎？势必群起而争，而胃经自家困乏，茹而不吐，则五脏六腑喧哗扰攘，而胃经坚不肯出矣。然则治之法奈何？惟有坚壁以待，枵腹以守，则敌人自散。盖原因无食，所以起争，使终无粮草，势亦难于久待，自然仰关而攻，不战自退。乘其散亡之时，少佐师旅，声言追逐，实仍和解，彼此同归于好。方用元参一两，麦冬一两，水二碗，煎服。此方之妙，全不去顾胃中之火，亦不去消胃中之食，只分清肺中之气，散其心肾浮游之焰，心肾肺经，既已退舍，则肝经一旅之师，又何能为难哉！脾与胃唇齿相倚，从前不过同群共逐，大家声扬，原未尝有战攻之举，今心、肝、肺、肾之火，既已收师，则脾藏一经，亦自相安于无事矣。倘一逢结胸，即以此方投之，则不特无功，转且有害。故一遇结胸之病，必须令其空腹数日，而后以此方投之，万举万当。此解治之一法也。

张公曰：真妙绝奇文！结胸之症，不意发如许奇语。非天仙又乌能哉！我欲再发一言，不可得矣。非学贯天人，不可言医；非识通今古，不可谈医；非穷尽方书，不可注医。此得人所以最难。自古及今，代不数人。元以前无论，明朝三百年，只得数人而已。李濒湖之博，缪仲醇之辨，薛立斋之智，近则李士材之达，喻嘉言之明通，吾子之弘肆，我所言者数人，皆上关星宿，钟山川之灵而生者也。今日既许子在著书中人，愿吾子勿以菲薄自待也。著书当弘而肆，医道尽矣！至矣！化矣！神矣！

解法，更有人病内伤，而头疼、目疼、心胁痛、遍身痛、手足又痛，此皆肝气郁蒸之故。或头痛救头，脚痛救脚，治何日始能尽期？当据其要而先治之，余者不治自愈。方用白芍五钱，当归三钱，柴胡三钱，天花粉三钱，丹皮三钱，栀子三钱，甘草三钱，川芎一钱，香附一钱，桂枝一钱，水煎服。此方妙在白芍为君，柴胡为臣，祛风祛痰之药为佐使，一剂而胁痛失，再剂而诸痛平，三剂而一身泰。真扼要争奇，解法之至妙者！施之内伤之症，尤多奇功。愿世人勤而用之，收功无量也。

华君曰：未传于予。

敛治法 论亡阳 论下血 论吐血 论头汗 论手汗

天师曰：敛治者，乃气将散而收敛之也。譬如人汗出不已，此亡阳而气欲散也。又如下血与吐血不已，此血欲散而不能住者是也。气散仅存一线之阳，倘再令其奔越，则阳脱而死所不免也。然而治脱之法，惟在敛其肺气，使皮毛腠理固密，则阳从何散？第徒敛肺气，而不大补元阳，则元气仍然欲脱。即不脱出于皮毛腠理，必然脱出于口鼻耳目，故必以补为敛之为得也。方用人参一两，黄芪一两，当归一两，五味子一钱，山茱萸四钱，桑叶五片，酸枣仁一钱，麦冬三钱，水煎服。此方之妙，全在用参、归以补气，用山萸、五味以敛气，则补足以济敛之功，而敛足以滋补之益。况又有桑叶收汗之妙品，调停于敛之中，不偏于敛，亦不偏于补也。

下血之症，多因好酒成病。用解酒之品，可以成功，而殊不尽然也。世医所用解酒之品，无过干葛、桑白皮而已，然而干葛不可多服，而桑白皮又气味轻清，不可专任此二味，所以解酒而酒病终难去也。况中酒之病，其来已素，非一朝一夕之有，岂是轻清、不可久服之药可能治之乎？余故皆弃而不取。方用人参二钱，当归一两，地榆三钱，生地五钱，三七根末三钱，水煎服。眉批：生新汤。三七亦能生血，不只止血也。此方之妙，全在不去治酒病，亦不去治血病，全以生地、当归活其血，血活则新血生而旧血止，况又佐以地榆之寒，以去大肠之火；又佐以三七之末，以杜塞大肠之窍，自然血止而病愈也。此敛之一法也。

更有吐血之症，或倾盆，或盈碗，若不急以收敛，则吐将安底？然而一味酸收寒遏，则血势更狂，愈足以恣其崩腾之势，不若从其性，而少加以收敛之品，则火寝息而血归经。方用人参一两，当归一两，酸枣仁三钱，三七根末三钱，水煎调服。此方之妙，不去止血，而惟固其气。盖血脱益气，实有奇功。血乃有形之物，既已倾盆盈碗，尽情吐出，则一身之中，无血以养可知，自当急用生血补血之品，犹以为迟，奈何反用补气之味，得无迂而寡效乎？谁知血乃有形之物，气为无形之化，有形不能速生，而无形实能先得。况有形之物，必从无形中生之。气无形，始能生血有形之物。补气正所以补血，生气正所以生血也。况血既尽情吐出，只存几希一线之气，若不急为补之，一旦气绝，又何以生血而补血哉！经云：有形之血，不能速生，无形之气，所当急固。真治血之妙法，此又敛之之一法也。

张公曰：真有不可思拟之妙。余无以赞一词矣。只语汝头汗出而敛之法。凡人头顶出汗，乃肾火有余，而肾水不足。若不知其故，而徒用止汗之药，必致目昏而耳痛，法当滋其肾，而清肺金之化源，自易奏功如响。方用桑叶一斤，熟地二斤，北五味三两，麦冬六两，各为末，蜜为丸。每日白滚水送下五钱，或一两，眉批：遏汗汤。一月后，永不出汗矣。更有人每饭之时，头汗如雨落者，此又胃火胜，而非肾火余也。法当用元参一斤，麦冬一斤，天冬一斤，生地一斤，北五味四两，酸枣仁半斤，各为末，蜜为丸，每日白滚水送下一两，二月必愈。眉批：敛汗汤。似乎胃火胜，宜用竹叶石膏汤，而余偏不用者，何也？盖胃火之胜者，微胜耳，非若炽盛而火炎，奔腾而热发，不过因饮食之味，入于胃中，遂觉津津汗出，饮食完而汗随止。然则以元参一味，解之有余矣，况又用天麦二冬，以清肺火，生地以凉血，酸枣仁以平心火，五味子以收汗而滋液，则胃经有火之盛，亦已消磨，况原未十分之盛乎？此敛法之一也。手中之汗，细小病也，不必入于此中。以药水洗之即愈。俟后可入处，予当言之。

华君曰：亦未传。

升治法 论阳虚下陷 阴虚下陷

天师曰：升治者，乃气虚下陷，不能升而升之者也。凡人因饥饱劳役，内伤正气，以致气乃下行，脾胃不能克化，饮食不能运动，往往变成痨瘵。若疑饮食不进，为是脾胃之火，或疑肉黍所伤，谓是水谷之积，轻则砂仁、枳壳、山楂、麦芽之类，重则大黄、芒硝、牵牛、巴豆之品，纷然杂进，必致臌闷不已。倘先以升提之药治之，何成此等病症哉！方用人参一钱，黄芪三钱，柴胡一钱，升麻三分，当归三钱，陈皮一钱，甘草一钱，白术三钱治之，此方即补中益气汤，余为之增定其轻重，以为万世不删之定则。东垣一生学问，全在此方。凡人右手寸脉，大于左手寸口之脉，无论其左右关脉与左右肾脉之大与小、沉与浮，即以此方投之，无不神效。盖右寸之脉大于左寸口，即内伤之症也，此方实为对病。妙在用柴胡、升麻二味，杂于参、芪、归、术之中，以升提其至阳之气，不使其下陷于阴分之间。尤妙加甘草、陈皮于补中解纷，则补者不至呆补，而升者不至偏堕，所以下口安然，奏功如响耳。或疑参、芪太多，不妨略减则可。倘以为补药不可骤，竟去参、芪，则柴、麻无力。譬如绳索细小，欲升千斤重物于百丈之上，难矣！或用参而不用芪，或用芪而不用参，则功必减半，然犹胜于尽去之也。倘以升、柴提气，或疑清气不升，反又浊阴之腾上者，此必左手寸口之脉，大于右手寸口，始可借言。苟或不然，杀人无算，必是此人创说也。余最恶此等似是而非，为吾道之乡愿，愿吾子尽辟之也。

张公曰：讲补中益气汤，从无有如此痛快者，东垣何幸得如是之褒扬哉！余何言乎！惟是阳虚而下陷者，宜如是升提，阴虚而下陷者，又当何法以升提之乎？天师不言，予当增入。譬如人阴虚脾泄，岁久不止，或食而不能化，或化而溏泄是也。方用熟地五钱，山茱萸五钱，北五味一钱，白术一两，山药三钱，车前子一钱，肉桂一钱，茯苓三钱，升麻三分，水煎服。眉批：升阴汤。此方奇妙，不意张公见及。雷公曰：张公之方妙甚，真补天手也。此方之妙，纯是补阴之药，惟加升麻三分，以提阴中之气。阴气升而泻自止，乃又有温热之味，以暖命门而健脾土，又何至再行溏泄哉！天师乃升阳气之论，而余乃补升阴气之汤也。有此二方，可与乾坤不老。

华君曰：亦未传。

堕治法 论腹痛三症

天师曰：堕治者，不能下降，用药以堕之也。如腹中痛，手按疼甚，或胸中伤食，手不可按者，皆宜堕之也。方用白术二钱，枳壳三钱，白芍三钱，甘草一钱，山楂二十粒，麦芽三钱，厚朴一钱，水煎服。眉批：速腐汤。论理，胸中既然伤食，但用麦芽、厚朴、山楂、枳壳消之足矣，何以又加白术与白芍？盖伤食而食不能化，所以结在心胸，以致作痛。若徒消食而不健脾胃之气，则土亏而物难速腐，故必用白术以健其胃口之气，以生其脾内之阴，则土气有余，何难消食？然而心胸饱闷，则肝经乘我之困，来侵脾胃之土，又加白芍以平肝木，则木弱而脾胃之土自安，自可顺远以化糟粕矣。此堕治之妙法也。至于邪气夹食，存于大肠，大肠之内，火气炎蒸，夹食作祟，故痛而不可手按，是食已离脾胃，可攻之直下。方用大黄三钱，芒硝一钱，厚朴一钱，柴胡一钱，黄芩一钱，甘草一钱治之。此即大承气汤也。此方之妙，全在用大黄、芒硝二味，盖大黄性凉而散，又善走而不守，芒硝性更紧于大黄，但其味实热，佐之黄芩，则相济有功，尤妙仍用柴胡，以舒其肝经之邪气，又佐以厚朴之祛荡，若邪甚者，或再加枳实，尤易成功。此堕之又一法也。

张公曰：不可思议之论，予何言耶！必欲予言，又有一症相商。有人成痞块之症，一时发作，而腹痛亦不可手按者，亦可用下堕之法，盖乘其邪动而堕之也。方用枳实一两，白术二两，马粪，炒焦，五钱，酒煎服。

盖马粪最能安痛，又不伤气，且又能逐邪而化物。药箱中最宜先备而不用也。盖仓猝间，不可即得，此物愈久愈妙。不必多用，至五钱，即一二钱用之，无不奇妙。今况用之五钱乎？况又与枳实同用，则积块自消。然而徒消其积，未免恐伤脾阴，又佐以白术二两，大健其脾气，则马粪与枳实。可以施其祛荡之功。此又堕治之妙法也。

华君曰：亦未传。

雷公曰：我尚有堕治之方。如人腹痛手不可按，方用枳实一钱，大黄二钱，生甘草一钱，白芍五钱，乳香末一钱，水煎服。眉批：天师云：此方妙极，可师之。此方之妙，用攻于和解之中，不十分攻邪，而邪自退舍。此堕治之最善者也。

开治法 论关隔 论尸厥

天师曰：开治者，气闭不开而开之也。如关隔之症是也，或如尸厥气闭是也。关隔者，乃上焦有关，一层关住而饮食不能下；下焦有关，一层关住，而下不能出。此乃气之郁塞，一时偶得上吐下泻不能尽命而死矣。此等症，五脏六腑原未尝有损，偶然触怒肝气，冲于胃口之间，肾气不得上行，肺气不得下达，以成此症。若言胃病，而胃实未病；若言脾病，而脾实无病也。法当以开郁为主。方用柴胡一钱，郁金一钱，白芍三钱，茯苓一钱，白芥子一钱，天花粉一钱，苏子一钱，荆芥一钱，甘草五分，水煎服。眉批：和解至圣丹。此方妙在平常而有至理。盖肝气之郁，必用柴、芍以舒之。然过多则必阻而不纳。方中以此二味为君，而佐以郁金之寒散，芥子之去痰，天花粉之散结，甘草之和中，茯苓之去湿，气味平和，委婉易入，不争不战，相爱相亲，自能到门而款关，不致扣关而坚壁也。

至于尸厥闭气，此中邪气闭，必须用药以开之。开之奈何？不用瓜蒂以探吐，即用皂角以取嚏也。方用瓜蒂七个，水二碗，煎汤一碗，加盐少许灌之，即大吐浓痰数碗而愈。或用皂角刺研为细末，取鹅翎管盛药末，吹入疾人鼻中，得打喷嚏，口吐浓痰如黄物者即愈。盖厥症多系热邪，然热邪必然叫号，今黯然无语，宛似死人，明系阴虚之人，忽中阴邪，不可以治阳厥之法治之，多至不救。不若先以瓜蒂、皂角取吐，以去其痰涎，人自出声，而后以人参五钱，白薇一钱，茯苓三钱，白术五钱，半夏二钱，治之自安。眉批：开门至圣丹。此乃开治之一法也。

张公曰：论奇而方妙。中风之症，亦可用瓜蒂散、皂角汤以开之。然必须用人参一两，半夏三钱，南星三钱，附子一钱，以继之也。否则徒用瓜蒂、皂刺，徒取一时之开关，而终不能留中气之坚固，虽开关何益哉？

华君曰：尚有二法未传。一阴阳汤也。法用滚水、凉水各一碗，均之，加炒盐一撮，打百余下，起泡饮之。凡有上焦欲吐而不能吐者，饮之立吐而愈。

一喷嚏之法，未授也。用生半夏三钱，为末，水丸如黄豆大，入鼻孔中，则必喷嚏不已，用水饮之立止。通治中风不语、尸厥等症，中恶、中鬼俱妙。皆开治之法也。

关隔症，上不得入，下不得出，病在上下二焦，而根实本于中焦。喻嘉言以黄连汤进退法，兼朝服八味丸治之，甚善。附记于末。以俟临症者之自择。方法详《医门法律·关隔》条，兹不赘。李子永识。

闭治法 论交感脱精 论梦遗脱精

天师曰：闭治者，乃虚极下脱，关门不闭而闭之也。如人交感乐极，男女脱精而死者，或梦遗、精滑不守者是也。男女走精而亡，亦因气虚不能自禁，一时男贪女爱，尽情纵欲，以致虚火沸腾，下元尽失，先泄者阴精，后泄者纯血，血尽继之以气而已。当此之时，切不可离炉[①]，仍然抱住，男脱，则女以口哺送其热气；女脱，男以口哺送其热气，一连数口呵之，则必悠悠忽忽，阳气重回，阴精不尽全流出。倘一出玉炉，则彼此不相交接，必立时身死。然苟能以独参汤数两急煎之，内可加附子一钱，乘热灌之，亦有已死重生者，盖脱症，乃一时暴亡，阳气未绝，只阴精脱绝耳。故急补其真阳，则阳能生阴，可以回绝续于无何有之乡。方中人参，纯是补气之剂；附子乃追亡逐失之妙药，相济易于成功。倘无参而徒用附子，则阳壮而阴愈消，故必用人参以为君。既用参矣，而珍惜不肯多加，终亦无效，盖阴精尽泄，一身之中，已为空壳，若不多加人参，何以生津以长其再造之阴哉？故必多加参，而后收功耳。

---

① 离炉：性交隐语。不可离炉，意二人不可骤然分开。

问：用阴药以引阳可否？

天师曰：似是而非，此喻嘉言之臆说耳。盖阴精尽出，用补阴之味，内无根源，何从补入？故必补阳以生阴，而不可补阴以引阳也。论理，阴精脱尽，宜用涩精之药以闭之。殊不知内已无阴，何从闭涩，独用人参补气，气足而阴自生，阴生而关自闭，此不闭之闭，正妙于闭也。

至于梦遗脱精，又不可执此法以治之。梦遗之病，多成于读书飘荡之子，或见色而思，或已泄而战，或用心作文，以取快于一时，或夜卧不安而渔色，遂至风情大胜，心气不宁，操守全无，玉关不闭。往往少年坐困，老大徒伤为可叹也。今立一方：熟地八两，山茱萸四两，山药八两，北五味三两，麦冬三两，炒枣仁四两，远志一两，车前子三两，茯苓三两，芡实半斤，白术八两，各为末，蜜为丸。每日白滚水送下一两。一料全愈，不再发。此方妙在用芡实、山药为君，而以熟地、山茱之类为佐，直补其心肾之阴，而又以白术利其腰脐，而元精自不外泄。况梦遗原无止法，愈止而愈泄，不若补其阴气，纵或走泄，亦不狼狈，何必补涩而后不走失乎？然则不闭之闭，正深于闭，又何必牡蛎、金樱子之为得哉！车前利小便而不走气，利其水，则必存其精，又不可不知其功也。

张公曰：前后俱妙。男女脱精，以口送气固佳，然而不知其法，以冷气送之，亦是徒然。必须闭口先提关元之气，尽力哺其口中，而后送下喉，可救于垂绝之顷。否则，适所以害之也。但不可遽然离炉。即欲离炉，亦须缓缓取出，不可见其死去，惊走下床也。离炉，抱住其身，尚不至死。此等症，富贵人多，而贫贱人少。富贵人，自宜独参三两，或四两，或半斤，或一斤，愈妙。煎汤灌之，可以重苏。若贫穷之士，荆布之妇，亦得此病，急用黄芪四两，当归二两，附子二钱，水五碗，煎一碗，急灌之，亦有生者，又不可不知。即死在床褥之内，亦可以药灌之而生。大约夜死者，日救之则活；日死者，夜救之则亡。梦遗之症，余尚有一方至妙，可佐天师之不言：有人梦遗，日日而遗者，有不须梦而遗者，俱效。方用芡实八两，山药十两，生枣仁十两，莲子心五钱。将莲子劈开，肉不用，单用其绿芽，焙干为末。前药俱为末，米汤打粉为丸，如桐子大，每日早晚用白滚水送下各五钱。此方平淡之中，有至理存焉。盖心一动而精即遗，此乃心虚之故，而玉门不闭也。方中山药补肾而生精，芡实生心而去湿，生枣仁清心而益心包之火，莲肉心尤能清心，而气下通于肾，使心肾相交，关玉门之圣药。谁知莲肉之妙，全在心，总由世医之不读书耳。果然此段文，乃载在《大乘莲花经》内，医道所以须通竺典。生枣仁正安其不睡，始能不泄。妙在与山药同用，又能睡而不泄。

华君曰：同。

雷公曰：我亦有梦遗方最妙。方用白术八两，山药八两，人参二两，生枣仁四两，远志一两，麦冬四两，芡实四两，炒北五味一两，车前一两，各为末，蜜为丸。每日白滚水送下五钱自愈。此亦补心肾之法。

孙真君曰：遇交感脱精，急以人参三两，煎汤灌之，固是奇妙方法。然贫家何以救之？我有法：用人抱起坐之，以人之口气呵其口，又恐不能入喉，以笔管通其两头，入病人喉内，使女子呵之，不必皆妻妾也。凡妇人皆可尽力呵之，虽死去者，亦能生。妙法也。吾今日泄天地之奇。眉批：孙君泄尽天地之秘矣。

吐治法 论痰块壅塞

天师曰：吐治者，病在胃口之间，不能下，则必上越而吐之。如人上焦，壅滞痰块，不上不下，塞在胸间，气喘，欲呕不能，欲吐不肯者是也。法当用阴阳水探吐之。或用瓜蒂、藜芦煎汁饮之，即吐。必然痰气与火，结住在胸间作痛者，始可用此法吐之，否则断断不可。盖人之元气，不可一伤，吐一次，则五脏反覆，必损寿元，故必问其人胸痛否？气塞否？喉间有所碍者，痰吐出黄否？有此数种，始可用前药以吐之。苟或不尽然，即病人自家欲吐，亦须慎之，况行医者乎？此吐治之一法，在人裁度而用之耳。

张公曰：吐不可轻用。不知禁忌而妄吐之，必致五脏反覆不宁，天师之叮咛告诫，真仁人之言也，汝当敬听。我更有一法教人，宜吐之症，必须看其痰吐在壁上，有光亮者，放心吐之，余则皆忌。光亮者，如蜗牛之涎一样光亮也。但看见光亮者，无论其痰在上、中、下，此光亮之色，必须俟其痰迹干而分辨之，不可据其湿痰时，而即以为光亮也。

华君曰：同。

泄治法

天师曰：泄治者，汗之也。邪居于腠理之间，不肯自出，必用汗药以疏泄之。方用荆芥一钱，桔梗一钱，防风一钱，甘草一钱，苏叶一钱，白术五钱，茯苓三钱，陈皮五分，水煎服。眉批：去湿散邪汤。此方妙在用白术为君，而以表汗为佐使。盖人之脾气健，而皮毛腠理，始得开阖自如。今用白术以健土去湿而利腰脐，邪已难于久住，况有防风、荆芥、苏叶之品，尽散外邪，何敢再居营卫？又有甘草从中调治，则邪不必攻而自散矣。此泄治之佳者。

张公曰：予方泄治最多，无如此方之妙。我方一味主散，天师方，妙在健脾而散邪也。此方倘治冬月之泄汗，或加入桂枝五分乎？或加入麻黄五分乎？亦在人斟酌之耳。

华君曰：同。

泄治方用白术，与苏合丸用白术同意。其法甚妙。李子永识。

卷之三射集

山阴陈士铎远公甫敬习
义乌 金以谋孝芑甫订定
义乌 李祖咏子永甫参考

王治法 论饮食难消 内伤诸症

天师曰：王治者，不可以伯道治之，而用王道治法为必全，而尊尚之也。如人病已将愈，不过饮食难消，胸膈不快，或吐酸，或溏泄，或夜卧不宁，或日间潮热，俱宜王道治之，而不可以偏师取胜。方用人参一钱，茯苓二钱，白术二钱，甘草五分，陈皮五分，半夏七分，此六君子汤也。最妙者，有热，加黄芩三分；夜不睡，加黄连五分、肉桂五分；潮热，加柴胡一钱、地骨皮三钱、丹皮一钱；有食，觉胸中少痛，加枳壳五分、山楂十粒；有痰，加白芥子一钱；咳嗽，加桔梗一钱；下泄水，加车前一钱；腹中痛，加肉桂五分、白芍一钱；头晕，加蔓荆子一钱、川芎一钱；上吐酸水，加白芍三钱、倍加茯苓；饱满，加枳壳五分。所谓王道荡荡，看之平常，用之奇妙。日计不足，岁计有余，何必用参至两计，加桂、附以出奇哉？此王道之法也。

张公曰：天师用药，多尚霸法。此偏以王道出奇，真不可测也。言医者，细心观之，勿以天师皆用霸术，而群以霸道斗奇，置王道于不用。又非天师之心，并失远公之求矣。

华君曰：未尝传予。

霸治法 论大渴 大吐 大泻 大满 发背 痈肿

天师曰：霸治者，不可用王道，不得已而霸者也。如人病至危，安可仍用六君子辈，迂缓从事，以图速功哉？势必如宋襄之速亡而已。故一遇大渴，大吐，大泻，大满，发背，痈肿之类，死亡顷刻，若不用大剂去毒、去邪之药，单刀直进，摧荡逐除，而欲尚补正则邪自散之论，未有不一败涂地，而不可救者也。故必须大剂与之为得。大吐方：此寒邪直入肾宫，将脾胃之水，挟之尽出，手足厥逆，少腹痛不可忍，以火热之物，熨之少快，否则寒冷欲死。方用附子一个，白术四两，肉桂一钱，干姜三钱，人参三两，救之，下喉便觉吐定。再进则安然如故。眉批：定吐至神丹。雷公曰：方中夫人参三两。大吐有火邪而吐者，饮之水则呃逆不止；与之茶则吐；食亦大吐，有吐至二三日不已者。方则人参一两，炒栀子三钱，黄连三钱，各为末，米糕水调服，少少服之，若吐再服少少，即不吐矣。此方名止吐泄火丹。盖吐则未有不胃气伤者也。以人参救胃气。①盖肾水养人，何能克心以杀人？惟阴寒邪

① 眉批与正文义不连属。一论寒吐，一论火吐，前后不伦，存疑待考。

气，直入肾宫，则肾火逃避，而诸邪挟众逆犯心君不宁矣。所以必用附子、肉桂、干姜一派辛辣大热之物，而又必多用人参以定变，使诸药遍列分布，无非春温之气，自然寒邪散而吐止，此方之所以霸而奇也。

大泻者，乃火挟邪势，将膀胱、脾中水穀尽驱而出，必欲无留一丝而後快。腹必大痛，手不可按，完谷不化，饮食下喉即出，捷如奔马，若稍稍迟延，必死亡顷刻。盖其病得之夏秋之暑热，一遇凉风，便起波涛，乘风拍浪，荡日掀天，直趋海口而下。若不急用大剂治之，而尚王道之迟迟，鲜不败乃事矣。方当用大黄一两，人参二两，黄连五钱，车前子五钱，甘草一钱，水煎服。此方之奇，全在用大黄，既已火泻，何反助其威？不知火泻之症，乃火留於肠胃之间，若不因势利导，则火不去，而水不流，故必用大黄以利之也。然徒用大黄，而不多用人参，有攻无补，反致损伤真气矣。至方中又加甘草者，恐大黄过於猛迅，用此缓之也。更用车前者，分消其水势也，水不入於膀胱，则大肠增势而添流，今得车前，自然引水归于故道，又何至陆地为水乡哉！此又用霸之妙法也。

大满之症，此邪壅住上焦，而不得散也。方用枳壳三钱，栀子三钱，瓜蒌一个，天花粉三钱，甘草一钱，陈皮三钱，厚朴一钱五分，半夏一钱，水煎服。此方之妙，全在用蒌，盖瓜蒌最能去胸膈之食，而消上焦之痰，况又佐之枳壳、天花，同是消中焦之胜药，又有厚朴、半夏以逐其胃口之痰，尤妙用甘草，使群药留中而不速下，则邪气不能久留，自然分散而潜消矣。此又用霸之妙法也。大渴之症，前已备载，兹不再谈。

发背前已定方立论，俱可通观，亦不再悉。

张公曰：奇谈畅论。霸道之说，无不入神入妙，又何能赞一说？惟大泻之症，不可不辨。大泻有火泻，有寒泻。天师之言，乃火泻也，未言寒泻，予补之。寒泻之症，以一日或数十行，数百行，腹亦有痛者，以完谷不化，下喉即出，亦死亡顷刻，亦多在夏秋之间。然则将何以辨之？予辨之热与痛耳。火热者，口必渴，舌必燥，甚则生刺也，胎必黄、灰黑色，腹必痛，而手不可按也。若寒泻者，口不渴，即渴亦不十分喜饮水。舌胎必白滑而不燥。腹痛喜手按，不按则苦是也。然则治之法，岂可相同哉？法当急用补气之药，以生其胃气，佐以分消之品。方用人参一两，白术三两，附子一钱，茯苓一两，泽泻三钱，猪苓三钱，肉桂二钱，水煎服。眉批：止泻定痛丹。此方即五苓散加人参者也。妙在加参至一两，有参始能挽回垂绝之地，佐白术、茯苓以去水湿之气，而又有附子、肉桂以补命门之火，使火热以生脾土，而膀胱气化，水道可通於故辙，况又有猪苓、泽泻以分消其水势乎！自然大便实而寒邪去也。此霸治之不可不知者，又一也。其余天师已言之尽矣。不再赘。

华君曰：与予同传。

大泻方，借治火痢甚妙。李子永识。

倒治法 论肝叶倒转 论狂言见鬼 论堕水淹死

天师曰：倒治者，乃不可顺，因而倒转治之也。如人病伤筋力，将肝叶倒转，视各物倒置，人又无病，用诸药罔效，必须将人倒悬之，一人手执木棍，劈头打去，不必十分用力，轻轻打之。然不可先与之言，必须动其怒气，使肝叶开张，而後击之。彼必婉转相避者数次，则肝叶依然相顺矣。眉批：雷公曰：如人视正为斜，视斜为正，亦以此法治之愈。更有一法，以黄酒一壶，令病人饮之大醉，以竹轿抬之，故意跌翻，亦必愈也。更有痰结在胃中，不能吐出，狂言如见鬼状，时发时止，气塞胸膛，以牛肉五斤，水二斗，煎汤饮之，至不可食而止，以鹅翎探吐，必大吐，必吐至如块黄色顽痰而後止，若不吐出，再饮之，必以吐尽而止，前病顿失。後以陈皮茯苓甘草白术汤，徐徐饮之，平复如故。此倒治之法也。

张公曰：好。倒治无可言。

华君曰:同。然予尚有一法未传。如人堕水而死,令一人将死人双足反背在肩上,行二里许,必然口中倒出水来,然后放在灰内半日,任其不动,然后以生半夏丸纳鼻孔中,倘冬天则不能救,其夏秋之间,无不活者,必然打嚏而苏,急以人参三钱,茯苓一两,白术五钱,薏仁五钱,车前五钱,肉桂一钱,煎汤半盏灌之,无不生全也。

缚治法 论肺痈开刀 论欠伸两手不能下

天师曰：缚治者，乃肺中生痈，必须开刀，有不可内消者。必其人不守禁忌，犯色而变者也。毒结成於肺叶之下，吐痰即痛欲死，手按痛处，亦痛欲死。此等肺痈，必须开刀。将病人用绵丝绳缚在柱上，必须牢紧妥当，不可使病人知。手执二寸之刀，令一人以凉水急浇其头面，乘病人惊呼之际，看定痛处，以刀刺入一分，必有脓射出如注，乃解其缚，任其流脓流血，不可以药敷之。後以前膏药贴之。不可遽入生肌散，三日後加之可也。此缚治之法也。

问：服煎药否？天师曰：方用金银花一两，元参五钱，人参三钱，甘草三钱足矣，可用四剂，不必再用。

肝痈不用刺。

张公曰：缚治法妙极，亦无可言。

华君曰：同。然予尚有一症。凡人有伸欠，而两手不能下者，将人抱住，缚在柱上，又把木棒打去，病人自然把手来遮隔，而两手自下矣。下後用当归一两，川芎五钱，红花五分，生地五钱，桃仁五个，甘草一钱，大黄一钱，丹皮二钱，水煎服，二贴全愈。比有妇人而得此症者，亦缚在柱上，令一人解其下衣，而彼怕羞，自然以两手下来遮隔，亦一时手下。亦以前汤与之可愈也。

肥治法 论气虚多痰

天师曰：肥治者，治肥人之病也。肥人多痰，乃气虚也。虚则气不能运行，故痰生之，则治痰焉。可仅治痰哉？必须补其气，而后带消其痰为得耳。然而气之补法，又不可纯补脾胃之土，而当兼补其命门之火。盖火能生土，而土自生气，气足而痰自消，不治痰正所以治痰也。方用人参三两，白术五两，茯苓二两，薏仁五两，芡实五两，熟地八两，山茱萸四两，北五味一两，杜仲三两，肉桂二两，砂仁五钱，益智仁一两，白芥子三两，橘红一两，各为末，蜜为丸，每日白滚水送下五钱。眉批：火土两培丹。此方之佳，全在肉桂之妙，妙在补命门、心包之火，心包之火足，自能开胃以去痰；命门之火足，始能健脾以去湿，况方中纯是补心、补肾之味。肉桂于补药之中，行其地天之泰，水自归经，痰从何积？此肥人之治法有如此。

张公曰：妙。肥人治法，不过如此，无可再言。此乃丸药方也。若有人不肯服丸药，当用煎方，予定一方：用人参三钱，白术五钱，茯苓三钱，熟地一两，山茱萸四钱，肉桂一钱，砂仁一钱，益智仁一钱，半夏一钱，陈皮五分，神曲一钱，水煎服。眉批：补气消痰饮。此方治虚气，而兼补肾水肾火者也。肾中水火足，而脾胃之气自健，痰亦渐消矣。此方肥人可常用也。

华君曰：同。

瘦治法 论瘦人多火

天师曰：瘦人多火，人尽知之。然而火之有余，水之不足也。不补水以镇阳光，又安能去火而消其烈焰哉？方用熟地三两，元参八两，生地四两，麦冬三两，白芍五两，丹皮三两，沙参三两，地骨皮五两，天门冬三两，陈皮五钱，各为末，蜜为丸。加桑叶六两，亦为末，同捣为丸。每日白滚水送下五钱。眉批：添阴汤。妙在元参去浮游之火，而又能调停五脏之阳。各品之药，阴多于阳，则阴气胜于阳气，自然阴胜阳消，又何必石膏、知母之纷纷哉！虽石膏、知母，原是去火神剂，不可偏废，然而用之于火腾热极之初，可以救阴水之熬干，不可用之于火微热退之后，减阳光之转运，此瘦人之治法又如此。

张公曰：妙。瘦人多火，予亦定一煎方：方用元参一两，麦冬三钱，天冬三钱，生地三钱，熟地三钱，山茱一钱，北五味五分，白芍三钱，丹皮二钱，白芥子一钱，甘草五分，水煎服。眉批：去薪汤。此方皆滋阴之药，而又不凝滞于胃中，瘦人常服，必无火症之侵矣。眉批：妙。

华君曰：同。无可谈。

摩治法

论手足疼痛 论脏腑癥结
论颈项强直 论口眼歪斜

天师曰：摩治者，抚摩以治之也。譬如手足疼痛，藏腑癥结，颈项强直，口眼歪斜是也。法当以人手为之按摩，则气血流通，痰病易愈。手足疼痛者，以一人抱住身子，以两人两腿，夹住左右各足一条，轻轻捶之千数，觉两足少快，然后以手执其三里之间，少为伸之者七次，放足，执其两手，捻之者千下而后已。左右手各如是。一日之间，而手足之疼痛可已。脏腑癥结之法：以一人按其小腹，揉之，不可缓，不可急，不可重，不可轻，最难之事，总以中和为主，揉之数千下乃止。觉腹中滚热，乃自家心中注定病，口微微漱津，送下丹田气海，七次乃止，如是七日，癥结可消。颈项强直，乃风也，以一人抱住下身，以一人手拳而摇之，至数千下，放手，深按其风门之穴，久之，则其中酸痛乃止，病人乃自坐起，口中微微咽津，送下丹田者，七次而后已，一日即痊。口眼歪斜之法，令一人抱住身子，又一人揿住不歪斜之耳轮。又令一人摩其歪斜之处者，至数百下，面上火热而后已。少顷口眼如故矣。此皆摩之之法也。

张公曰：妙。予不能增一词。

华君曰：无。

浴治法 论治疥 论止手汗 论治癞头

天师曰：浴治者，以水煮滚浴之也。如人生疮、生疥者是。不可在浴堂内去浴，必须在自家屋内，用苦参四两，生甘草一两，金银花一两，苍耳草半斤。荆芥一两，防风一两，生黄芪三两，水煮汤一大锅，乘热熏之。外用席二条，裹住身上，用衣盖之，使气不散，俟稍凉浴之。必至汤寒而后已。一日再浴。将渣再煎，如前浴之。三日疮疥必全愈也。

熏不可为训。恐引毒入脏腑也。熏者，乃用药裹在纸内，或在火炉，同人熏于被内者是。切不可用之。不若洗浴之为妙。

张公曰：妙。人有手汗出者，以黄芪一两，葛根一两，荆芥三钱，防风三钱，水煎汤一盆，热熏而温洗，三次即无汗。神方也。即是此汤亦可。然不若每日一换药之为妙也。

更有癞头洗方：用蜗牛数十条，以癞头洗之，二次必全愈，亦神方也。水三碗，煎蜗牛三十条足矣。

华君曰：无。

达治法 论火丹砂疹

天师曰：达治者，乃火郁于胸中而不得散，因而达之外也。火气热甚，蕴蓄日久，则热势益盛，往往变为火丹之症，或发痧疹是也。若不急为达之，则火势燎原，立刻灰烬。方用升麻三钱，元参八两，干葛三两，青蒿三两，黄芪三两，水煎服。眉批：达郁汤。此方之奇，奇在青蒿与元参同用，盖火丹、痧疹之病，乃胃火与肝结之火，共腾而外越，治肝则胃不得舒，治胃则肝不得泄，今妙在用青蒿，青蒿平胃火，兼能平肝火。然未免性平而味不甚峻，又佐之元参之重剂，则火势散漫，无不扑灭矣。然而青蒿虽平胃肝之火，而胃肝二火相形，毕竟胃火胜于肝火，又佐以干葛之平胃。此方之斟酌咸善，而人不可测度者也。达治之法也。

张公曰：达治法，古今绝妙异方，目中不曾多见，此方实奇而当。予更增一方，亦可少佐高深：白芍三钱，柴胡二钱，丹皮二钱，元参三钱，麦冬三钱，荆芥三钱，生地三钱，炒栀子三钱，防风一钱，天花粉二钱，水煎服。眉批：固本散。此方专散肝木中之火，达其肝木之火，而诸经之火尽散矣。

华君曰：无。

孙真人传治火丹神效：丝瓜子一两，柴胡一钱，元参一两，升麻一钱，当归五钱，水煎服。一剂即消。眉批：天师云：绝奇绝妙之方。

发治法 论疏通肝邪

天师曰：发治者，邪入皮毛腠理，将入营卫，而急发散之谓也。方用柴胡一钱，白术三钱，荆芥一钱，苏叶一钱，半夏一钱，甘草一钱，苍术一钱，丹皮一钱，水煎服。此方平和之中有妙理，盖木气之郁，最宜平散，今所用之药，俱是直入肝经之圣药，自然肝木疏通，枝叶调达，无风吹动，柳叶自繁，嫩丝芳草，遍出新青，宇宙之间，无非春气之舒畅矣。此发治之法也。

张公曰：不意天师早已言之矣，我前方可废也。予方即发之也，可删之。远公言是，姑两存之。

华君曰：无。

夺治法 论水肿腹胀跗肿

天师曰：夺治者，乃土气壅塞而不行，不夺则愈加阻滞，故必夺门而出，而水乃大流也。病如水肿之疾，腹胀如鼓，两跗如浮，按之如泥，小便不利，大便反结。人以为水病，谁知皆由于土气之郁？方用鸡屎醴一升，炒黄色，为末，以黄酒一斤，先将鸡屎末盛于新布上，后将黄酒洒之，不可太骤，缓缓冲之，则药味尽下。取汁一碗，病人服之，切不可令病人先知，则不肯信心而服，使生别病。下喉之后，腹即作雷鸣，一饭之间，倾腹而出，两足即减大半，再饮一碗，全消。盖鸡屎善能逐水，而又通土性，无微不入，将从前所蓄之水，无不开其水口，尽归大肠而泄，此夺法之奇也。至于牵牛、甘遂，非不善于逐水，终不胜鸡屎神效。但已用之后，必须禁用饮食，否则再发无救。行医者，切宜知之，有病者，切宜记之。

张公曰：鸡屎醴果然神效。若言甘遂、牵牛不及鸡屎，则未然也。二方俱可酌用。

华君曰：同。然予尚有一法未传。水肿之法，有用大麦芒二两，煎汤饮之亦消。且无后病。但须一连数月，作汤饮之，即泄水而愈。药味平常，而奏功甚奇，此类是也。天师何故不传？岂以无奇而忽之耶？然而奏功实神。予终不敢没其奇。

天师曰：此方只可治初起之水肿，而不可治久病之水肿也。

深治法 论病入膏肓骨髓

天师曰：深治者，病患深而深治之也。如人病在膏肓，或在骨髓，或在脑中者是。此等症，成非一朝，则治亦非一日，必须多服汤药于日间，久服丸饵于夜半，非数百剂，非数十斤，不能奏效。大约劳瘵之症居多。而虚劳次之。方用熟地一两，山茱萸四钱，山药三钱，丹皮二钱，泽泻二钱，茯苓三钱，北五味一钱，麦冬三钱，芡实五钱，水煎服。此朝服方也。晚服丸方，用紫河车一具，鹿角胶二两，龟胶三两，元参三两，熟地八两，山茱萸四两，地骨皮五两，人参二两，白术五两，白芍五两，炒枣仁三两，枸杞子三两，麦冬三两，人乳二碗，浸熟地晒干，砂仁五钱，各为末，每日半夜，白滚水送下五钱。此方不热不寒，可以长服，方名中正丸。病伤根本，扶之不易，譬如花木，大肆摧残，欲其枝叶之茂，岂是一朝可成？必须培植灌溉，终岁经年，自然春意渐回，萌芽可达，渐渐扶苏，而不可性急也。方丸并用，饮食更须得时，深治之难，从来眉蹙。切勿心急，以期奏功之速，此深治之法也。膏肓病，十人只可逃一二。论此治法，非尽人能救之也。但舍此又别无治法，余悯世人，故又立门如此。倘肯听吾言，断绝色欲，口淡滋味，心戒贪嗔，自然服药有功。否则亦只可苟延岁月而已。又不可不告诫也。

张公曰：佛心神术。劳瘵之症，诚难速效。天师之方，平稳中实有妙理。余更有一方，亦极平稳，可并传以备世选用。方用芡实八两，薏仁八两，山药三斤，糯米一斤，人参三两，茯苓三两，莲子半斤，白糖半斤，各为末，每日白滚水调服一两。眉批：长寿粉。如不欲调服，以水打成丸，如元霄服亦可。上、下午服一丸最妙。亦可为深治之佐。

华君曰：无。

雷公曰：我亦有一方传子。用芡实一斤，山药二斤，黑芝麻八两，小黄米，炒，三斤，薏仁一斤，白糖一斤，肉桂五钱，各为末，白滚水每日调服五钱或一两。自能开胃、健脾、补肾、益精也。眉批：天师曰：妙极，可常服。或疑入肉桂恐动火，不知人非命门之火，不能生长。于七斤有余之药，加桂只五钱，不过百分之一，何热之有？正取其温气以生长脾胃耳。方名全生至宝丹。眉批：张真人曰：极妙。

浅治法 论细小疾病

天师曰：浅者，因病未深而浅治之，不必深治之者也。如人患细小疾病，何必张皇而用人参，惊惧而加桂附？饮食不调，用六君子可也；头痛，用小柴胡汤可也；咳嗽，用逍遥散可也；水泻，用五苓散可也；腹痛，用小建中汤可也；两胁饱闷，亦用逍遥散可也。盖略一舒之，自必奏功，无容以深中脏腑之药，以治皮毛也。此浅治之法，又宜知之也。

张公曰：浅治法妙。

华君曰：无。

长治法 论痿症 论腰痛 论背脊骨痛 论两腿酸痛 论诸胬肉攀睛 论痓病

天师曰：长治者，永远之症，不可以岁月计也。如病痿症、痓症是也。痿病，必久卧床席，不能辄起，其故何也？盖诸痿之症，尽属阳明胃火，胃火铄尽肾水，则骨中空虚，无滋润，则不能起立矣。然则只治阳明，而骨中之髓，何日充满？欲其双足有力难矣。方用元参一两，熟地二两，麦冬一两，牛膝二钱，水煎服。眉批：润阴坚骨汤。此方之妙，全在不去治阳明，而直治肾经，以补其匮乏。肾水一生，则胃火自然息焰，况又有麦冬以清肺气，牛膝以坚膝胫，故以此方长治之，则痿废之状可免。若徒以石膏、知母之类，降其胃中之火，火降矣，肾水益干，又将何物以充足其骨髓乎？无怪经年累月，愈治而愈惫也。此长治之法，不可不知之。

张公曰：妙。长治法，不只痿、痉二项，予为广之。如腰疼、背脊骨痛、两腿酸痛、两目生胬肉攀睛是也。腰痛服药，服之不验者，乃湿气入于两腰子也，最难治。补肾水而益痛，泻肾水而觉空，去风而无益，去寒而转增，去火而益甚，此所以知为水湿之症也。外无水象，内无水形，令人揣摩不着。然余实有辨而知之之法：凡腰痛而不能下俯者是也。方用柴胡一钱，防已二钱，泽泻一钱，猪苓一钱，肉桂三分，白术五钱，甘草五分，山药三钱，白芥子一钱，水煎服。眉批：解湿仙丹。此方妙在入肾而去湿气，不是入肾而补水。然须多服为妙。大约此等腰痛，初起之时，三四剂即可奏功，痛至经年累月者，非服两月不效也。

腰不能俯者，水湿；腰不能直者，非水湿，乃风寒也，用逍遥散，加防己一钱。初起时，一剂可愈，久则非一剂可愈也。当改用白术二两，杜仲一两，酒煎服，十剂可愈。眉批：利腰丹。可为长治之法。

背脊骨痛者，乃肾水衰耗，不能上润于脑，则河车之路，干涩而难行，故尔作痛。此等症，非一二剂可以见功，非久服补气之药以生阴，非大服补阴之药以生水，未易奏功也。方用黄芪一两，熟地一两，山茱萸四钱，麦冬四钱，北五味一钱，白术五钱，防风五分，茯苓三钱，附子一分，水煎服。眉批：润河汤。此方补气，则有黄芪、白术；补水，则有熟地、山茱；去湿，则有茯苓；去风，则有防风；引经，则有附子，而又麦冬以生肾水之母，自然金旺生水，水足则河车之路不干，不干则润金滋骨可知，又何痛之作楚？既不痛矣，又何背之不直哉！然此方不能奏功于旦夕，必须多服、久服乃效，所以入之于长治之门也。

两腿酸痛，又不如是治法。此湿气入于骨中，而皮外无湿也。此病不只骨内而受湿气，或被褥中得之也。方用薏仁二两，芡实一两，茯苓三两，肉桂一钱，牛膝二钱，萆薢一钱，水煎服。眉批：壮骨去湿丹。此方之妙，妙在薏仁能入骨而去水，加芡实健脾以去湿，不使湿以增湿，而牛膝、萆薢又是最利双足之品，又加肉桂引经，直入于骨中，湿有不去、酸痛有不止者乎？但脚中之病，乃人身之下流，一有病，不易去之。况湿气在骨，如陆地低洼之处，久已成潭，如何能车水即干？必多用人功，而后可以告竭。故此方必须多服、久服，正是此意。

胬肉攀睛，乃眼病失治而生肉。人不知避忌，将眼皮翻转，以取凉快，谁知风忽中之，则眼毛倒生而攀睛矣。此等病最忌动刀，一动刀则不可内治矣。法当用丸散以消之。然非服至半年，不能奏效。方用甘菊花十两，须用家园自种者为妙，否则断不可用。白芍一斤，当归半斤，柴胡四两，丹皮三两，葳蕤一斤。潼州蒺藜一斤，草决明四两，茯苓十两，麦冬十两，天门冬十两，枸杞子一斤。各为末，蜜为丸。每日饥服一两。一料少愈，二料全痊。最忌房事。能断欲者，一料全愈。否则必须二料、三料也。此亦长治之一法，可参用之。故又广之如此。

天师曰：痉病，乃寒湿之气，集之双足之间，骨中寒痛而不可止，亦终岁经年，不能身离床褥，伛偻之状可掬，其故何也？盖诸痉尽皆水湿也。水气久不出，则一身关节，无非水气之弥空，土无权矣，又何以分消而利道哉？然则只治其水，而湿气可以尽去，乃治水亦终岁经年，仍然不验者为何？徒治水而不治土也。方用白术五钱，薏仁二两，芡实三钱，茯苓一两，肉桂一钱，牛膝一钱，萆薢一两，杜仲三钱，水煎服。此方之妙，利其水湿之气，又不耗其真阴，日日吞服，不必改方，服之三月，必然如旧，再服三月，必然步履如初矣。此真长治之法，人宜遵守，而不可变更者也。

华君曰：同。

雷公曰：痉病方，白术四两，薏仁八两，山药八两，车前子一两，牛膝三两，生黄芪十两，肉桂一两，杜仲四两，各为末，蜜为丸。每日饭前，酒送下一两，一料必全愈。用补于利之中也。

又方：治痿用元参一两，甘菊花五钱，麦冬一两，熟地二两，牛膝五钱，天门冬三钱，水煎服。此方与天师同意。妙。

短治法 论阳明口渴用石膏汤 论四逆汤 论附子理中汤 论大承气汤

天师曰：短治者，乃病不必长治，而可以短兵取胜，则用短治之法。譬如阳明之症初起，乘其口渴、引水自救之时，急用石膏、知母煎服，一剂而渴减，再剂而渴止，三剂而病如失。即不可再与四剂矣。盖石膏初用有荡邪之功，久用有损正之失，故可暂用，而不可长用。倘不信吾言，以石膏为夺命之药，日日与之，必致变为痿症，而不能速起也。故我频频戒用石膏者为此。

仲景创立此方，所以救人，伤寒传入阳明之症，不得已而用之，截住其邪，不使再传也。原非教人日日用之也。奈何世医不知此故，妄自多加，任情纵意，忍于轻用，以致杀人而不悟也。悲夫！此短治之法，又不可不知之。

张公曰：吾方得岐天师发明，真大幸也。我立此方，原所以救一时之急，非教人经年累月，而亦用之也。世医不悟，亦可闻岐天师之语而悟矣。短治法，不只石膏汤，如四逆汤，不可久服也，久则有火盛自焚之虑；附子理中汤，亦不可久用，有太刚则折之虞；大承气汤，只可一剂，而不可至再，重则有大下亡阴之祸。诸如此俱可类推。

华君曰：同。

白虎汤，张路玉谓为治暍、热病主方，极有理，故在伤寒门，亦不可轻用。李子永识。

日治法 论日间发寒热

天师曰：日治者，病重于日间，而发寒发热，较夜尤重。此等症，必须从天未明而先截之。方用柴胡三钱，当归三钱，黄芪五钱，人参一钱，陈皮一钱，半夏一钱，青皮一钱，枳壳一钱，白术五钱，甘草一钱，干姜五分，水煎服。眉批：补正逐邪汤。此方妙在加柴胡于参、芪、归、术之中，盖邪之敢在日间作祟者，欺正气之衰也。今用祛邪之品，同补正之药，共相攻邪，则正气有余，邪自退舍，譬如贼人，白昼操戈入室，明欺主人软弱，故肆无忌惮，倘主人退缩潜形，则贼势更张，必大恣摽掠，席卷资囊而去。正气日消，病安能愈也？妙在全用补正为君，则主人无惧，指挥如意，号召家人，奋勇格斗，前后左右，无不执耒而来，负锄而至，争先捍御，贼人自然胆落，惟恐去之不速矣。况方中有柴胡、半夏之类，各各消邪。又譬如主人既勇，奴仆无非勇士，则贼不奔逃，必被擒获。此方之用于日间，实有妙用也。

张公曰：妙绝。日间之病，以此法治之最妙。余尚有一法，治日间之症，尤易奏功。方用人参一钱，白术五钱，甘草一钱，陈皮一钱，柴胡二钱，熟地一两，白芥子一钱，水煎服。眉批：阴阳兼治汤。天师之方，乃治阳虚之症，余方乃治阳虚而兼阴虚之症。二方彼此参用，何愁日间之病棘手哉！

华君曰：同。

雷公曰：日间发热，乃邪在于阳分也。补阳气而邪自退，乃用人参三钱，甘草一钱，白术五钱，当归三钱，陈皮一钱，柴胡二钱，水煎服。有痰加半夏一钱，有食加山楂一钱，方名助正汤。助其正，邪不祛而自祛也。

夜治法 论夜发寒热

天师曰：夜治者，病重于夜间而发热者也。或寒少而热多，或热少而寒多，一到天明，便觉精爽，一到黄昏，便觉沉困，此阴气甚虚，故行阳分则病减，行阴分则病重也。方用熟地一两，山茱萸四钱，当归三钱，白芍三钱，鳖甲五钱，柴胡三钱，白芥子三钱，陈皮一钱，生何首乌三钱，茯苓五钱，北五味一钱，麦冬三钱，水煎服。眉批：补阴辟邪汤。此方妙在鳖甲同柴胡并用，又以诸补阴之药，合而攻之也。盖鳖甲乃至阴之物，逢阴则入，遇阳则转。即此二味，原是治阴经之邪热，况又用于纯阴同队之中，有不去阴邪而迅散哉！生何首乌直入阴经，亦能攻邪，加以白芥子去脏腑之滞痰，又不耗其真阴之气，有不奏功如响者乎！譬如人家主妇，一旦被贼人所执，刀火相逼，倘箱柜空虚，则贼人失望，势必因羞变怒，愈将主妇施刑。今用熟地、山茱、当归、芍药，纯是补正之品，同群共投，犹贼在房中，尽将金玉散倾，则贼喜出望外，必且弃主妇而取资财，饱则扬去。又有鳖甲、首乌、芥子之类，力能战邪，则堂外声扬，夺门攻击，邪自张皇，更思早遁。倘只用鳖甲、首乌，则又势单力薄，无物饵贼，岂肯甘心反走？必致相争相战，彼此败衄而后去。更有妙论，人多未知：如此等症，必须在黄昏之前，以此药先与之，则阴气固而邪不敢入。又譬如人家门户谨防，锁钥严整，司更值宿之仆，俱各精健绝伦，则贼必望风退却，又何至越墙上壁，而主妇知觉，呼召家人，捆缚而献哉！此皆日间不治，而以夜间先治之法也。

张公曰：真绝奇之论！予何从而赞助高深？惟有阴经之邪盛，而又带阳经之邪，天师尚未发明也，余一论之。阴邪之盛，必发夜间无疑矣。然亦有阴邪而兼带阳邪，亦发于夜间，其病亦发寒发热，无异纯阴邪气之症，但少少烦躁耳，不比阴症之常静也。法当于补阴之中，少杂阳药一二味，使阴长阳消，自然奏功如响。方用熟地一两，山茱萸四钱，当归三钱，鳖甲五钱，柴胡三钱，白芥子三钱，陈皮一钱，生何首乌三钱，茯苓五钱，北五味一钱，麦冬三钱。此天师方也。予再加人参二钱，白术三钱而已，即可治阴邪而兼治阳邪之症。

气治法

天师曰：气治者，气实气虚而不可不平之也。气实者非气实，乃正气虚而邪气实也。若作正气之实，而用消气之药，使正气益虚，而邪气益实，害且不可救药。方用补正之药，而佐以祛邪之品，则正气自旺，邪气日消矣。方用人参一钱，白术一钱，甘草一钱，柴胡三钱，白芍三钱，麻黄一钱，半夏一钱，水煎服。眉批：补正荡邪汤。此方之妙，亦是用散药于补正之中，使正气旺于邪气，自然两相击斗，邪可逃亡。否则适所取败，此气病宜知气治耳。

张公曰：气治法甚多，天师只言一条，似乎未备，余更广之。气陷，补中益气汤可用；气衰，六君子汤可采；气寒，人参白术附子汤可施；气虚，则用四君子；气郁，则用归脾汤；气热，则用生脉散；气喘，则用独参汤；气动，则用二陈汤加人参；气壅滞，则用射干汤；气逆，则用逍遥散。余广至此，气治之法，庶几全乎！人可因症而施治也。

华君曰：同。予更有论。气虚气实，原有分别。气虚，则羸弱而难施，气实，则壮盛而易察。虚者用天师之方。实者另有一方：枳壳五分，白术一钱，陈皮五分，茯苓三钱，甘草一钱，山楂十粒，柴胡一钱，白芍三钱，炒栀子一钱，水煎服。眉批：消实汤。亦可佐天师之未逮。

雷公曰：华君补得妙。

血治法 论治血宜顺性

天师曰：血治者，乃血病不肯归经，或上或下，或四肢皮毛，各处出血者是也。血循经络，外行于皮毛，中行于脏腑，内行于筋骨，上行于头目、两手，下行于二便、两足、一脐，是周身无非血路，一不归经，自然各处妄行，有孔则钻，有洞则泄，甚则吐呕，标出于毛孔，流出于齿缝，渗出于腹脐，而不只大小便之出也。然则血宜顺其性而不宜拂。方用当归三钱，白芍三钱，熟地五钱，川芎一钱，荆芥末一钱，生地五钱，麦冬三钱，茜草根一钱，甘草一钱，水煎服。此方即四物汤加减，妙在用茜草根、荆芥，引血归经，不拂乱其性，则血自归经，各不相犯矣。倘用止血之剂，未尝无效。然而如石压草，一时虽止，而性思冲突，必得空隙，仍复飞越沸腾，何如此方，顺其性而引之？譬如与强横之人同行，少拂其意，便怀愠怒，愠怒未已，必致斗殴，皮碎血流，是其常也。若赞扬称颂，顺其性而与之饮食，则同群相得，转得其气力，以助我匮乏，同舟无敌国之形，一室无操戈之事，久且为我绸缪，彻我桑土，不特血不妄行，亦将润筋生色，永断覆辙之患。又何必绝之太甚，以自取争斗哉！此血治之法，尤当留意。

张公曰：讲得近理近情。治血以四物汤为主，加荆芥、茜草更妙，顺其性而引其归经也。然而用六味丸汤，治血症亦妙。盖血病最忌寒凉之品，寒则凝滞不行，难以归经，六味丸汤，妙在不寒不热，补肾水以滋肝木，肝木得养。则血有可藏之经，自然不致外泄，何至上吐？方用熟地五钱，山茱萸三钱，山药二钱，丹皮二钱，泽泻二钱，茯苓二钱。此六味地黄汤方也，又加麦冬三钱，北五味一钱。得此二味，又去清补肺金，使皮毛有养，毛孔坚固，则血难外越，肺金不干，下且足以克肝，而肝木畏金之克，又何至上犯于肺耶？故血症最宜用此方，久服三年不吐，始庆重生。否则尚在生死之间也。

华君曰：同。而余又另有方：用生地一两，荆芥一钱，麦冬三钱，元参三钱，水煎服。眉批：止血归经汤。一剂血止，后用六味汤全愈。

雷公曰：血症余亦有奇方。用生地一两，三七根末三钱，荆芥末一钱，人参三钱，水煎，调末服。一剂即止血。后亦须用六味汤调理。

脏治法 论脾肺同治 论肾肝同治 论心肾同治 论肺经独治

天师曰：脏治者，五脏中有病而治之者也。脏有五，治法惟三：脾肺同一治，肾肝同一治，心肾同一治也。肺气之伤，必补脾气，脾气既伤，肺气亦困，故补肺必须补脾，而补脾必须补肺。如人或咳嗽不已，吐泻不已，此肺脾之伤。人以为咳嗽宜治肺，吐泻宜治脾。殊不知咳嗽由于脾气之衰，而吐、呕、泻由于肺气之衰，盖肺气无清肃之下行，始上呕而下泻，脾气斡旋之令不行，则上为咳嗽矣。方用人参一钱，麦冬三钱，茯苓三钱，柴胡一钱，神曲五分，车前子一钱，甘草一钱，薏仁五钱，水煎服。眉批：肺脾双解饮。此方乃治肺、治脾之药，合而用之者也。咳嗽、喘病之尽除，吐、呕、泻症之各去，所谓一方两用也。肾肝同治者，肾水不能滋肝，则肝木抑郁而不舒，必有两胁饱闷之症，肝木不能生肾中之火，则肾水日寒，必有腰脊难于俯仰之症。故补肝必须补肾中之水，补肾中之水，又不可不补肝木。倘补肝而不补肾，则胁痛何以顿除？补肾而不补肝，则腰脊何以立愈！方用熟地一两，山茱萸五钱，白芍五钱，当归五钱，柴胡二钱，肉桂一钱，水煎服。眉批：肾肝同补汤。此方熟地、山茱补肾之药，而当归、白芍、柴胡、肉桂补肝之品，既两脏平补，似乎药不该轻重，今补肝之药，反多于补肾者，可见肾为肝之母，肝又为命门之母也。命门是一身主宰，当生五脏之气，不宜为五脏所生，然而五脏迭为生克，肝既是木，岂木独不可以生命门之火乎？此有至理存焉。非吾仙人，安能阐发？愿世人勿惊为创说奇闻，而疑为不可执之以治病也。

再心肾治法。二脏合而治之者，其义又何居？肾，水藏也；心，火藏也。是心肾二经为仇敌，似乎不宜牵连而一治之。不知心肾虽相克，其实相须，无心之火，则成死灰；无肾之水，则成冰炭。心，必得肾水以滋养；肾，必得心火而温暖。如人惊惕不安，梦遗精泄，岂非心肾不交乎？人以为惊惕不安，心之病，我以为肾之病；梦遗精泄，人以为肾之病，我以为心之病。非颠倒之也，实至当不易之理。方用人参三两，白术五两，远志一两，炒枣仁三两，熟地五两，山茱萸三两，麦冬三两，北五味一两，芡实五两，山药三两，菖蒲一两，柏子仁三两，去油，茯神三两，砂仁三钱，橘红一两，各为末，蜜为丸。白滚水送下五钱。眉批：心肾同补丹。此丸之妙，乃治肾之药，少于治心，盖心君宁静，肾气自安，肾气既安，何至心动？此治心正所以治肾，而治肾正所以治心也。此治脏之法，幸人加之意哉。

张公曰：脏治之法，尽于三方，无可再议不已。其肺脏之独治乎？肺有忽感风寒，而鼻塞出嚏，咳嗽不已，吐痰如败絮，乃肺经独病也。不必兼治于脾，予留一方：用甘草一钱，桔梗三钱，半夏一钱，射干一钱，水煎服。眉批：散寒汤。此方之妙，妙在桔梗升提于鼻，引去痰之药上行于肺，以散风寒之邪，邪散则鼻塞顿除，痰亦随之而散，又何必治脾之迂缓哉！然只可治风寒之外感，而不可治内伤之诸症。内伤诸症，有天师方在，肺脾同治之可耳。肾、肝与心肾治法，亦不必再言。天师曰：尽善也。

华君曰：无。

此脾湿熏肺之症，方用燥脾利湿为宜。如肺热移于大肠者，又宜清肺润燥法治之，不可以泄泻而戒用润剂也。李子永识。

腑治法 论小便闭塞 大便闭结 论治胆怯 论肾虚吐呕

天师曰：腑治甚多，我举其一二症，取以为法，余可推广。如人病小便不通，大便甚结者是也。小便不通，乃膀胱之病，膀胱之气化不行，小便即不能出。小便闭塞，治膀胱之经而已矣，然而治法全不在治膀胱也。方用人参三钱，莲子三钱，白果二十个，茯苓三钱，甘草一钱，车前子三钱，肉桂三分，王不留行三钱，水煎服。眉批：通水至奇丹。一剂即如注。此方之奇妙，全在用人参，其次则用肉桂三分，盖膀胱必得气化而始出。气化者何？心包络之气也。膀胱必得心包络之气下行，而水路能出。尤妙用白果二十个，人多不识此意，白果通任督之脉，又走膀胱，引参、桂之气，直奔于膀胱之中，而车前、王不留行，尽是泄走之物，各随之趋出于阴气之口也。此治腑之妙法，人知之乎？

大便闭结者，人以为大肠燥甚，谁知是肺气燥乎？肺燥则清肃之气，不能下行于大肠，而肾经之水，仅足以自顾，又何能旁流以润溪涧哉！方用熟地三两，元参三两，火麻子一钱，升麻二钱，牛乳一碗，水二钟，煎六分，将牛乳同调一碗服之。眉批：润燥至神汤。一剂不解，二剂必大便矣。此方之妙，全在不润大肠而补肾，尤妙不只补肾，而且补肺，更妙不只补肺，而且升肺。盖大肠居于下流，最难独治，必须从肾经以润之，从肺经以清之。气既下行，沉于海底，非用升提之法，则水注闭塞而不通，启其上孔，则下孔自然流动，此下病治上之法，亦腑病治脏之法也。其余治腑之法，可即此以悟。

张公曰：天师太略，余当增广之。凡人胆怯，不敢见人者，少阳胆经虚也。而所以致少阳胆经之虚者，肝木之衰也。而肝木之衰，又因肾水之不足，法当补肾以生肝木。方用熟地一两，山茱萸四钱，芍药五钱，当归五钱，柴胡一钱，茯神五钱，白芥子一钱，生枣仁一钱，肉桂一钱，水煎服。眉批：助勇丹。此方之妙，补肾之中，用补肝之品，尤妙再去补心，使心不取给于肝胆之血，则胆之汁有余，而怯形可去。又妙在用肉桂以入肝，如人得勇往之人，自然顷刻胆壮矣。此治腑实有妙理，人知之乎？

吐呕之症，人以为胃虚，谁知由于肾虚？无论食入即出，是肾之衰。凡有吐症，无非肾虚之故，故治吐不治肾，未窥见病之根也。方用人参三钱，白术五钱，薏仁五钱，芡实五钱，砂仁三粒，吴茱萸五分，水煎服。眉批：转胃丹。此方似平治脾胃之药，不知皆治肾之法。方中除人参救胃之外，其余药品，俱入肾经，而不只留在脾也。肾火生脾，脾土始能生胃，胃气一转，呕吐始平。此治胃而用治肾之药。人知之乎？

华君曰：亦无。

孙真君传治小便闭塞方：用车前子五钱，肉桂三分，水煎服，即通。

常治法 论头疼 论目痛

天师曰：常治者，可以常法而常治之者也。如人病头疼，则以头疼常法治之；目痛，则以目痛常法治之是也。何必头疼而治之于两足，目痛而治之以两手乎？虽头疼实有治之两足而愈，目痛实有治之两手而痊者，然彼必常治之而不愈、不痊，然后以变法治之，非可以常治，而先求之于变法也。故一遇头疼。即以蔓荆子一钱，川芎五钱，白芷一钱，甘草一钱，半夏一钱，细辛一钱，治之，病去如扫。眉批：顾首汤。一遇目痛，以柴胡一钱，白芍三钱，当归一钱，白蒺藜二钱，甘菊花一钱，荆芥、防风各一钱，半夏一钱，甘草五分，栀子二钱，水煎服，二剂即愈。眉批：全目饮。皆无事舍常而思变也。此常治之法，为可师也。

张公曰：常病用常法，极是。予亦不再言变也。

华君曰：无。

变治法 论伤寒变结胸 论疟变下痢 论中风变狂 论中暑变亡阳 论反胃变噎膈

天师曰：变法者，不可以常法治，不得已而思变之也。变症不同，用药各异。吾举其大者言之：如伤寒变为结胸，疟疾变为下痢，中风变为发狂，中暑变为亡阳，反胃而变成噎膈，若不以变法治之，仍以平常药饵相治，吾见其坐毙而已矣。然则结胸之症，乃伤寒之变也，可不以变法治之乎？伤寒火邪正炽，原不可急与饮食，若不知禁忌与之，胃中得食，不啻如宝，故茹而不出，而他脏见胃中有食，群起而争，其势猖狂，非杯水可解，必当以变法治之。急须以瓜蒌一枚，捶碎，入甘草一钱，同煎服之。夫瓜蒌乃陷胸之胜物，平常人服之，必至心如遗落。今病人一旦服之，不畏其虚乎？谁知无病常人，断断不可服此。而伤寒结胸之症，却有相宜。盖食结在胸，非大黄、芒硝、枳壳、槟榔、厚朴之类，可能祛逐，必得瓜蒌，始能陷之，入于脾中，尤恐其过于下也，少加甘草留之，且得甘草之和，不到十分推荡。此变症而用变法，真胜于用正也。

疟疾本是常症，只可以平常消导而发散之。今忽为下利等症，则变轻为重，欲发汗则身已亡阴，欲祛邪则下已便物，顾上则虑下，顾下则碍上。倘仍以常法治之，奏功实少。今用人参一两，鳖甲一两，白术三两，茯苓一两，当归一两，白芍三两，柴胡一钱，枳壳一钱，槟榔一钱，水煎服。眉批：补阳消疟丹。此方奇在用人参、白术，盖疟病则亡阳，若不急补其阳气，则下多亡阴，势必立亡。惟急补其阳气之不足，阳生阴长，始有生机。尤妙白芍、当归之多，以滋润其肠中之阴，盖下利多，则阴亡亦多，今用补阴之剂，则阴生阳降，自然春意融和，冰泮化水，分消水道，污秽全无。况方中又加枳壳、槟榔，仍然去积，又妙少用柴胡，微舒肝气，使木气相安，不来克土，自然土克水之多，水润木之下，内气既生，外邪亦散。此治下利而疟病同除。此种治变之法，何可不知？

中风系是危症，况变发狂，死在眉睫。倘不以变法救之，何以得免于垂绝耶？方用人参三两，菖蒲三钱，半夏三钱，南星三钱，生用附子一钱，丹砂末三钱。眉批：救绝至圣丹。先将参、苓、附子等项煎汤，调入丹砂末灌之，十人中亦可救三四。盖天下无真中风之人，不过中气、中痰、中湿而已。若不用人参、附子，大剂煎饮，何能返已去之元阳，回将绝之心气哉？况人将死之时，未有不痰上涌者，妙在用半夏、南星以祛逐之。尤妙用菖蒲以引入心经，使附子、半夏得施其荡邪之功，而丹砂又能镇定心气，所以往往返危为安。倘仍以寻常二陈之类以消痰，痰未必消而心气已绝，此又症变而法变者也。

中暑原是热症，然而热之中也，亦由于气之虚，人若气实形壮者，多难中暑。然则中暑之病，宜补气为先，解暑为次。无如人以为热也，治表为急，治本为末，先以香薷饮治之；不效，又改用白虎汤；又不效，乃用发散之剂，杂然并进，则火邪乘热气外走，尽趋皮肤而出，而不可止，以变为亡阳之症者，多矣。法当以人参三两，元参三两，甘草一钱，北五味一钱，生地三两救之。眉批：仙丹。此方之妙，全在用人参以补元气，用元参以凉血。盖血得凉，则气自止而不走，又有五味子之酸，以收敛肺金之气，此不止汗而汗自止也。倘惟以四君子汤，平常治法，则一杯之水，何能止车薪之发焰哉！此又变法之宜知也。

反胃症初起之时，未尝非胃病也，当时以逍遥散加黄连一钱，立止也。无如世医不知治法，乃用香砂、厚朴、枳壳、砂仁之类纷投之；不应，又改用大黄、巴豆之类下之；又不应，乃改用黄连、黄柏、黄芩、栀子、知母太寒之品以凉之；又不应，乃改用桂枝、白果、肉桂、附子、干姜、吴茱萸之类以热之；又不应，乃始用柴胡、荆芥、桔梗、防风、苏子之类以散之，遂成噎膈之症矣。吾今悯之，乃传一方：用熟地一两，山茱萸四钱，麦冬三钱，北五味一钱，元参一钱，当归三钱，白芥子一钱，牛膝二钱，水煎服。眉批：转食至神丹。此方之妙，全在不治翻胃，正所以治翻胃也。盖人之反胃，乃是肾中阴水竭也。肾水不足，则大肠细小，水不足以润之。故肠细而干涸，肠既细小，则饮食入胃不能下行，必反而上吐。治之之法，不可治上，而宜治下。方中用熟地、山茱之类，纯是补肾中之水也。肾水足而大肠有水相资，则大肠仍复宽转，可以容物，水路既宽，则舟楫无碍，大舸小船，可以顺行，又何惧区区小舟，不可以转运粮食哉！此肾中虚而水不足以润大肠者，宜如是治法。若肾中寒凉而虚者，又不如是治也。盖翻胃之名虽同，翻胃之实各异。肾中无水而翻胃者，食下喉即吐；肾中无火而翻胃者，食久而始吐也。譬如今日食之，明日始尽将今日之物吐出者是也。方用熟地一两，附子一钱，肉桂一钱，山茱萸四钱，麦冬五钱，北五味一钱，茯苓二钱，山药二钱，丹皮一钱，泽泻一钱，牛膝一钱，水煎服。此方八味丸汤也。妙在用附子、肉桂于补肾水之中，使去水中补火。补火者，补命门之火也。盖脾胃之气，必得命门之火始生，譬如釜下无火，何以煮爨？未免水冷金寒，结成冰冻。必得一阳初复之气，始解阳和。人身脾胃亦然。然而寒凉之病，只该腹痛心疼，今反无此症，乃上越而吐者何也？盖脾胃有出路，则寒邪之气不留于中。今日日上吐，将胃口咽门，已成大道熟径，往来无所阻滞，则径情趋奔，其势甚便，又何必积蓄于中州，盘踞于心腹？颠寒作热，以苦楚此脾胃哉！此翻胃下寒，心腹之所以不痛也。此又不治反胃，而适所以治反胃也。此变法治病之端也。

张公曰：说得我闭口无言。汝知而不能言，今可以言矣。无可一言，惟有三叹顿首而已。惟圣者知之。予亦不能言之也。

华君曰：余虽有传，不及君之多而且畅。

雷公曰：无一论不奇辟，真圣人之言，不可测也。

反胃而用逍遥加黄连，赵养葵先生亦主此方。但此必食入即吐之症，如朝食暮吐者，又为命门无火，当是八味汤症矣。李子永识。

初治法

论伤风初治 论伤寒初治 论伤食初治 论伤暑初治 论伤湿初治 论燥病初治 论火病初治

天师曰：初治者，首先宜以此治之也。初病伤风，即以伤风治之；初病伤寒，即以伤寒治之；初病伤食，即以伤食治之也。凡人病初起之时，用药原易奏功。无如人看不清，用药错乱，往往变症蜂起。苟认得清，用得当，又何变症之生耶？如伤风之症，必然头痛、身疼，咳嗽痰多，切其脉必浮，此伤风也。即以防风一钱，荆芥一钱，柴胡一钱，甘草一钱，黄芩一钱，半夏一钱，水煎服。眉批：逐风散。一剂即止，不再剂也。

伤寒之初起也，鼻塞，目痛，项强，头亦痛。然切其脉必浮紧，此伤寒也。若以伤寒治之即愈。方用桂枝一钱，甘草一钱，陈皮一钱，干葛一钱，水煎服。眉批：荡寒汤。一剂即愈。

伤食之症，心中饱闷，见食则恶，食之转痛，此伤食也。即以消食药服之立已。方用白术一钱，茯苓一钱，枳壳一钱，山楂二十粒，麦芽二钱，谷芽二钱，神曲三分，半夏一钱，甘草五分，砂仁三粒。水煎服，一剂快，二剂愈。眉批：消食散。此初治之法，人易知之。不能知，即知而不肯用，行医者，无轻易此初治法也。

张公曰：又不必言。甚矣！圣人之言之大也。三方而初症定之矣。初病伤暑，必然头晕、口渴、恶热，甚则身热、痰多、气喘是也。方用青蒿一两，香薷三钱，白术五钱，陈皮一钱，甘草一钱，茯苓三钱，有参加一钱，无亦可。一剂即愈。眉批：青香散。

伤湿初起之时，必然恶湿、身重、足肿、小便短赤。方用白术三钱，泽泻三钱，猪苓三钱，肉桂五分，茯苓五钱，柴胡一钱，车前子一钱，半夏一钱，水煎服。眉批：引水散。一剂立愈，二剂脱然。

燥病初起，咽干口燥，嗽不已，痰不能吐，面目红色，不畏风吹者是也。方用麦冬五钱，桔梗三钱，甘草一钱，天花粉一钱，陈皮三分，元参五钱，百部八分，水煎服。眉批：宁肺汤。一剂燥立止，二剂嗽止，三剂全愈。

火症初起，必大渴引饮，身有斑点，或身热如焚，或发狂乱语。方急用石膏三钱，元参一两，麦冬三两，甘草三钱，升麻三钱，知母三钱，半夏三钱，竹叶百片。一剂少止，二剂即安，三剂全愈。眉批：平乱汤。不可用四剂也。若初起之时大势少衰，减半与之。乘其火势初起，胃气未衰，急用此汤，以止遏之，则火自然骤灭，而不为害矣。方即竹叶石膏汤。妙在加入元参、麦冬数两，使石膏不为主帅，而反为偏裨，听麦冬、元参之差遣，则只去火而不损肾中之阴。又妙加入升麻，引其外出而不能入，只祛火而不损肾水，所以更奏功如神也。倘疑升麻太多而少减之，则转不奏功之捷。予所以又戒世人之不知用升麻者。

华君曰：余未传。

暑症未有不兼湿者，故方中多用术、苓。李子永识。

终治法

论伤寒调理 论中暑调治 论中风调治 论中湿调治 论火症调治 论燥症善后

天师曰：终治者，病已愈而为善后之计，故曰终治。如伤寒愈后，作何调治？中暑之后，作何汤饮？中风之后，作何将息是也。伤寒邪已尽退，正气自虚，理宜补正。但胃强脾弱，多食补剂，恐能食而不能受，法当用补胃之药少，而补脾之药多，尤不宜补脾之药多，而补肾之药少。盖肾能生土，而土自能生金，金旺则木有所畏，不至来克脾土，然则补肾正所以补脾也。方用熟地一两，麦冬三钱，五味子五分，白芍三钱，肉桂三分，白术三钱，薏仁三钱，白芥子一钱，水煎服。眉批：脾肾至资汤。此方专补肾脾二经，不去通补各脏，而各脏无不治之也。

中暑伤气，而调治之法，不可以治气为先，当以补血为主。盖阳伤则阴血亦耗也。方用当归一两，白芍三钱，川芎一钱，熟地一两，五味子一钱，麦冬三钱，水煎服。此方即四物汤也。妙在全是阴经之药，又加之麦冬、五味以养肺金，金既旺，可以制木之克脾，则四物生肝而安于无事之福也。

中风之后，亦气之虚也。此等病断宜补气，不可补血。盖血滞而后中风，不可再补血以增添气滞也。方用人参三钱，茯苓三钱，薏仁三钱，半夏一钱，神曲五分，白术五钱，甘草一钱，肉桂一钱，陈皮五分，水煎服。眉批：气血两补丹。此方妙补胃气，以生肺金之气；补命门以生脾土之阴，又何畏风木之旺哉！此三方皆善后至妙者，可以为终治之法。

张公曰：妙极矣。予又何言！予当一一补之。中湿之后，水已泻尽，法当健脾，然而不可徒健脾也，当补命门之火，以生脾土。方用白术五钱，茯苓三钱，肉桂三分，白芍三钱，薏仁五钱，白芥子一钱，水煎服。此方专补肾经之火，而又不十分大热，则脾气得温，自然能去湿气，而生胃气也。

火症既已散尽，余火势必气息奄奄，不能坐立。若一味泻火，则胃气必伤，而骨髓耗尽，水何日重生？方用熟地一两，元参五钱，麦冬一两，牛膝一钱，白芍三钱，水煎服。眉批：济水汤。此方妙在润肺金以生肾水，兼去平肝。三藏既安，则胃气自然得生，又何必再泻其余火哉！

燥病既除，善后之计，惟大补肾水，水足则肺金有养。方用六味汤，加麦冬、五味子治之可也。

华君曰：予亦未传。无可谈。

专治法 论直中阴寒 论中暑

天师曰：专治者，专治一脏，单刀直入之谓也。如人病直中阴经寒症，势如奔马，不可止遏。倘征兵分调于各路，势必观望低徊，而不能急遽以救主。不若只用一二大将，斩关直进之为得也。方用人参一两，附子二钱，水煎服，即愈。方名参附汤。用之却有至理。盖寒邪直入肾藏，邑主外亡，市民逃窜，贼人且驱倾城之民，尽为盗贼，上犯潢池，其锋不可当。此时若号召邻邑之兵，则缓不济事。故不若即此具师，推大将登坛，以兵马之权尽归之，令其奋勇当先，突围冲入，斩杀剪除，城安民乐，前途倒戈，返兵而逐贼矣。方中用附子者，如大将也；用人参者，乃兵马也。身如城郭，药可借观，生死相同，足以显譬。愿人深思自得之。专治之法也。

张公曰：专治之法，归属直中阴寒之症，绰乎有理。但直中一门，不只一方尽之，吾传一门，可畅观之，而治无遗法也。

华君曰：余亦同传。然余尚有法。如人病中暑之症，发渴引饮，其势亦甚急。若欲缓兵分治，则暑邪不易分散，当用一二味解暑之品，以直逐其邪，则心君庶可以安宁。法当用人参一两，青蒿二两，香薷三钱，白术五钱，水煎服。眉批：消暑神丹。此方之妙，妙在人参以固元气，而后青蒿始得以散其邪。虽青蒿一味，亦能解暑。似不必人参之助。然解暑而不补气，暑虽解矣，人必弱也。惟与参同用，则祛邪之中，而有补正之道，暑散而不耗散真气，自然奏功如响，方中况有白术以健脾，香薷以追热，又用之咸宜乎！

分治法

论便血与溺血分治　论腰痛与头痛分治
论遗精与健忘分治　论吞酸与泄泻分治
论中气与中痰分治

天师曰：分治者，症犯艰难，不可作一症治之，乃用分治之法。如人便血矣，又溺血；腰痛矣，又头痛；遗精矣，又健忘；吞酸矣，又泄泻，症既纷出，药难一般，不得不分之以相治也。或治其上，或治其下；或治其有余，或治其不足，正未可以混同一例。然而得其道，则分中可合；不得其道，则合处仍分。如便血与溺血，不可同论也。然总之出血于下，用生地一两，地榆三钱治之，则二症自愈。眉批：两地丹。盖大小便虽各有经络，而其源同因膀胱之热而来也。生地清膀胱之火，地榆亦能清膀胱，一方而两用之，分之中又有合也。

腰痛与头痛，上下相殊也。然而肾气上通于脑，而脑气下达于肾，上下虽殊，气实相通。法当用温补之药，以大益其肾中之阴，则上下之气自通。方用熟地一两，杜仲五钱，麦冬五钱，北五味二钱，水煎服。即愈。眉批：上下兼养丹。盖熟地、杜仲，肾中之药也，止腰中痛，是其专功。今并头痛而亦愈者，何也？盖熟地虽是补肾之剂，然补肾则上荫于脑，背脊骨梁辘轳上升，是其直路。肾一足，则气即腾奔而不可止。故一补肾气，腰不疼而脑即不痛也。合中有分，而分中实合，不信然乎！

遗精，下病也；健忘，上病也。何以分治之而咸当乎？方用人参三两，莲须二两，芡实三两，山药四两，麦冬三两，五味子一两，生枣仁三两，远志一两，菖蒲一两，当归三两，柏子仁，去油，一两，熟地五两，山茱萸三两，各为末，蜜为丸，每日早晚，各用白滚水送下各五钱，半料，两症俱痊。眉批：遗忘双治丹。此方乃治健忘之方也，何以遗精而亦效？盖遗精虽是肾水之虚，而实本于君火之弱。今补其心君，则玉关不必闭而自闭矣。此合中之分，实有殊功也。

吞酸，火也；泄泻，寒也。似乎寒热殊而治法宜变。不知吞酸虽热，由于肝气之郁结；泄泻虽寒，由于肝木之克脾。然必一方以治木郁，又一方以培脾土，则土必大崩，而木必大凋矣。不若于一方之中而两治之。方用柴胡一钱，白芍五钱，茯苓三钱，陈皮五分，甘草五分，车前子一钱，神曲五分，水煎服。二症皆愈。眉批：两舒散。此方之奇绝，在白芍之妙，盖白芍乃肝经之药，最善舒木气之郁。木郁一舒，上不克胃，而下不克脾。方中又有茯苓、车前，以分消水湿之气，水尽从小便出，何有余水以吞酸，剩汁以泄泻？况又有半夏、神曲之消痰化粕哉！此一治而有分治之功，世人未尽知也。

张公曰：何奇之多如此！我是无可再言。远公请益，我有一症增入可也。中气而又中痰，虽若中之异，而实皆中于气之虚也。气虚自然多痰，痰多必然耗气，虽分而实合耳。方用人参一两，半夏三钱，南星三钱，附子一钱，茯苓三钱，甘草一钱，水煎服。眉批：仁勇汤。中气、中痰之症俱愈矣。盖人参原是气分之神剂，而亦消痰之妙药。半夏、南星，虽是逐痰之神品，而亦扶气之正神。附子、甘草，一仁一勇，相济而成大敌。用之于三味之中，扶正必致祛邪，荡痰必然益气，分合而无分合之形，奇绝而有神化之妙，又不可不知。

华君曰：与余同。无可讲。

同治法 论四物 逍遥 六君 归脾 小柴胡 参苏 补中益气 四君子诸汤加减法

天师曰：同治者，同是一方，而同治数病也。如四物可治吐血，又可治下血；逍遥散可治木郁，又可治数郁；六君子汤，可治饮食之伤，又可治痰气之积。然而方虽同，而用之轻重有别，加减有殊，未可执之以治一病，又即以治彼病耳。如吐血宜加麦冬、甘草；便血宜加地榆、黄芩之类于四物汤中也。如丹皮、栀子，宜加于木郁之中；黄连宜加火郁之中；黄芩、苏叶宜加于金郁之中；石膏、知母，宜加于土郁之中；泽泻、猪苓，宜加于水郁之中也。伤肉食，宜加山楂；伤米食，宜加麦芽、枳壳；伤面食，宜加萝卜子之类于六君子汤内也。同治之法可不审乎！

张公曰：同治法，不只三方，予再广之。归脾汤，可治郁怒伤肝之人，又可治心虚不寐之症；小柴胡汤，可治伤风初起之病，又可和伤寒已坏之病；参苏饮可治风邪之侵，又可治气郁之闷；补中益气汤，可升提阳气，又可补益脾阴，兼且消食于初伤，祛邪于变后，疟症藉之以散邪，泻症资之以固脱也；四君子汤，可以补气之不足，又可以泻火之有余。诸如此类，不可枚举。亦在人善悟之耳。

华君曰：余未传。

异治法 论中湿 论中暑 论中寒

天师曰：异治者，一病而异治之也。如人病中湿也，或用开鬼门之法，或用泄净府之法是也。虽同是水症，何以各施治法而皆效？盖开鬼门者，开人毫毛之孔窍也；泄净府者，泄大小之二便也。治法虽殊，而理归一致。其一致何也？盖水肿之症，原是土气之郁。土郁，则水自壅滞而不流。开鬼门者，如开支河也；泄净府者，如开海口也。故异治之而皆效也。方已备载前文，兹不再谈。愿人即此以悟其余之异治耳。

张公曰：异治甚多，天师太略，予再广之。如人中暑也，或用热散，或用寒解。伤寒之法，或用桂枝汤，或用麻黄汤是也。桂枝与麻黄，寒热各殊，如何用之而皆效？盖二物总皆散药，风寒初入于营卫之间，热可散于初，寒可散于后。风寒初入于皮毛，将入胃经，则风邪尚寒，所以可用桂枝以热散。风寒既由皮毛而入营卫，则寒且变热矣。盖正气逃入于腑，而皮毛躯壳听邪外据，而成内热之症，所以可用麻黄而寒散之也。治法虽有不同，祛邪则一，故用之而皆效耳。

中暑，或用香薷以热散之，或用青蒿以凉散之。似乎有异，不知非异也。盖中暑之症，感夏令之热邪也。邪入藏府，必须祛散。香薷与青蒿同是祛暑热之圣物。性虽有寒热之分，而祛逐无彼此之异也。此异治之宜知耳。其余异治之法，可不因此以更通之哉！

华君曰：余亦不传。

劳治法 论久坐 论久卧

天师曰：劳治者，使之身劳而后治之也。如人久坐，则血滞筋疏，久卧，则肉痿而骨缩，必使之行走于途中，攀援于岭上，而后以药继之也。方用当归一两，白芍三钱，黄芪一两，甘草一钱，陈皮五分，防风五分，半夏一钱。水煎服。此方原是补血汤而变之者也。盖久坐久卧之人，其血甚滞，若再补血则血有余而气不足，未免血胜于气矣。似宜急以补气之药补之。今仍补血者何也？盖气之能生，必本血之能养，吾反驱之于奔走攀援之际，而后以补血之药继之者，使气喘则气更不足，而血愈加有余。仍以补血之药加之，则血喜气之怯，转怜其匮乏，损己之有余，以益气之不足，则血气和平，而滞者不滞，痿者不痿矣。此劳治之所以妙也。

张公曰：不必增。

华君曰：余亦未传。

逸治法 论过劳 论治气劳 论治血劳

天师曰：逸者，因人之过劳，而劝其安闲，而后以汤丸之药继之者也。凡人太劳，则脉必浮大不伦，按之无力，若不劝其安闲作息，必有吐血损症之侵。故逸治不可不讲也。或遨游于山水，或习静于房闱，或养闲于书史琴玩，或偷娱于笙萧歌板，是随地皆可言欢，而生人无非乐境，自足转火宅而清凉，变劳心为暇豫也。后以滋补之方继之，自然开怀，饮食易于消磨矣。方用人参三两，白术五两，茯苓三两，熟地五两，山茱四两，砂仁五钱，当归八两，白芍五两，黄芪五两，麦冬三两，北五味三两，陈皮五钱，神曲一两，各为末，蜜为丸。每日早晚服，各五钱。眉批：胜偏汤。此方乃补气、补血、补精之妙品也。有斡旋之力，可以久服滋人，不致有偏胜之祸也。逸治之方。惟此最佳，幸为留意。

张公曰：劳逸得宜，方剂有法，吾无间然。吾方虽有，不及天师。汝言亦是有理，予再传二方：一治气之劳，一治血之劳。劳气方：人参三两，黄芪三两，茯苓四两，白术八两，白芍三两，陈皮一两，炙甘草八钱，麦冬三两，北五味一两，远志一两，白芥子一两，各为末，蜜为丸。早服五钱。此方乃补气药也。人有伤气而右脉大者，最宜服此方。倘左手脉大于右手者，乃伤血也，另立一方：用熟地八两，白芍八两，当归四两，山茱萸四两，麦冬三两，五味子一两，远志一两，生枣仁一两，茯神三两，砂仁五钱，白芥子一两，橘红三钱，肉桂五钱，各为末，蜜为丸。晚服一两。此方专治血之不足也。如身夜热者，加地骨皮五两，去肉桂。无血人服之，实有奇功。可并载之，以供世人之采择。

吸治法 论胞上升 论头痛 论肠下 论疮毒初起

天师曰：吸治者，不可用汤药，而用吸治也。如人生产，子落地而胞不坠，或头痛而久不愈，或肠下而久不收，或疮毒初起，而未知阴阳之症，皆可用药以吸之也。产妇子落地矣，而胞忽上升者，必有恶血奔心之症，势甚危急。倘以下药下之，则虚其元气，恐致暴亡，不若用蓖麻子一钱，捣烂，涂于本妇之足心，则少顷胞胎自下矣。更有胞落子生，而大肠坠下者，更为可畏。此虚极下陷，法当用人参加升麻、柴胡提之。而产妇初生，未便用升麻、柴胡，以发散其正气，恐气散而肠愈难收。不若仍用蓖麻子一味，捣烂，涂于本妇之顶心，少顷肠自收入，急用温汤，将顶上蓖麻洗净，不使少留些须，倘若时辰太久，则肠且上悬，又成危症而不可救矣。胞胎一落，亦是同然，俱宜洗净为祷。至于头痛之症，只消用蓖麻子一粒，捣碎，同枣肉些须同捣匀，丸如黄豆大，外用丝绵裹之，纳于鼻孔，少顷，必有清涕流出，即将丸药取出，不可久放其中，头痛即愈，永不再发。倘久留在中，必致脑髓流出，又成不可药救之症。切记，切记。

疮毒初起，有一种解毒之石，即吸住不下。但毒轻者，一吸即下，毒重者，必吸数日而始下，不可急性而人自取下也。此石最妙，一石可用三年。然只可用以治小疮口可耳，大毒痈疽，仍须前汤药治之为妙。此吸治之宜知也。

张公曰：吸法尽于此。无可再谈。

引治法 论虚火沸腾 论厥逆

天师曰：引治者，病在下而上引之，病在上而下引之也。如人虚火沸腾于咽喉口齿间，用寒凉之药，入口稍快，少顷又甚，又用寒凉，腹泻肚痛，而上热益炽。欲用热药凉饮，而病人不信，不肯轻治，乃用外治之法，引之而愈。方用附子一个，为末，米醋调成膏药，贴在涌泉穴上。少顷，火气衰，又少顷而热止退，变成冰凉世界，然后六味地黄丸汤，大剂与之，则火不再沸腾矣。盖此火乃雷火也，见水则愈酷烈。子不见雷霆之震，浓阴大雨之时，愈加震动，惊天轰地，更作威势，一见太阳当空，则雨歇声消，寂然不闻矣。又不见冬令之天地耶？严寒霜雪，冰冻郊原，雨雪霏霏，阴风惨厉。此天气下行，而地气反上，盖下热则上自寒也。又不见夏日之天地乎？酷日炎蒸，蕴隆火热，烁木焚林，燔汤沸水。天气上升，地气下降。此上热而下寒也。人身虚火，亦犹是也。今既火腾于上，则下身冰冷。今以附子大热之药，涌泉引之者，盖涌泉虽是水穴，水之中实有火气存焉。火性炎上，而穴中正寒，忽然得火，则水自沸温。水温则火自降，同气相求，必归于窟宅之中矣。火既归于窟宅，又何至沸腾于天上哉！此咽喉口齿，忽然消亡，有不知其然而然之妙。此引治之巧，又当知之者。

张公曰：引治尚有一法，汝备志之。如人病厥逆之症，不敢用药以治之者，用吴茱萸一两，为末，以面半两，用水调成厚糊一般，以布如钟大摊成膏，纸厚半分，贴在涌泉穴内，则手足不逆矣。况上热下寒之症，皆可用此法而引之。亦引火归元之法也。

华君曰：亦未传。

单治法 论诸痛治肝 论吐泻各症治胃

天师曰：单治者，各经有病，而单治一病也。如人病身痛，又双手痛，又两足痛，腹痛，心痛者是。此等症，如单治其一经，是此病先愈，而后一症一症治之也。论此症满身、上下、中央俱病矣，当先治肝为主，肝气一舒，则诸症自愈。不可头痛救头，脚痛救脚也。方用柴胡一钱，白芍五钱，茯苓五钱，甘草一钱，陈皮一钱，当归二钱，苍术二钱，薏仁五钱，栀子一钱，水煎服。眉批：加减逍遥散。此方逍遥散之变方也。单治肝经之郁，而又加去湿之品，盖诸痛皆属于火，而两足之痛，又兼有湿气作祟。方中用栀子以清火，用薏仁以去湿，故虽治肝经之一经，而诸经无不奏效也。此单治之神，更妙于兼治，人知之乎？

张公曰：更有或泻或吐，或饱闷，或头晕眼花之症，当先治其胃气，则诸症俱安。方用人参三钱，茯苓三钱，甘草三分，陈皮一钱，白芍三钱，神曲一钱，砂仁三粒，薏仁五钱，水煎服。此方乃治胃之方也。胃气一生，则吐泻各症自愈。此亦单治之一法也。附于天师之方后可耳。

华君曰：未传。

双治法 论心痛治肝 论胃吐治脾 论肺嗽治肾

天师曰：双治者，一经有疾，单治一经不足，而双治二经，始能奏效，故曰双治。如人病心痛，不可只治心痛，必须兼治肝；如人胃吐，不可单治胃，而兼治脾；如人肺嗽，不可单治肺，而兼治肾是也。病心致痛，理宜治心，而今不治心者，何也？盖心气之伤，由于肝气之不足，补其肝，而心君安其位矣。方用白芍五钱，当归五钱，有火加栀子三钱，无火加肉桂二钱，水煎服，疼立止。眉批：心肝双解饮。盖芍药平肝，又能生肝之血，与当归同用，更有奇功。栀子、肉桂，皆是清肝助肝之神品。肝气既平，则心气亦定。子母有关切之谊，母安而子未有不安者，此心肝两治之妙法也。

胃吐，由于脾虚，脾气不下行，自必上反而吐，补其脾气，则胃气自安。方用人参三钱，茯苓三钱，白术五钱，甘草一钱，肉桂一钱，神曲一钱，半夏一钱，砂仁三粒，水煎服。眉批：脾胃双治饮。此方乃治脾之药居多，何以用之于胃吐之病反宜也？盖胃为脾之关，关门之沸腾，由于关中之溃乱。然则欲关外安静，必先关内敉宁。方中全用补脾之药，则脾气得令，又何患胃口之吐哉！况方中又有砂仁、半夏、神曲等类，全是止吐之品，有不奏功如神者乎！此又脾胃双治之妙法也。

肺嗽之症，本是肺虚，肺虚必宜补肺明矣。奈何兼治肾也？盖肺金之气，夜卧必归诸肾之中，譬如母子之间，母虽外游，夜间必返子家，以安其身。今肺金为心火所伤，必求救于己子，以御外侮，倘其子贫寒，何以号多人以报母仇哉？今有一方治之：用熟地一两，山茱萸四钱，麦冬一两，元参五钱，苏子一钱，甘草一钱，牛膝一钱，沙参三钱，天门冬一钱，紫菀五分，水煎服。此方之妙，全在峻补肾水，而少清肺金，则子盛于母，而母仇可报。方中又有祛邪之品，用之得宜，全不耗散肺金，譬如子率友朋，尽是同心之助，声言攻击，全不费老母之资，则子之仇虽在未复，而外侮闻风退舍，不敢重犯于母家。此又肺肾相治之妙法也。

张公曰：双治之法甚多，然有此三法，无不可触类而治之矣。盖诸病非心肝之痛，即脾胃与肺肾之病也。今天师既各有双治之法，且药味入神，宁不可据之以为枕中秘乎！余所以赞叹而不敢再为参赞也。

华君曰：未传。

立治法 论厥症 论腰疼

天师曰：立治者，不可坐卧而立治之也。如人厥病者是。盖厥症多两手反张，两足转逆，必须立而饮药，则顷刻立定，不可不知之也。盖厥症原是热病，热深则厥亦深。倘令其卧而服药，则药到胃一遇火气沸腾，冲击而不相入，反致吐出者，比比也。我今立一法，立而饮药，则断断无吐出之虞。方用黄连三钱，柴胡一钱，茯苓三钱，白芍三钱，白芥子一钱，木瓜一钱，甘草一钱，水煎服。眉批：顺性汤。此方纯是平肝之品，去火而又顺火之性，自宜入口不吐。然而火热炎上，吐亦常有。令人将病人抱而立之，令一人将药与饮，俟其下口久之，然后抱卧，则药性相顺，而无吐逆之苦矣。此立治之法，人可不知之耶。尚有腰疼之症，亦宜立而饮药，盖腰属肾，肾虚而后腰痛，痛久则肾宫益虚，纵然有补肾之药，不肯直入肾宫，如浪子久不在家，反畏家如敌国。纵有缠头在手，又将别游他院。必须人扶住身子，与药服之，则药始能直入肾经。又譬如浪子不肯还家，得人劝阻，不得已而返其家室。盖肾宫坐卧，水谷不能直达得行，使之站立，水谷滋味，始能入之。所以，必得一人扶立，而药得达也。方用熟地一两，山茱四钱，北五味一钱，麦冬二钱，白术一两，杜仲五钱，酒煎服。眉批：健腰丹。此方虽妙，非立饮不能直达于肾宫。此又立治之妙也，人知之乎？

张公曰：立治之症无多，只此二症，不再论。

华君曰：与余同。

卧治法 论痛风 论风懿 论风痱 论痿废 论痉症

天师曰：卧治者，因其卧而卧治之也。如痛风之人，风懿、风痱、痿废之症是也。痛风之病，乃中湿也。湿气入于关节骨髓之中，则痛不可忍，手足牵制，腰脊伛偻，经岁周年，不起床席。欲其坐起，且不可得，欲其不卧而治得乎？方用薏仁一两，芡实一两，茯苓三钱，车前子一钱，白术五钱，肉桂一分，不可多，水煎服。眉批：解湿汤。此方妙在去湿而不走气，尤妙在用肉桂一分，得桂之气，而不得桂之味，始能入诸关节之间，以引去其水湿之气也。此方常服，当用作汤，不可责其近功。此卧治之一法。

风懿之症，奄忽不知人，不疼不痛，卧于床褥之上，亦终岁经年，此亦风湿之症，入之皮肉之内，而手足不为用者也。方用白术五钱，薏仁一两，芡实五钱，山药三钱，车前子一钱，人参三钱，甘草一钱，陈皮一钱，柴胡一钱，白芍三钱，白芥子三钱，水煎服。眉批：健胃散湿丹。此方亦去湿之神剂。水去而又不耗气，则皮肉自然血活，而风症可痊。但不可责之以近功。此又卧治之一法。

风痱之症，乃火热也。火之有余，由于肾水之不足。补水则火自消亡于乌有。方用熟地四两，山茱萸三钱，北五味二钱，麦冬二两，元参一两，附子一分，白芥子三钱。水煎服。眉批：息火汤。此方妙在纯是补水之味，水足则火自息，火息则风痱之患自除。此又卧治之一法也。

痿废之症，乃阳明火症，肾水不足以滋之，则骨空不能立。方用元参三两，麦冬二两，熟地三两，山茱萸二两，水煎服。眉批：生阴壮髓丹。此方妙在熟地、山茱，全去滋水，而元参去浮游之火，麦冬生肺金之阴，阴长阳消，阳明自然息焰。火焰既息，金水又生，脏腑有津，骨髓自满，而两足有不能步履者乎？此又卧治之一法也。

张公曰：卧病固不止此。更有痉症，亦须卧治者也。其症必脚缩筋促，不能起立。或痛或不痛，终年难以下床，不得不卧以治之。方用薏仁五钱，芡实五钱，山药五钱，茯苓五钱，白术五钱，肉桂一钱，水煎服。眉批：风湿两祛散。此方乃纯是去湿健脾之药，绝不去祛风，而祛风已在其中。盖痉病原是湿症，而非风症，脾健则水湿之气自消，湿去则筋之疼痛自去，筋舒则骨节自利矣。但此药必须多服始得。

华君曰：与余同。

孙真君曰：痿症奇方：用薏仁三两，熟地三两，麦冬一两，北五味一钱，牛膝五钱，水煎服。此方之妙，妙在薏仁用至三两，则熟地不患太湿，麦冬不患太寒，牛膝不患太走，转能得三味之益，可以久服而成功也。

眉批：妙论妙方。我传子只此。天师已发天地之奇，又何必吾辈之多事哉。我有方俱已传世，今传子者，从前未传之方也。实无可再传，非隐秘之也。

饥治法 论伤寒 论虫痛 论霍乱

天师曰：饥治者，不可饱食，俟其饥而用药治之也。如伤寒邪火初退之时，虫痛枵腹，胃空之候是也。伤寒火退邪散，则胃气初转，最忌急与之食。一得食而胃气转闭，不可复开。此时即以药下之，则胃气大伤，而火邪复聚，反成不可解之症。不若禁之不与之食，则中州之地，自然转输，渐渐关开搬运，不至有阻隔之虞。方用陈皮一钱，甘草五分，白芍三钱，神曲五分，枳壳五分，厚朴五分，栀子一钱，茯苓一钱。麦芽二钱，水煎服。眉批：退邪消食饮。此方药味平平，似无甚奇妙，然而此症，本不可以大剂出奇，得此平调，转能化有事为无事。然必待其饥饿之时，始可与服。若正饱之时服之，徒滋满闷而已矣。

虫痛之症，得食则痛减，无食则痛增。以酸梅汤一盏试之，饮下而痛即止者，乃虫痛；饮下而痛增重，或少减者，非虫痛也。方用楝树根一两，黄连三钱，乌梅肉三钱，吴茱萸三钱，炒栀子三钱，白薇一两，白术二两，茯苓三钱，甘草三钱，鳖甲三钱，各为末，蜜为丸。每服三钱，丸如小米大。眉批：治虫丹。此丸必须乘其饥饿思食之时与之。此丸服下，必痛甚，不可即与之水，盖虫得水即生也。此方之妙，妙在健脾之中，而用杀虫之品。既是杀虫之药，何故必待其饥饿而始杀之？盖腹中无食则虫无所养，虫口必上向而索食。待其饥饿枵腹之时，则虫头尽向上而不向下矣。一与之食，彼必以为食也。尽来争食之。奈入口拂其性，则又乱动而跳跃，故转痛甚也。禁与之水，则周身上下，耳目口鼻，无非沾染药气，内外夹攻，有死而已。设不知禁忌，仍与之水，则虫且借势而翻腾沐浴，药少水多，自然解体。只可杀虫一半，而不能剪草除根矣。故必坚忍须臾一刻之痛，使终身之痛除。愿人忍之哉！此饥治之宜知也。

大黄亦可加三钱，不加亦可。腹之上疼不宜加，腹之下痛宜加也。

张公曰：饥治之法，尽此二条，无可增也。惟消虫之法，予尚有一方，可传于世，省事而效捷。凡人腹中，不论生何虫，只消食榧子，每日十个，不消三日，尽化为水矣。或用生甘草一两，榧子二两，米饭为丸，白滚水饥时送下五钱，五日虫皆便出。皆不费钱，而又去病之捷。急宜载入者也。

华君曰：同。然余尚有一法。霍乱之症，一时而来，少顷即定。切不可与之食，当令其忍饥一日，而后以陈皮一钱，甘草五分，白术二钱，茯苓三钱，山楂五粒，香薷一钱，藿香五分，木瓜一钱，白芍三钱治之，则痛不再发。盖霍乱乃暑之热气也。暑热得食，复聚而不可解。所以必使之饿，则暑邪尽散也。名为定乱汤。

虫系湿热所生，故祛热是标，燥湿是本。燥湿是标，健脾是本。李子永识。

饱治法

论治上焦火 论治上焦痰 论治胃寒 论治脾寒 论治痨虫 论消肺痰

天师曰：饱治者，病在上焦，用药宜饱饭后食之，此一法也。又病宜吐，宜饱食之后，用药以吐之，又一法也。又有不必吐，宜饱食以治之，又一法也。病在上焦者，头目上之病也。用上清丸之类。上清丸方，世多不妥，吾斟酌更定之，以治上焦之火，俱可服，苏叶二两，薄荷一两，白芷五钱，黄芩二两，甘草一两，桔梗三两，麦冬三两，天门冬三两，半夏一两，陈皮一两，蔓荆子五钱，柴胡一两，各为末，水打成丸。每服三钱。饱食后服。眉批：上清丸。此方妙在清火而不伤中气，强弱人感中风邪，上焦有风火者，服之俱妙。

上焦痰气甚盛，而下焦又虚者，不可下之。乃令其饱食后，以药服之即吐，吐至饮食即止。在下无碍，而上焦之痰火，一吐而愈。此治法之巧者。方用瓜蒂七个，人参二钱，水三大碗，煎数沸饮之。即大吐。眉批：加参瓜蒂散。此方妙在瓜蒂散中，加入人参，盖吐必伤气，今以瓜蒂吐之，而人参仍补其胃中之气。虽大吐而仍不伤胃也，故能一吐而即定。

不必吐，饱食以治之者，乃胃口寒而痛也，手按之而少止者，当用此法治之。方用人参一两，白术一两，肉桂一钱，肥鸭一只，将药入鸭腹内，煮之极烂，外以五味和之，葱椒之类俱不忌，更以腐皮同煮，恣其饱餐食尽，如不能食尽，亦听之，不必又食米饭也。一餐而痛如失矣。此饱食之法，真有奇效。眉批：五香汤。胃寒未有不胃气虚者，若以汤药与之，未免不能久留于胃中，各经俱来分取，所以难愈。今以肥鸭煮药，饱食之，必久留胃中，任其独乐，各经不能分取，自然一经偏受其益，而独感之寒，亦不觉其顿失，正气久留于胃中，则邪气自避于胃外也。因陈子之不明，余故又广泄其秘。

张公曰：凡病在上者，俱宜饱饭后服之。惟饱食用鸭治胃，实所创闻，真神仙之治法也。必饱食之以治病，乃脾病也。胃寒而痛者，在心之上也。脾寒而痛者，痛在心之下与左右也。方用猪肚一个，莲肉一两，红枣一两，肉桂一钱，小茴香三钱，白糯米一合，将各药同米，俱入肚中，以线扎住口，外用清水煮之。眉批：莲花肚。肚未入药之前，先用清水照常洗去秽气，入药煮熟，以极烂为主，一气顿食，沾甜酱油食之。如未饱，再用米饭压之，而痛如失矣。可与天师方并垂。天师方治胃，而予方治脾，两不相妨。

又方：用肥鳗二斤，白薇一两，小茴香三钱，甘草一钱，薏仁五钱，榧子十个，去壳，同在砂锅内用水煮烂，加五味和之。乘饥饱餐一顿，眉批：作香鳗。不可少留些须，以食尽为度，不必再食饭食，亦半日不可用茶水，凡有痨虫，尽皆死矣。我因远公之问，天启其机，我不敢隐之，以干天谴也。

华君曰：同。余更有一法，未备也。人患痰病，久不愈，乃用猪肺头一个，以萝卜子五钱，研碎，白芥子一两，研碎，五味调和，饭锅蒸熟，饭后顿食之。一个即愈。此方乃治上焦之痰，汤药不能愈者，用此神验。盖久留于肺上，而尽消其膜膈之痰，亦治之最巧者。

卷之四御集

山阴陈士铎远公甫敬习
义乌 金以谋孝芑甫订定
义乌 李祖咏子永甫参考

富治法 论治膏粱宜补正气

天师曰：富治者，治膏粱富贵之人也。身披重裘，口食肥甘，其腠理必疏，脾胃必弱。一旦感中邪气，自当补正为先，不可以袪邪为急。若惟知推荡外邪，而不识急补正气，必至变生不测，每至丧亡，不可不慎也。方用人参三钱，白术三钱，甘草一钱，陈皮五分，茯苓三钱，半夏五分，为君主之药。倘有风邪，加入桂枝一钱，或柴胡一钱；伤暑，加入香需一钱；伤湿，加入猪苓二钱；伤热，加入黄连一钱；伤燥，加入苏子一钱，麦冬五钱；伤气，加入白芍五钱；伤寒，加入肉桂一钱，水煎服。此方之妙，妙在健脾顺气，正补而邪自退，况又逐经各有加减妙法，使膏粱之子，永无屈死矣。此富贵之善治也。

张公曰：富贵治法，已备极细微，不必再行加减。

贫治法 论贫贱不可与富贵同治

天师曰：贫治者，藜藿之民，单寒之子，不可与富贵人同为治法，故更立一门。盖贫贱之人，其筋骨过劳，腠理必密，所食者粗粝，无燔熬烹炙之味入于肠胃，则胃气健刚可知。若亦以富贵治法治之，未必相宜也。方用白术二钱，茯苓三钱，白芍三钱，甘草一钱，半夏一钱，陈皮五分，厚朴五分，共七味为主，有风者，加桂枝一钱，或柴胡一钱；有火者，加黄连一钱，或栀子一钱；有湿者，加猪苓二钱；有燥者，加麦冬五钱，苏叶一钱；有寒者，加肉桂一钱；有暑者，加香薷一钱；有热者，加石膏一钱；伤米食者，加麦芽二钱；伤肉食者，加山楂二十粒；伤面食者，加萝卜子一钱。以此方加减，无不神效。此贫贱治法，实有圆机，赖世医审之。

张公曰：贫贱治亦同。实无可传，非好隐也。

产前治法 论子悬 论漏胎 论胎动 论横生倒养 附胎产金丹 回生丹

天师曰：产前之症，俱照各门治之。惟有子悬之症，最难治；其次漏胎；又其次是胎动，更难；可畏者，是横生倒养，不可不急讲也。子悬之症，乃胎热而子不安，身欲起立于胞中，故若悬起之象，其实非子能悬挂也。若作气盛下之，立死矣。方用人参二钱，白术五钱，茯苓二钱，白芍五钱，黄芩三钱，杜仲一钱，熟地一两，生地三钱，归身二钱，水煎服。此方纯是利腰脐之圣药，少加黄芩清之，则胎得寒，子自定。况方中滋补有余，而寒凉不足，定变扶危，中藏深意。盖胎系于腰肾之间，而胞又结于任冲之际，今药皆直入于内经之中。则深根固蒂，子即欲动而不能，况又用清子之药，有不泰然于下者乎。

其次漏胎，乃气血不足之故。急宜以峻补之，则胎不漏。方用人参二钱，白术五钱，杜仲一钱，枸杞子一钱，山药二钱，当归身一钱，茯苓二钱，熟地五钱，麦冬二钱，北五味五分，山茱萸二钱，甘草一钱，水煎服。此方不寒不热，安胎之圣药也。凡有胎不安者，此方安之，神效。胎之动也，由于男女之颠狂，今补其气血，自然镇定，又何至漏胎哉！

胎动即漏胎之兆，亦以此方治之，无不神效。

难产如横生倒养，此死亡顷刻也。若无急救之法，何以成医之圣。然而胎之不顺，由于血气之亏。血气既亏，子亦无力，往往不能转头，遂至先以手出，或先脚下矣。倘手足先出，急以针刺儿手足，则必惊而缩入。急用人参一两，当归三两，川芎二两，红花三钱，速灌之，少顷，则儿头直而到门矣。眉批：转头丹。倘久之不顺，再将前药服之，不可止也。若儿头既已到门，久而不下，此交骨不开之故，速用柞木枝一两，当归二两，川芎一两，人参一两，煎汤服之。少顷，必然一声响亮，儿即生矣。眉批：夺门丹。真至神至奇之方也。倘儿头不下，万万不可用柞木枝，盖此味专开交骨，儿未回头，而儿门先开，亦死之道，故必须儿头到门，而后可用此方也。此产前之法，必当熟悉于胸中，而后临产不致仓皇。

张公曰：产前无白带也，有，则难产之兆。即幸而顺生，产后亦有血晕之事。方用黑豆三合，煎汤二碗，先用一碗，入白果十个，红枣二十个，熟地一两，山茱萸四钱，茯苓三钱，泽泻二钱，丹皮二钱，山药四钱，薏仁四钱，加水二碗，煎服。眉批：束带汤。一剂止，二剂永不白带，亦通治妇人之诸带，无不神效。

小产之症，非产前也，然非正产之症，亦可作产前治。如人不正产而先产者，名曰小产。虽无大产之虚，而气血亦大伤矣。宜急补之，则日后坐胎，不至再有崩漏。用人参五钱，白术五钱，茯苓三钱，熟地一两，当归五钱，杜仲二钱，炮姜五分，水煎服。眉批：全带汤。此方乃补气补血之圣方。胞动而下，必损带脉，补其气血，则带脉损处，可以重生，他日受孕，不致有再损之虞也。

华君曰：治法与余同。然尚有二方未传，一漏胎也，一胎动也。胎动方：白术一两，熟地一两，水煎服。此方妙在用白术以利腰脐，用熟地以固根本。药品少，而功用专，所以取效神也。此方可以救贫乏之人。天师留以待予传世立功，甚矣！天师之恩德大也。方名黑白安胎散。

漏胎方亦奇绝。用白术五钱，熟地一两，三七根末三钱，水煎服。此方妙在三七根末，乃止血神品，故用之奏效如响。此方更胜安胎之药，方名止漏绝神丹。

雷公真君曰：难产，妇人之常，生子而反致死母，仁人所痛心也。但难产非儿之横逆，实母之气衰，以致儿身不能回转，于是手先出而足先堕矣。一见此等生法，绝勿惊惶，我有至神之法：口中念无上至圣化生佛百遍，儿之手足，即便缩入，急用人参一两，附子一钱，当归一两，川芎五钱，黄芪一两，煎汤饮之，儿身即顺，立刻产下。盖参芪补气，归芎补血，气血既足，儿易舒展，何必服催生之丸哉！倘不补气血，而用催生堕胎之药，必致转利转虚，不杀母必杀子矣。

胎动是热，不动是寒。热用黄芩，寒用砂仁。寒热相兼，并用砂仁、黄芩。世不察寒热，专以黄芩、砂仁为安胎圣药，亦谬矣！横生倒产，独参汤最妙，世医不知也。至有胎衣不下者，令常服参汤，或加入砂仁数分，服二三日，其衣自下。李子永识

附：胎产金丹

此丹专治妇人胎前产后，调经种子，保孕安胎，及一切虚损等症，应验如神。方用当归二两，酒洗，白茯苓二两，人乳制，人参二两，白术二两，土炒，生地四两，酒洗，煮白薇二两，洗净，人乳拌，桂心一两二钱，延胡索二两，酒拌，煮干透，蕲艾二两，醋煮，川藁本二两，水洗净，粉甘草一两二钱，酒炒，赤石脂二两，煅，水飞，川芎二两，丹皮二两，水洗晒干，沉香六钱，没药一两二钱，去油，鳖甲四两，醋炙，北五味子一两，益母草二两，取上半截童便煮，香附子四两，童便、醋、人乳、盐水、米泔水制，如内热，加青蒿二两。以上诸药，共合一处，惟人参、沉香二样另研。生地，酒煮晒干，其汁拌诸药

同。再用紫河车一具，盛竹篮内，放于长流水，浸半日，洗净，用黄柏四两，入铅球内，将黄柏与河车下，用白酒二斤，外加清水一碗，灌满铅球，仍以铅球，封口讫，外以砂锅盛水，将铅球悬于锅中，下以煤火煮两日两夜为度，取出河车、黄柏共汁，俱捣入群药内，拌匀，晒干磨面，炼蜜为丸，每丸重三钱五分，外以飞过朱砂为衣，再以蜡丸收贮。如临产，米汤化服一丸；血崩，好酒、童便化服一丸；血晕，当归、川芎汤化服一丸；胞衣不下，干姜炒黑，煎汤化服一丸即下。或小产，无论已下未下，白滚汤化服一丸，即下。以上诸症，照方调服，无不神效。

回生丹

亦专治妇人胎前产后，功效如前。方用锦纹大黄一斤，为末，苏木三两，打碎，河水五碗煎汁三碗，听用。大黑豆三升，水浸取壳，用绢袋盛壳，同豆煮熟，去豆不用。将壳晒干，其汁留用。红花三两，炒黄色，入好酒四碗，煎三五滚，去渣，存汁听用。米醋九斤，陈者佳。将大黄末一斤，入净锅，下米醋三斤。文火熬之，以长木箸不住手搅之成膏，再加醋三斤，熬之，又成；又加醋三斤，次第加毕，然后下黑豆汁三碗，再熬，次下苏木汁，次下红花汁，熬成大黄膏，取入瓦盆盛之，大黄锅粑，亦铲下，入后药同磨：人参二两，当归一两，酒洗，川芎一两，酒洗，香附一两，醋炒，延胡索一两，醋炒，苍术一两，米泔浸炒，蒲黄一两，隔纸炒，茯苓一两，乳制，桃仁一两，去皮、尖、油，川牛膝五钱，酒洗，甘草五钱，炙，地榆五钱，酒洗，川羌活五钱，广橘红五钱，白芍药五钱，酒洗，木瓜三钱，青皮三钱，去穰炒，白术三钱，米泔浸炒，乌药二两半，去皮，良姜四钱，木香四钱，乳香二钱，没药二钱，益母草二两，马鞭草五钱，秋葵子二钱，怀熟地二两，酒蒸，如法制就，三棱五钱，醋浸透，纸裹煨，五灵脂五钱，醋煮化，焙干、研细，山茱萸肉五钱，酒浸蒸，捣烂入药晒。以上三十味，并前黑豆壳，共晒干为末，入石臼内，下大黄膏，拌匀，再下炼熟蜜一斤，共捣千杵，取起为丸，每丸重二钱七八分，静空阴干，须二十余日，不可日晒，不可火烘，干后只重二钱有零。镕蜡护之。用时去蜡壳调服。如临产，用参汤调服一丸，则分娩全不费力。如无参，用淡淡炒盐汤服。或横生、逆生、儿枕同治。亦有因气血虚损难产者，宜多用人参。或子死腹中，因产母染热病所致，用车前子一钱，煎汤调服一丸，或二丸，至三丸，无不下者。若因血下太早，子死，用人参、车前子各一钱，煎汤服。如无参，用陈酒少许，煎车前汤服。或胎衣不下，用炒盐少许，泡汤调服一丸，或二三丸，即下。或产毕血晕，用薄荷汤调服一丸，即醒。以上乃临产紧要关头，一时即有名医，措手不及，起死回生。此丹必须预备，胎前常服此丹，壮气养胎，滋阴顺产，调和脏腑，平理阴阳，更为神妙。室女经闭，月水不调，众疾并效。以上二方，非敢以后人鄙意妄与先圣同传，第以屡试屡验，弗忍自私，特公诸天下。苟敬谨珍重，必获奇效。倘修合之粗疏，或用引之讹谬，以致药症不合，疑悔交生，而曰药之咎也，药不受也。愿临事者慎之。

产后治法 论产后宜补 附胎产金丹 回生丹

天师曰：产后之病，不可枚举，终以补气补血为主，余未尝不可定方而概治之也。产后往往血晕，头痛，身热，腹疼，或手足逆而转筋，或心胁满而吐呕，风邪入而变为阴寒，或凉气侵而直为厥逆，皆死亡定于旦夕，而危急乱于须臾也。此时若作外症治之，药下喉即死，可不慎欤！方用人参五钱，白术五钱，熟地一两，当归二两，川芎一两，荆芥末，炒黑，二钱。此方为主，有风感之，加柴胡六分；有寒入之，加附子一钱，肉桂一钱。其余诸症，俱不可乱加，以此方服之，无不神效。但可或减分两，而不可去取药味。盖产妇一身之血，尽行崩下，皮毛腠理，如纸之薄，邪原易入，然亦易出也。故以大剂补正之中，略加祛邪之药，少粘气味，邪则走出于躯壳之外，乌可照平常无病之人，虑其邪之难散，而重用逐邪之方也！方中妙在纯是补气补血之品，全不顾邪，尽于辅正，正气既多，邪气自遁，况方中原有荆芥之妙剂，不特引气血各归经络，亦能引邪气各出皮毛，此方之所以奇而妙、妙而神也。惟有儿枕作痛，手按之少痛者，加入山楂十粒，桃仁五个，可也。一剂即去之，余药万不可轻用增入也。问：熟地三日内可服否？一日何尝不可服也？

张公曰：产后方，最定得妙。无可再传方也。

华君曰：与予异，并传子：如产后诸症，以补气血为主，方用人参三钱，当归一两，川芎五钱，荆芥，炒黑，一钱，益母草一钱，水煎服。眉批：气血兼补汤。有风加柴胡五分；有寒加肉桂一钱；血不净，加山楂十粒；血晕，加炒黑姜片五分；鼻中衄血，加麦冬二钱；夜热，加地骨皮五分；有食，加山楂五粒，谷芽一钱；有痰，少加白芥子五分。余断断不可轻入。此方纯补气血，而不治表，所以为妙。予亲治产后，无不神效。不知天师何故不传此方，而另传方与远公。想因气数之薄，而此方尚欠力量也。然亦可并传千古云。

附：胎产金丹

治产后诸症。凡产后，好酒、童便，化服一丸，诸病不生。产后经风，防风汤，化服一丸；儿枕疼者，山楂、沙糖汤，化服一丸；虚怯者，川芎、当归汤，每日服一丸，十日全愈。无子者，行经后，川芎、当归汤，服一丸，即能受孕。以上诸症，照方调服，能保命护身，回生起死，其功不能尽述。

回生丹

治产后诸症。凡产后三日，血气未定，还走五脏，奔充于肝，血晕，起止不得，眼见黑花。以滚水调服，即愈。或产后七日，血气未定，因食物与血结聚胸中，口干、心闷、烦渴，滚汤下；或产后虚羸，血入于心肺，热入于脾胃，寒热似疟，实非疟也，滚汤下；或产后败血，走注五脏，转满四肢，停留化为浮肿，渴而四肢觉寒，乃血肿，非水肿也，服此即愈；或产后败血热极，中心烦躁，言语颠狂，非风邪也，滚水下；或产后，败血流入心孔，闭塞失音，用甘菊花三分，桔梗二分，煎汤调服；或产未满月，误食酸寒坚硬之物，与血相抟，流入大肠，不得克化，泄痢脓血，用山楂煎汤调服；或生产时，百节开张，血入经络，停留日久，虚胀酸疼，非湿症也，用苏梗三分，煎汤调服；或产后月中，饮食不得应时，兼致怒气，余血流入小肠，闭却水道，小便涩结，溺血似鸡肝，用木通四分，煎汤调服；又或流入大肠，闭却肚门，大便涩难，有瘀而成块，如鸡肝者，用广皮三分，煎汤调服；或产后恶露未净，饮食寒热，不得调和，以致崩漏，形如肝色，潮湿烦闷，背膊拘急，用白术三分，广皮二分，煎汤调服；或产后，血停于脾胃，胀满呕吐，非翻胃也，用陈皮煎汤服；或产后，败血入五脏六腑，并走肌肤、四肢、面黄、口干，鼻中流血，遍身斑点，危症也，陈酒化服；或产后，小便涩，大便闭，乍寒乍热，如醉如痴，滚水调服。以上诸症，皆产后败血为害也。故此丹最有奇功。至产后一切异症，医所不识，人所未经，但服此丹，无不立安。一丸未应，二丸、三丸，必效无疑。慎之！重之！

老治法 论老人宜补肾

天师曰：老人之气血既衰，不可仍照年少人治法，故食多则饱闷，食少则困馁，食寒则腹痛，食热则肠燥。此老人最难调治，而医之用药，不可不知其方也。丸方莫妙用六味丸，加麦冬三两，北五味子一两，与之常服，则肠无燥结之苦，胃有能食之欢。此方之妙，竟可由六十，服至百年，终岁不断，常服。盖老人气血之虚，尽由于肾水之涸，六味丸妙在极补肾水，又能健脾胃之气，去肾中之邪火，而生肾中之真阳，所以老人最宜也。然而老人最不肯节饮食，又将何以治之？余今新定一方，可以统治伤食、多痰之症。方用人参五分，茯苓一钱，白芥子一钱，麦冬三钱，薏仁五钱，山药二钱，陈皮三分，麦芽五分，山楂三粒，神曲三分，萝卜子三分，甘草五分，水煎服。有火者，加元参二钱；有寒者，加肉桂五分；有痰者，加半夏五分；有食者，加山楂、麦芽；有湿者，加泽泻一钱；有暑者，加香薷五分；有燥者，加麦冬五钱、苏叶五分；不眠者，加枣仁一钱；胁痛者，加白芍三钱；心痛者，加栀子一钱；咳嗽者，加桔梗一钱；腰酸者，加熟地五钱、杜仲五钱；足无力者，加牛膝一钱，余可不必再加。老人之方如此，可悟也。

张公曰：老治之法，最平稳而妥当，不必再立方也。

华君曰：无。

更有一方，治老人不寐最妙。用六味地黄丸一料，加麦冬四两，炒枣仁五两，黄连三钱，肉桂五钱，当归三两，白芍五两，甘菊花三两，要家园自种者，白芥子二两，为末，蜜为丸，每日白滚水送下五钱，服后用饭，此方老人可服至百岁。

少治法 论少年人宜治脾胃

天师曰：少年人，血气方刚，不可动用补血，必看其强弱如何，而后因病下药，自然无差。方用厚朴一钱，茯苓三钱，陈皮一钱，甘草一钱，半夏一钱，砂仁三粒，车前子一钱。此方为主，而逐症加减，自易奏功：畏寒者，伤寒也，加桂枝一钱；畏风者，伤风也，加柴胡一钱；畏食者，伤食也，加麦芽三钱，山楂三十粒；伤酒者，加干葛一钱；畏湿者，伤湿也，加猪苓、泽泻各一钱；恶热者，伤热也，加石膏一钱；畏暑者，伤暑也，加香薷一钱；痰多者，加半夏一钱，天花粉一钱。余可照症加之。此治少年之方法，亦非无意，盖管其脾胃，则诸药虽加，而不伤胃气，故易奏功，人不可易视之也。

张公曰：少治法，亦妥妙，不必再为加减。

东南治法 论补中益气汤

天师曰：东南治者，东方之人，与南方之人同治也。东南俱系向明之地，腠理疏泄，气虚者多，且天分甚薄，不比西北之人刚劲。若照西北人治法治之，立见危殆矣。方用人参一钱，白术二钱，当归一钱五分，黄芪三钱，柴胡一钱，升麻五分，陈皮五分，甘草一钱。此补中益气汤也。以此方出入加减，无有不妙。加减法，照老少贫富治法用之。

张公曰：东南治法，以补中益气汤加减，俱得其妙，不必再言。

西北治法

天师曰：西北人赋质既坚，体亦甚壮，冷水冷饭，不时常用，始觉快然。一用热剂，便觉口鼻、双目火出，故治法与东南人迥别。方用黄连五分，黄芩一钱，栀子一钱，陈皮一钱，枳壳一钱，厚朴一钱，甘草一钱，麦芽二钱，水煎服。有食加山楂三十粒；伤食加大黄一钱；有痰加天花粉三钱；伤风加柴胡二钱；伤暑加香薷三钱；伤热加石膏五钱；怒气伤肝，加白芍五钱，余俱照病加减可也。此治西北人又如此。因其强而多用消导之品也。

张公曰：西北治法，尚可斟酌。倘健者，可加大黄一钱。

华君曰：无。

治皮毛法 论疥疮 论黄水疮 论痱疮 论紫白癜风

天师曰：皮毛治法者，感轻之症，病未深入营卫，故从皮毛上治之也。如病疥疮、黄水疮、痱疮是也。此等症，不必用汤药。疥疮，用轻粉一钱，油胡桃末三钱，不可去油，猪板油三钱，白薇末二钱，防风末一钱，苏叶末一钱，捣成圆如弹子大，擦疮处，一日即愈。

黄水疮，凡毒水流入何处，即生大水泡疮，即为黄水疮。手少动之即破。此热毒郁于皮毛也。当以汤洗之即愈。方用雄黄五钱，防风五钱，二味用水十碗，煎数沸，去渣取汁，洗疮上，即愈。

痱疮，以暑气伤热而生也，有雪水洗之更佳，随洗随灭。如不能得，有一方最妙，用黄瓜切成片，擦之即愈。此皆从皮毛治之也。

张公曰：凡人生白癜风与紫癜风者，乃暑热之时，人不知而用日晒之手巾，擦其身中之汗，便成此病。最无害而最难愈。方用苍耳子一两，防风三钱，黄芪三两，各为末，水打成丸，米汤每日早晨送下三钱，一料服完必愈。神方也。紫白癜俱效。

肌肤治法 论脓窠疮粉刺 论顽癣 论冻疮 论坐板疮

天师曰：肌肤者，虽同是皮毛，而各有治法。肌肤之病，从腠理而出，较皮毛略深，如人生脓窠疮、粉刺、顽癣之类是也。然皆气血不和，故虫得而生焉。活其气血，则病自愈。脓窠疮：用当归三钱，生地三钱，熟地三钱，白芍三钱，麦冬三钱，天门冬三钱，川芎一钱，茯苓三钱，甘草一钱，柴胡一钱，人参一钱，白术三钱，黄芪五钱，荆芥一钱，薏仁五钱，水煎服。此方妙在补气、补血之药，而略用柴胡、荆芥以发之。先服四剂，必然疮口尽加臌胀作脓。四剂后，去柴胡，加五味子五粒，又服四剂，则满身之疮如扫而愈矣。

粉刺之症，乃肺热而风吹之，多成此疵。虽无关人病，然书生娇女，各生此病，亦欠丰致。我留一方，为之添容，未为不可。方用轻粉一钱，黄芩一钱，白芷一钱，白附子一钱，防风一钱，各为细末，蜜调为丸，于每日洗面之时，多擦数遍，临睡之时，又重洗面而擦之，不须三日，自然消痕灭瘢矣。

惟有顽癣之方，最难治理，然一经我治，亦易收功。方用楝树皮一两，白薇一两，轻粉三钱，冰片一钱，生甘草一钱，蜗牛三钱，火焙干，有壳亦可用，杜大黄根一两，各为细末，先以荔枝壳扒碎其癣皮，而后以此药末，用麻油调搽之，三日即结靥而愈。此皆治肌肤之法，可以为式。

张公曰：冻疮乃人不能耐寒，而肌肤冻死，忽遇火气，乃成冻疮。耳上冻疮，必人用手去温之，反成疮也。方用黄犬屎，露天久者，变成白色，用炭火煅过，为末，再用石灰，陈年者妙，各等分，以麻油调之，敷上，虽成疮而烂，敷上即止痛、生肌，神方也。若耳上、面上虽冻而不成疮者，不必用此药，只消荆芥煎汤洗之，三日愈。坐板疮亦是肌肤之病，只消轻粉一钱，萝卜子种三钱，冰片半分，杏仁，去皮尖，十四粒，研为末，以手擦之疮口上，一日即愈。神效奇绝，无以过也。

筋脉治法 论筋病 论脉病

天师曰：筋脉者，一身之筋，通体之脉，不可有病，病则筋缩而身痛，脉涩而体重矣。然筋之舒，在于血和，而脉之平，在于气足，故治筋必须治血，而治脉必须补气。人若筋急拳缩，伛偻而不能立，俯仰而不能直者，皆筋病也。方用当归一两，白芍五钱，薏仁五钱，生地五钱，元参五钱，柴胡一钱，水煎服。此方之奇，在用柴胡一味，入于补血药之中，盖血亏则筋病，用补血药以治筋，宜矣。何以又用柴胡以舒散之？不知筋乃肝之余，肝气不顺，筋乃缩急，甚而伛偻。今用柴胡，舒其肝脉之郁，郁气既除，而又济之以大剂补血之品，则筋得其养而宽，筋宽则诸症悉愈矣。血脉不足之症，任、督、阴阳各跻经络不足，或毛发之干枯，发鬓之凋落，或色泽之不润，或相貌之憔悴，是也。此等之症，人以为气之衰也，谁知血之竭乎？法当补其血，而血不可骤补也，须缓缓补之：当归一钱，白芍三钱，川芎一钱，熟地四钱，白果五个，何首乌三钱，桑叶七片，水煎服。此汤即四物汤，妙在用白果以引至唇齿，用桑皮以引至皮毛，用何首乌以引至发鬓，则色泽自然生华，而相貌自然发彩矣。此治脉之法，人亦宜知。

张公曰：筋脉之治，予尚有二奇方传世。用当归三钱，芍药一两，熟地二两，柴胡一钱，白术五钱，肉桂一钱，白芥子一钱，水煎服。眉批：滋筋舒肝汤。此方乃肾肝同治之法。筋虽属肝，而滋肝必责之肾。今大补其肾，又加之舒肝之药，而筋有不快然以养者耶？

脉治法：当归一两，白芍三钱，生地三钱，麦冬三钱，熟地一两，万年青三分，枸杞子二钱，旱莲草一钱，花椒三分，天冬三钱，水煎服。此方药味俱是补血之品，而又上走于面，久服自然两鬓变黑，容颜润泽矣。可与天师法并传也。

华君曰：无方。乌须我有绝奇之方，世间方甚多，皆不能取效于旦夕。我之奇方，不须十天，保汝重为乌黑：熟地三两，何首乌三两，用生不用熟，用红不用白，用圆不用长。黑芝麻一两，炒，万年青二片，桑叶二两，山药三两，白果三十个，桔梗三钱，各为细末。不可经铁器，为丸。每日早饭后服一两，十日包须乌黑，乃余自立之方，治人亲验者也。

岐天师加花椒一钱。此方奇绝。华君不畏泄天机耶？

温治法 论虚劳

天师曰：温治者，不可用寒凉，又不可用辛热，不得已乃用温补之药，以中治之也。如人病虚劳，四肢无力，饮食少思，怔忡惊悸，失血之后，大汗之后是也。此等各症，俱不可用偏寒、偏热之药，必须温平之品，少少与之，渐移默夺，庶几奏效。倘以偏师出奇，必有后患。方用熟地五钱，白术五钱，茯苓五钱，白芥子五分，山药二钱，枸杞子一钱，当归一钱，枣仁五分，麦冬一钱，神曲三分，芡实三钱，水煎服。眉批：起虚汤。此方去湿之药居多，使健脾利气，生血养精，既无偏热之虞，又鲜偏寒之虑。中和纯正，久之可服，湿去则脾气自行；血足则精神自长。此温治之所以妙也。

张公曰：温治法妙，予亦有一方可存：熟地五钱，山药一钱，茯苓一钱，甘草一钱，女贞子一钱，麦冬三钱，白芍三钱，当归二钱，菟丝子一钱，枣仁一钱，远志八分，山药一钱，陈皮三分，砂仁一粒，覆盆子一钱，水煎服。眉批：温良汤。此方不凉不热，补肾、肝、肺、脾、心之五藏，而无偏重之忧。可以温治者，幸留意于此方。

华君曰：未传。

清治法 论脉燥

天师曰：清治者，不可用凉药，又不可用温补，乃改用清平之剂，故曰清治。此等病，必是肺气之燥。肺金之气一燥，即有意外之虞。若不急治，必变成肺痿、肺痈等症。盖燥极成火，自宜用凉药矣，此不可凉药者何？肺居上流，用凉药以寒肺，或药不能遽入于肺中，势必趋于脾胃，肺之热未除，而胃口反成虚寒之症，必致下泻，泻久而胃口无生气矣。胃既无生气，又何能生肺金而养肺气哉！故不若用清平之味，平补胃口，而上清肺金之气之为得也。方用元参三钱，麦冬五钱，桔梗一钱，天门冬一钱，甘草一钱，紫菀一钱，款冬花一钱，贝母一钱，苏子一钱，水煎服。眉批：清肺益气汤。此方皆一派清平之品，而专入肺金之妙剂也。久服胃既不寒，而肺金得养，又何肺痿、肺痈之生哉！故人久咳不已，即当敬服此方，万勿惑于时师，而用偏寒之药也。

张公曰：清治法，方最妙。予不能替一词。不留方。

收治法 论久嗽 久泻 久汗

天师曰：收治者，气散而收之也。如人病久嗽不已，久泻不已，久汗不已，是也。久嗽者，人无不为邪之聚也，日日用发散之剂，而不效者何？气散故耳。气散矣，而仍用散药，无怪乎经月而不效也。法当用收敛之药，一二剂，便见成功。方用人参一钱，白芍三钱，酸枣仁二钱，北五味子一钱，麦冬五钱，苏子一钱，益智仁五分，白芥子一钱。水煎服。眉批：止嗽神丹。一剂轻，二剂全愈。后服六味地黄丸，加麦冬三两，北五味子一两服之，不再发。否则不能保其不发也。盖久服散药，耗尽真阴，虽暂用收敛之药，一时奏功，而真阴既亏，腠理不密，一经风邪，最易感入。此必然之势也。服地黄丸，水足而肺金有养，腠理自密，又何患重感风邪哉！

大泻之后，必多亡阴。亡阴既多，则元阳亦脱，若不急为收止，则阴绝阳亡，可立而待。法当用止塞之品。或疑邪未尽去，如何止住其水？万一邪居中州，则腹心之患，不可不虑。其言则是，其理则非。吾言大泻者，乃纯是下清水，非言下利也。利无止法，岂泻水亦无止法乎！故人患水泻者，急宜止遏，方用白术五钱，茯苓三钱，车前子一钱，北五味一钱，吴茱萸五分，酸枣仁一钱，水煎服。眉批：分水神丹。此方止药少于补药，健脾去湿，水性分消，不收而自收也。若纯以粟壳、莺粟壳以涩止之，而不分消其滔天之势，则阻滞一时，势必溃决，反生大害矣。

大汗之病，阳气尽随汗而外越，若不急为止抑，则阳气立散，即时身死。法当以大补之剂煎饮，一线之气可留，而大汗可止。方用人参一两，或黄芪二两代之，当归一两，北五味一钱，桑叶七片，急为煎服。眉批：止汗神丹。此方即补血汤之变，妙在补气药多于补血，使气旺则血自生，血生汗可止。况方中加五味子以收汗，加桑叶以止汗，有不相得益彰者乎！倘以大汗之人，气必大喘，不可以参、芪重增其气，纯用补血之品，未为无见，然而血不可骤生，气当急固，不顾气，徒补血，未见功成，此似是而非，又不可不急辨之也。此收法宜知，医可不细加体认乎！

张公曰：俱论得畅而妙，吐泻无可再言。惟久嗽之法，吾意即宜以六味地黄汤，加麦冬、五味治之，似宜不必先用人参，以救肺气之害也。然而天师用之，必有深意，他日再敬询之。

大汗症，多系阳脱，有用大剂参附汤者。李子永识。

散治法 论散郁

天师曰：散治者，有邪而郁结于胸中，以表散之药散之也。如人头疼，身热，伤风，咳嗽，或心事不爽，而郁气蕴于中怀，或怒气不舒，而怨愤留于胁下，倘以补药温之，则愈甚矣。方用柴胡一钱，白芍三钱，薄荷一钱，丹皮一钱，当归二钱，半夏一钱，白术一钱，枳壳三分，甘草一钱，水煎服。眉批：散郁神丹。此方纯治前症，投之无不效应如响，即逍遥散变之也。开郁行气，去湿利痰，无不兼治，散之中有补之法。得补益之利，受解散之功，真药壶之妙药，刀圭之神剂也。散之方，无出其右，毋轻视之。

张公曰：固然。散之法无出其右。予再言其加入之味。如头疼加川芎一钱；目痛加蒺藜一钱，甘菊花一钱；鼻塞加苏叶一钱；喉痛加桔梗二钱；肩背痛加枳壳二钱；两手痛加桂枝一钱，两胁痛倍加柴胡、白芍；胸痛加枳壳一钱；腹痛，手不可按者，加大黄二钱；腹痛，手按之不痛者，加肉桂一钱。此加减之得宜，人亦不可不知之也。

软治法 论消痞块

天师曰：软治者，病有坚劲而不肯轻易散者，当用软治。如人生块于胸中，积痞于腹内是也。法用药以软之。心中生块，此气血坚凝之故，法当用补血、补气之中，少加软坚之味，则气血活而坚块自消。倘徒攻其块，而不知温补之药，则坚终不得消。方用人参一钱，当归一钱，白芍三钱，青盐一钱，熟地五钱，山茱萸二钱，麦冬三钱，北五味一钱，柴胡一钱，半夏一钱，附子一片，水煎服。眉批：软坚汤。此方妙在纯用补药，只加青盐一味以软坚，若无意于坚者，久之而坚自软，柔能制刚之妙法也。

痞块之坚，又不可以此法治之。盖坚在于腹中，若徒攻其坚，必致腹中不和而损伤胃气，法当用和解之中，软以治之，则坚之性可缓，而坚之形可化，坚之气可溃，坚之血可消。否则，有形之物，盘踞于中，无形之气，必耗于外，日除坚而坚终不得去也。方用白术五两，茯苓三两，神曲二两，地栗粉八两，鳖甲一斤，醋炙，人参五钱，甘草一两，白芍三两，半夏一两，白芥子一两，萝卜子五钱，厚朴五钱，肉桂三钱，附子一钱，各为末，蜜为丸。眉批：消积化痞至神丹。每日临睡送下五钱，即以美物压之。一料，未有不全愈者。此方有神功，妙在用鳖甲为君，则无坚不入。尤妙用地栗粉，佐鳖甲以攻邪，又不耗散真气。其余各品，俱是健脾、理正之药，则脾健而物自化，尤妙用肉桂、附子，冲锋突围而进，则鳖甲大军相继而入，勇不可当。又是仁者之师，贼虽强横，自不敢抵敌，望风披靡散走，又有诸军在后，斩杀无遗，剿抚并用，有不三月告捷者哉！此更软治之妙。倘不补正气，惟大黄、巴豆、两头尖、阿魏之类，直前攻坚，虽亦有得胜之时，然中州扫荡，田野萧然，终必仓空箱罄，人民匮乏之形，有数年不能培植者也。人乌可徒言攻坚哉！

张公曰：奇论不磨。如人身生块而不消者，乃气虚而痰滞也。法当补气，而不可全然消痰。痰愈消而气愈虚矣。方用人参一钱，白术五钱，薏仁五钱，茯苓三钱，黄芪五钱，防风五分，白矾一钱，白芍三钱，陈皮五分，白芥子三钱，水煎服。眉批：消补兼施汤。此方妙在补气多，而祛痰之药少，气足而痰自难留，况又有白芥子，无痰不消；白矾无坚不入，况又有白芍以和肝木，不来克脾胃之土，而土益能转其生化之机，又得薏仁、茯苓，以分消其水湿之气，何身块之不消乎！

瘰疬之块，必须软治。方用柴胡一钱，白芍五钱，茯苓五钱，陈皮五分，半夏一钱，甘草一钱，连翘一钱，香附一钱，皮硝五分，屋上瓦葱，乾者，三分，生者，用一钱，水煎服。一剂动，二剂轻，三剂少愈，四剂全愈。神方也。人参弱人加之一钱，不可多加。

坚治法 论疰夏

天师曰：坚治者，怠惰不振，用坚药以坚其气，或坚其骨也。坚气者，如人夏月无阴，到三伏之时，全无气力，悠悠忽忽，惟思睡眠，一睡不足，再睡，再睡不足，则懒于语言，或梦遗不已，或夜热不休者是也。此皆肾水泄于冬天，夏月阳胜，阴无以敌，所以如此。必须峻补其肾水，水足而骨髓充满，则骨始有力，而气不下陷矣。方用熟地一两，山茱萸四钱，北五味一钱，麦门冬三钱，白芍三钱，当归二钱，白术三钱，茯苓一钱，陈皮一钱，生枣仁二钱，芡实三钱，水煎服。方名坚软汤。得此方妙在纯是补阴，而全无坚治之法。然坚之意，已寓于中矣。盖骨空则软，补其骨中之髓，则骨不坚而坚也。此方之妙，可以治以上之气软、骨软，无不全愈，终不必再立坚骨之法也。

此亦有凡小儿十岁以上，十岁以下，天癸水未至，亦有患前症者，岂皆冬不藏精之故耶？而非然也。盖小儿最不忌口，一见瓜果、凉热之物，尽意饱啖，久则胃气弱矣，再则脾气坏矣，又肾气寒矣，遂至肾水耗去，亦如冬不藏精之症。方又不可全用前方，当以补胃、补脾、补肾三经为主，不可纯用补肾一经之味也。方用白术一钱，茯苓一钱，熟地三钱，北五味五分，麦冬一钱，当归一钱，白芍二钱，陈皮三分，山楂三粒，枳壳二分，人参五分，水煎服。眉批：健脾生水汤。一剂立愈。不必再服也。此方脾、肺、肾俱为统治，而又平肝木，肝既得养，则心亦泰然，此五脏皆用补剂，而小儿纯阳，尤易奏功。不若大人之必须多服也。夏天小儿最宜服一二剂，再无疰夏之病。此又坚治之一法。留心儿科者，幸察之。

张公曰：坚治法妙。

华君曰：君多小儿症治。

抑治法 论肺火 心火 胃火 肝火 肾火

天师曰：抑治者，抑之使不旺也。或泻其肺中之火，或遏其心中之焰，或止其胃中之气，或平其肝木之盛是也。此四经最多火而最难治。肺经之火，散之则火愈甚，抑之反胜于散之矣。盖肺经之气实，则成顽金，顽金非火不炼。然而肺乃娇脏，终不可以炼法治之，故用抑之之法。方用山豆根一钱，百部一钱，青黛一钱，黄芩一钱，天花粉二钱，桑白皮一钱，水煎服。眉批：养肺汤。此方专抑肺金之气，而又不伤气，则肺金有养，自然安宁。倘全以寒凉之药降之，则又不可，盖肺乃娇脏，可轻治而不可重施。以轻清下降之味，少抑其火，则胃气不升，心火少敛，肺经煅炼，必成完器。又何必用大散之药哉！

心中之焰，非黄连不可遏，徒用黄连而不加泻木之品，则火虽暂泻而又旺。方用黄连一钱，柴胡一钱，白芍三钱，菖蒲一钱，半夏一钱治之。此方用泻肝之药多于泻心，母衰则子自弱，必然之理。设不用泻木之药，而纯用泻心之黄连，则黄连性燥，转动心火，此所以心肝必须同治也。

胃中之气有余，必且久变为热。人以为我能食冷，乃气之有余也；我能消食，乃脾之健旺也；我能不畏天寒，此肾之有余也。谁知胃气之有余，本之肾水之少足，一遇风寒袭之，夏暑犯之，非变为消渴之症，必成为痿废之人，必须平日用大剂六味地黄丸吞服，自然气馁而火息，胃平而热除也。无如世人不信，自号曰强，不肯多服，又托言我不能吞丸药，下咽则吐，不听仁人之语，因循不服，及至水病，则曰快与我用竹叶石膏汤，晚矣。吾今立一方，为汤药，省其不可吞服丸药。方用元参三钱，熟地五钱，麦冬三钱，北五味一钱，山茱萸三钱，山药三钱，丹皮一钱，天花粉八分，水煎服。此方乃平胃火之圣药，妙在补肾、补肺、补肝，全不纯去平胃，中州安泰，岂有阻滞、抑郁之理！自然挽输有路，搬运无虞，上不凌铄肺金，下不侵克脾土，旁不关害肝木。一方之中，众美备臻，又何患胃火之上腾哉！至于胃火既旺，或丸药原有艰难之道，世人不知，予并发明之。盖人之胃口，虽是胃土主事，其实心得肾水上滋，则水道有路，粮食搬运，而无阻隔之虞。今胃火既盛，水仅可自救于肾宫，又安能上升于咽喉、口舌之间！况丸药又是硬物，原非易得下喉，此所以不肯服，非天性不能服也。如反胃之病，食入反出，非明验欤！无肾水之人，无食以下喉，犹然吐出，盖胃中无肾水以润故耳。彼无肾水冲上，尚不能入于胃中，况又有胃火之盛，无肾水之润者，无怪乎到口难咽也。

肝木之盛，抑之之法，必须和解。然和解之中，而不用抑之之法，则火愈盛，木愈旺矣。方用白芍五钱，甘草一钱，炒栀子三钱，当归二钱，白芥子一钱，柴胡一钱，荆芥一钱，泽泻一钱，水煎服。眉批：散风汤。此方用柴荆以散肝木之气，更妙用白芍、栀子以清肝木之火，火去而木衰，此善于抑之也。

张公曰：抑治法，说得如此透辟，不刊之书，益信然也。

肾中之水，有火则安，无火则泛。倘人过于入房，则水去而火亦去，久之水虚而火亦虚，水无可藏之地，则必上泛而为痰矣。治之法，欲抑水之下降，必先使火之下温。法当仍以补水之中，而用大热之药，使水足以制火，而火足以生水，则水火有相得之美也。方用熟地三两，山茱萸一两，肉桂三钱，茯苓一两，北五味一钱，牛膝三钱，水煎服。一剂而痰即下行，二剂而痰消无迹矣。盖肉桂乃补肾中火之圣药，倘只用之以温命门，水亦可以下降，然而不补其肾宫之水，则肾宫匮乏，水归而房舍空虚，难以存活，仍然上泛。故必用补水以补火也。方用熟地、山茱，纯是补水之药，而牛膝又是引下之绝品，水有火之温，又有水之养，又有引导之使，自安然而无泛上之理也。

扬治法 论气沉血滞

天师曰：扬治者，乃气沉而不能上，血滞而不能行是也。气得扬而展舒，血得扬而活动。倘沉抑不扬，则必有呃逆、躄废之症，必用药以扬之，则气舒展而血活动也。方用当归三钱，白芍三钱，黄芪三钱，白术三钱，柴胡五分，熟地五钱，升麻五分，人参一钱，茯苓一钱，川芎一钱，水煎服。此八珍汤也。妙是血气平补，若用甘草而不用黄芪，则不是八珍汤矣。气血平补既无偏曲，而后以升麻、柴胡扬之，使血气流动，自无气并血，而成躄废之症；亦无血并气，而成呃逆之症矣。此扬治之不可废也，故又立一门耳。设只补阳而不补阴，则阳旺而阴愈消；设只补其阴而不补其阳，则阴旺而阳愈息，故必兼补之，而扬法始为有益，不可与发散之一类而并观之也。

张公曰：阐发细微，无可道。

痰治法 论治初起之痰 已病之痰 久病之痰 论老痰 顽痰

天师曰：痰治者，痰塞于咽喉之间，虽是小病，而大病实成于此。古人所以另立门以治之。然而所立之方，皆是治痰之标，不足治痰之本也。故立二陈汤以治上、中、下、新、暂、久之病，通治之而无实效也。今另立三方，一治初起之痰，一治已病之痰，一治久病之痰。痰病虽多，要不能越吾之范围也。初起者，伤风、咳嗽、吐痰是也，用半夏一钱，陈皮一钱，天花粉一钱，茯苓一钱，甘草一钱，苏子一钱，水煎服。二剂可以消痰矣。此方去上焦之痰也。上焦之痰原只在胃中而不在肺，去其胃中之痰，而肺金气肃，何致火之上升哉！已病之痰，痰在中焦也。必观其色之白与黄，而辨之最宜分明：黄者，乃火已将退也；白者，火正炽也。火炽者，宜用寒凉之品；火将退者，宜加祛逐之品。吾今立一方，俱可治之：白术三钱，茯苓五钱，陈皮一钱，甘草一钱，白芥子三钱，栀子一钱，火痰加之枳壳五分，水煎服。此方系健脾之剂，非祛痰之剂也。然而痰之多者，多由于脾气之湿，今健其脾气，则水湿之气下行。水湿既不留于脾中，又何从而上出？况又加之消痰之圣药，而痰有不安静速亡者乎？至于久病之痰，切不可以作脾湿生痰论之。盖久病不愈，未有不肾水亏损者，非肾水泛上为痰，即肾火沸腾为痰。此久病之痰，当补肾以祛逐之。方用熟地五钱，茯苓三钱，山药三钱，薏仁五钱，芡实五钱，山茱萸三钱，北五味一钱，麦冬三钱，车前子一钱，益智仁三分，水煎服。此治水泛为痰之圣药。若火沸为痰者，内加肉桂一钱。此方之妙，纯是补肾之味，而又兼祛湿之品，化痰之味。水入肾宫，自变化为真精，又安有升腾为痰者乎！此治下焦有痰之法也。有此三方，再看何症，出入加减，治痰无余事矣。

张公曰：三方极妙，可为治痰之圣方也。然予尚有方在。初起之痰，用天师方可也。已病之痰，予方亦佳。并附于后：用白术三钱，茯苓三钱，陈皮一钱，天花粉二钱，益智仁三分，人参三分，薏仁三分。有火者，加黄芩一钱；无火者，加乾姜一钱，水煎服。此方亦健脾而去湿，且不耗气，不助火之沸腾。二剂而痰症自消。久病之痰，用予六味丸汤，加麦冬、五味，实有奇功。可与天师方并传万古也。无火者，加附子、肉桂可耳。

华君曰：予尚有二方，治痰之久而成老痰者。方用白芍三钱，柴胡一钱，白芥子五钱，茯苓三钱，陈皮三分，甘草一钱，丹皮二钱，天花粉八分，薏仁五钱，水煎服。此方妙在用白芥子为君，薏仁、白芍为臣，柴胡、花粉为佐使，老痰无处可藏，自然渐渐消化。此方可用八剂，老痰无不消者，方名消渴散。又方：治顽痰成块而塞在咽喉者为顽痰，留在胸膈而不化者为老痰也。方用贝母三钱，甘草一钱，桔梗三钱，紫苑二钱，半夏三钱，茯苓三钱，白术三钱，神曲三钱，白矾一钱，水煎服。眉批：逐顽痰。此方妙在贝母与半夏同用，一燥一湿，使痰无处藏避，而又有白矾以消块，桔梗、紫苑以去邪，甘草调停中央，有不奏功如响者乎！二方亦不可废也。

火沸为痰，反加肉桂，此火不从水折也。李子永识。

火治法 论阳明胃火 论治各经之火

天师曰：火治者，治火之有余也。火症甚多，惟阳明一经最难治。前论虽悉，尚有未尽之议也。知治阳明之法，则五脏之火，各腑之火，无难专治矣。阳明本胃土也，如何有火？此火乃生于心包，心包之火，乃相火也。君火失权，则心包欺之，以自逞其炎赫之势，是必以辛凉大寒之品，大剂投之，恣其快饮，斯火得寒而少息，热得凉而略停。然必添入健胃之药，始可奏功。盖胃火之沸腾，终由于肾气之不足。去胃火，必须补胃土。然而徒补胃土，而不去水湿之痰，亦不得也。方用石膏一两，或二两，或三两，看火势之盛衰，用石膏之多寡。知母三钱，麦冬五钱，甘草一钱，糯米一合，竹叶百片，人参三钱，水煎服。方则人参竹叶石膏汤也。胃火之盛，非此汤不能平。还问其人，必大渴饮水，见其有汗如雨者，始可放胆用之，否则不可轻用。盖无汗而渴，亦有似此症者，不可不辨也。此方纯是降胃火之药，所以急救先天之肾水也。此症一日不治，即熬干肾水而不救，故不得已用此霸道之药也。倘无汗而渴，明是肾火有余，而肾水不足，又乌可复用石膏汤，以重伤其肾水乎！然则又当何方以治之？用熟地三两，山茱萸二两，北五味三钱，麦冬二两，元参一两，此方乃治似白虎症，而非胃火之热者，人更宜知之也。其余心火用黄连，肝火用栀子，肺火用黄芩，前言悉之矣，兹不再赘。

张公曰：不意吾方，得真人阐发至此，大快也。然予更有说。阳明之火，虽起于心包，实成于肝木之克之也。肝木旺，则木中有火，不特木来克土，而转来助焰。肝木之火，半是雷火，一发则震地轰天。阳明得心包之火而沸腾，又借肝木龙雷之火以震动，如何可以止遏？故轻则大渴，重则发狂也。予治此症，往往白芍加至数两，未曾传世，世所以不能发明之也。先用石膏汤以去火，随加白芍以平木，木平而火无以助焰，自然胃火孤立无援，又加麦冬以平肺金之气，则金有水润，不必取给于胃土，而胃土可以自救。况又有石膏、知母之降火哉！此狂之所以定，而热之所以除也。方用石膏一两，知母三钱，麦冬一两，半夏三钱，甘草一钱，竹叶一百片，糯米一合。先煎汤四碗，又加白芍二两同煎。眉批：法制白虎汤。此方之妙，不在石膏、知母之降胃火，妙在白芍之平肝木，使木气有养，不来克土，并不使木郁生火，以助胃火也。又妙在麦冬以清肺金，使金中有水，胃火虽炎，且去制肝，无令克土也。

华君曰：予方又不同。传远公乃专论阳明，传予乃论各经之火也。有方并传子：栀子三钱，白芍五钱，甘草一钱，丹皮三钱，元参三钱，水煎服。眉批：泻火圣补汤。心火加黄连一钱；肺火加黄芩一钱；胃火加石膏三钱；肾火加知母一钱、黄柏一钱；大肠火加地榆一钱；小肠火加麦冬三钱、天冬三钱；膀胱火加泽泻三钱。治火何以独治肝经也？盖肝属木，木易生火。故治火者首治肝，肝火一散，而诸经之火俱散。所以加一味去火之药，即可以去各经之火也。

静治法 论解火郁

天师曰：静治者，静以待之，而不可躁也。如人病拂逆之症，躁急之状，不可一刻停留，此火郁而不得舒，故尔如此。倘用寒凉之品，急以止之，则火郁于中，而反不得出。静以待之，使其燥气稍息，而后以汤药投之，任其性而无违其意，则功易奏，而病易去矣。方用白芍、当归各三钱，茯苓五钱，柴胡五分，甘草一钱，白芥子一钱，丹皮二钱，枣仁一钱，水煎服。方名静待汤。此方之妙，全无惊张之气，一味和解，火郁于肝木之中，不觉渐渐自散。此静治之妙法也。

张公曰：妙。从无医人讲至此，更欲立方而不可得。气躁乃气中有火也，亦宜以静法待之。予酌一方，用白术三钱，茯苓三钱，白芍三钱，陈皮五分，甘草五分，麦冬三钱，元参三钱，天花粉一钱，苏子一钱，水煎服。名为静气汤。此方和平安静，无惊张之气，可治心烦气动，肺燥胃干之症。

血燥乃血热之故，往往鼻衄血，心烦不寐，不能安枕，怔忡等症，亦宜以静待之。方用当归三两，芍药三钱，熟地五钱，生地三钱，丹皮一钱，地骨皮五钱，沙参三钱，白芥子一钱，甘草三钱，炒枣仁一钱，水煎服。眉批：宁血汤。此方亦无惊张之气，又加荆芥五分，血动者，最宜服之。

动治法 论治手足麻木

天师曰：动治者，因其不动，而故动之也。如双脚麻木，不能履地，两手不能执物者是也。法当用竹筒一大个，去其中间之节，以圆木一根穿入之，以圆木两头，缚在桌脚下。病人脚心，先踏竹筒而圆转之，如踏车者，一日不计其数而踏之，然后以汤药与之。方用人参一钱，黄芪三钱，当归一钱，白芍三钱，茯苓三钱，薏仁五钱，白术五钱，半夏一钱，陈皮五分，肉桂三分，水煎服。眉批：发机汤。此方俱是补药，之中妙有行湿之味。盖此等病，必湿气侵之，始成偏废，久则不仁之症成也，成则双足自然麻木。乘其尚有可动之机，因而活动之。从来足必动而治血始活，因湿侵之，遂不能伸缩如意，所以必使之动。而后可以药愈也。否则徒饮前汤耳。两手之动，又不如是。必使两人反转病人之手在背后，以木槌转棰之，棰至两臂酸麻，而后以汤药与之可愈。方用人参一钱，茯苓三钱，黄芪五钱，防风一钱，半夏一钱，羌活一钱，水煎服。眉批：发动汤。此方又妙在防风、黄芪同用，而以黄芪为君，人参为臣，祛痰、祛湿为使。又乘其动气之时与服，则易成功，否则亦正不能奏效耳。

张公曰：动治法最妙，予则更有法。于二症，尤当使人抱起坐了，以一人有力者，将其手延拳回者不已，后服天师之药更妙。可并志之。

春夏治法 论春宜理气 夏宜健脾

天师曰：春夏治者，随春夏发生之气而治之，得法也。春宜疏泄，夏宜清凉，亦不易之法也。然而舒发之中，宜用理气之药，清凉之内，宜兼健脾之剂，未可尽为舒发与清凉也。春用方：春则用人参一钱，黄芪一钱，柴胡一钱，当归二钱，白芍三钱，陈皮五分，甘草一钱，神曲五分，水煎服。眉批：迎春汤。此方有参、芪以理气，又有柴、芍、当归以养肝而舒木气，则肝不克脾土，自然得养矣。夏则用麦冬三钱，元参三钱，五味子一钱，白术五钱，甘草一钱，香薷八分，神曲三分，茯苓三钱，陈皮五分，水煎服。眉批：养夏汤。此方妙在健脾之中，而有润肺之药。脾健而肺润，又益之去暑之品，又何患暑极之侵入哉！此春夏之法，所宜知者。

张公曰：春夏治法最妙。以老幼加减法门法，通用之。妙甚。

秋冬治法 论秋宜润肺 冬宜补肾

天师曰：秋冬治者，以顺秋气之肃，冬气之寒也。然秋天而听其气肃，冬令而顺其气寒，则过于肃杀矣。法当用和平之药以调之，使肃者不过于肃，而寒者不过于寒也。秋则用麦冬五钱，北五味一钱，人参一钱，甘草一钱，百合五钱，款冬花一钱，天花粉一钱，苏子一钱，水煎服。眉批：润秋汤。此方妙在不寒不敛，不热不散，则肺金既无干燥之患，而有滋润之益，又何虑金风之凉也！冬则用白术五钱，茯苓三钱，山茱萸二钱，熟地五钱，肉桂三分，生枣仁一钱，枸杞子一钱，菟丝子一钱，薏仁三钱，水煎服。眉批：温冬饮。此方补肾之水多，补肾之火少，使水不寒而火不沸，又何虞冬令之寒哉！秋冬治法之佳妙者。

张公曰：妙。亦以老少门法加减之。

奇治法 论治奇症四十七

天师曰：奇治者，不以常法治之也。如人生怪病于腹中，或生异症于身上，或生奇形于口上是也。奇病岂是常药可治？余当以奇药治之。倘人腹中忽有应声虫，此将何法以治之乎？用杀虫药治之不应，用祛痰药治之不应，用寒药凉之又不应，用热药消之又不应。然则终何以治之哉？古人有将本草读之，而虫不应声者，用之即愈。此奇治之一法也。余别有一神奇法治之，省阅本草之劳神。用生甘草一味，加入白矾各等分。不须二钱，饮下即愈。眉批：甘白丹。盖应声出，非虫也，乃脏中毒气有祟以凭之也。用甘草以消毒，用白矾以消痰，况二物一仁一勇，余又以智用之，智、仁、勇三者俱全，祟不觉低首而却走矣。

张公曰：妙绝矣。不可思议。

天师曰：倘人身上，忽生人面疮者，有口鼻双眼之全，与之肉且能食，岂非怪病乎！而治之法奈何？世人有以贝母末敷之，而人面疮愁眉而愈，人以为此冤家债主也。而余以为不然。盖亦有祟凭焉。我有一方奇甚，效更捷于贝母。方用雷丸三钱，一味研为细末，加入轻粉一钱，白茯苓末一钱，调匀敷上即消。眉批：轻雷丸。盖雷丸此药最能去毒而逐邪，加入轻粉，深入骨髓，邪将何隐？用茯苓不过去其水湿之气耳。此中奇妙，最难言传。余不过道其理之奥妙，而不能言其治之神奇也。

倘人口中，忽生疮于舌上，吐出在外寸余，上结成黄靥，难以食物，人以为病在心也。心热故生此疮，此亦近理之谈，而不知非也。亦有祟以凭之也。方用冰片一分，入在蚌口内，立化为水。乃以鹅翎敷扫其上，立刻收入其舌，便可饮食矣。蚌乃至阴之物，以至阴攻至阴之邪，则邪自退走，况又加以冰片之辛温，逐邪不遗余力，自然手到功成也。

倘鼻中生红线一条，长尺许。少动之则痛欲死。人以为饮酒之病也，而余以为不然。亦祟也。方用硼砂一分，冰片一分，研为末，以人乳调之，轻轻点在红线中间，忽然觉有人如将病人打一拳一般，顷刻即消。奇绝之方也。眉批：冰砂丹。盖硼砂亦是杀祟之物也。

耳中闻蚂蚁战斗之声者，此则非祟，乃肾水耗尽，又加怒气伤肝所致。方用白芍三两，柴胡三钱，栀子三钱，熟地三两，山茱萸三两，麦冬一两，白芥子三钱，水煎服。眉批：止喧丹。方中纯是补肾平肝之圣药，饮之数日，其战斗之声渐远，服一月即愈。此乃奇病，而以伯道之方治之也。

耳中作痒，以木刺之尚不足以安其痒，必以铁刀刺其底，铮铮有声，始觉快然，否则痒极欲死。此肾肝之火，结成铁底于耳中，非汤药可救。余立一方，用龙骨一钱，皂角刺一条，烧灰存性，冰片三分，雄鼠胆一枚。先将前药为末，后以鼠胆水调匀，而后以人乳再调，如厚糊一般，将此药尽抹入耳孔内，必然痒不可当，必须人执其两手，痒定而自愈矣。愈后服六味丸三十斤可也。眉批：收痒丹。

如人无故见鬼，如三头六臂者，或如金甲神，或如断手无头死鬼，或黑或白，或青或红之状，皆奇病也。然此皆心虚而祟凭之。方用白术三两，苍术三两，附子一钱，半夏一两，天南星三钱，大戟一两，山茨菇一两，各为细末，加入麝香一钱，为末，做成饼子，如玉枢丹一样。眉批：石室秘丹。此方更妙于紫金锭。凡遇前病，用一饼，姜汤化开，饮之，必吐顽痰碗许而愈。

更有山魈木客，狐狸虫蛇，作祟凭身者，方用生桐油，搽其下身不便处最妙。然余更有奇法，以本人裤子包头。则妖自大笑而去，永不再犯。盖妖原欲盗人之精气也，然最喜清洁，见人污物包头，则其人之不洁可知，故弃之而去，亦因其好洁而乱之也。不成气之物，而睡梦中来压人者，亦以此法治之。

如人背脊裂开一缝，出虱千余，此乃肾中有风，得阳气吹之，不觉破裂而虱现。方用熟地三两，山茱萸三两，杜仲一两，白术五钱，防己一钱，豨莶草三钱，二剂。裂缝生虱尽死。眉批：活水止虱丹。

张公曰：方皆妙绝、奇绝。脊缝生虱方：用蓖麻三粒，研成如膏，用红枣三枚，捣成为丸，如弹子大。火烧之，熏衣上，则虱死而缝合。亦绝奇方也。真不可思议矣。蓖麻子能杀虱而去风，虱去风出，则缝自合矣。

天师曰：如人粪从小便出，小便从大便出者，此夏天暑热之症，人以五苓散治之亦妙，而予更有奇方：只用车前子三两，煎汤三碗，一气服完，即愈。

人有腹中生蛇者，乃毒气化成也。或感山岚水溢之气，或感四时不正之气，或感尸气、病气而成也。方用雄黄一两，白芷五钱，生甘草二两，各为细末。端午日修合为丸，粽子米和而丸之，如大桐子大，饭前食之，食后必作痛，用力忍之，切不可饮水，一饮水则不效矣，切记。

张公曰：生蛇腹中，以身上辨之：身必干涸如柴，似有鳞甲者，蛇毒也，最易辨。吾尚有一方，治之最验：白芷一味，为丸，每日米饮汤送下五钱，即全愈。

天师曰：生鳖者，乃饮食饥饱之时，过于多食，不能一时消化，乃生鳖甲之虫，似鳖而非鳖也。亦以前方，再用马尿一碗，加人尿半合，童便尤妙，饮之立消。雄黄乃杀蛇之药，白芷乃烂蛇之品，甘草乃去毒之剂，而马尿化鳖之圣药也。故用之随手而效耳。此则奇病而用奇药也。

人有生鸟鹊于头上臂上，外有皮一层包之，或如瘤状，或不如瘤，而皮肤高起一块者，内作鸟鹊之声，逢天明则啼，逢阴雨则叫，逢饥寒则痛疼，百药不效。必须用刀割破其皮，则鸟鹊难以藏形，乃破孔而出，宛似鸟鹊，但无羽毛耳。鸟鹊出孔之后，以前生肌散敷之，外加神膏，三日后依然生合，乃人不敬神道而戏弄之耳。此病予见之数次矣。扁鹊之治，华陀之医，皆我教之也。

如人遍身生疙疸，或内如核块，或外似蘑菇、香蕈、木耳之状者，乃湿热而生也。数年之后，必然破孔出血而死。当先用外药洗之，后用汤药消之则愈。外浴洗方：苍耳子草一斤，荆芥三两，苦参三两，白芷三两，水一大锅，煎汤倾在浴盆内，外用席围而遮之，热则熏，温则洗，洗至水冷而止。眉批：消湿汤。三日后，乃用煎方：白术五钱，薏仁一两，芡实五钱，人参一两，茵陈三钱，白芥子三钱，半夏三钱，泽泻三钱，附子一钱，黄芩三钱，水煎服。眉批：红黄霹雳散。一连十剂，自然全消无踪矣。外边亦无不消也。

如人有腹中高大，宛似坐胎者，形容憔悴，面目瘦黑，骨干毛枯，此乃鬼胎也。方用红花半斤，大黄五钱，雷丸三钱，水煎服。倾盆泻出血块如鸡肝者数百片而愈，后乃用六君子汤调治之，自然复元。此等之病，乃妇人淫心忽起，有物以凭之，才生此症。无论室女出嫁之人，生此病者，邪之所凑，其气必虚，况又起淫心，有不邪以亲邪者乎！方中妙在用红花为君，又用至半斤，则血行难止，有躍躍自动之貌。又加以大黄，走而不守之味，则雷丸荡邪之物，自然功成之速也。

如人有头角生疮，当日即头重如山，第二日即变青紫，第三日青至身上即死，此乃毒气攻心而死也。此病多得之好吃春药。盖春药之类，不过一丸，食之即强阳善战，非用大热之药，何能致此。世间大热之药，无过附子与阳起石之类是也。二味俱有大毒，且阳起石，必须火煅而后入药，是燥干之极，自然克我津液，况穷工极巧于妇女博欢，则筋骸气血俱动，久战之后，必大泄尽情，水去而火益炽矣。久之贪欢，必然结成大毒，火气炎上，所以多发在头角太阳之部位也。初起之时，若头重如山，便是此恶症。急不待时，速以金银花一斤煎汤，饮之数十碗，可少解其毒，可保性命之不亡，而终不能免其疮口之溃烂也。再用金银花三两，当归二两，生甘草一两，元参三两，煎汤，日用一剂，七日仍服，疮口始能收敛而愈。此种病世间最多，而人最不肯忌服春药也，痛哉！

脚大指生疽，亦多不救，亦可以此法治之。

张公曰：有人脚板下忽生二指，痛不可忍者，乃湿热之气结成，触犯神祇之故。方用硼砂一分，瓦葱一两，冰片三分，人参一钱，为末。眉批：消指散。以刀轻刺出血，刺在生出指上，即时出水，敷星星在血流之处，随出随糁，以血尽为度。流三日不流水矣，而痛亦少止。再用人参三钱，白术五钱，生甘草三钱，牛膝三钱，萆薢三钱，薏仁一两，半夏一钱，白芥子三钱，水煎服。眉批：化水汤。四剂可全愈，而指尽化为水矣。外用一天师膏药，加生肌散敷之，即愈矣。

如人有背上忽然疼痛，裂开一缝。撺出蛇一条，长二尺者，颇善跳跃。予亲手治之而验。其症必先背脊疼甚，而又无肿块，久则肿矣，长有一尺许一条，直似立在脊上。予乃用刀，轻轻破其皮而蛇忽跳出，其人惊绝。予乃用人参一两，半夏三钱，南星三钱，附子一钱，治之忽苏，生肌散敷其患处而愈。予问其何故而背忽痛耶？彼人云：我至一庙，见塑一女娘，甚觉美丽非常，偶兴云雨之思，顿起脊背之痛，今三月以来，痛不可忍。若有蛇钻、毒刺光景。余心疑似生怪物，见其人又健壮，故用刀刺开皮肉，不意蛇出，而人竟死也。予随用三生饮救之而愈。可立医案，以见病之奇，而神道之不可玩也。

又有七孔流血者，亦肾虚热也。用六味地黄汤，加麦冬三钱，五味子一钱，骨碎补一钱治之。

天师曰：如人有足上忽毛孔标血如一线者，流而不止即死。急以米醋三升，煮滚热，以两足浸之，即止血。后用人参一两，当归三两，川山甲一片，火炒为末，煎参归汤，以川山甲末调之而饮，即不再发。眉批：杜隙汤。此症乃酒色不禁，恣意纵欲所致。世上人多有之，方书不载。今因陈子之问，而立一奇方也。凡有皮毛中出血者，俱以此方救之，无不神效。脐中出血，亦是奇症，然法不同，用六味汤加骨碎补一钱，饮之即愈。如齿上出血，亦以此方投治。盖脐、齿亦俱是肾经之位，而出血皆是肾火之外越也。六味汤滋其水，则火自息焰矣。骨碎补端能止窍，补骨中之漏者也，故加入相宜耳。

如有人觉肠胃中痒而无处扒搔者，只觉置身无地，此乃火郁结而不散之故，法当用表散之药。方用柴胡三钱，白芍一两，甘草二钱，炒栀子三钱，天花粉三钱，水煎服，即愈。眉批：化痒汤。

如有人先遍身发痒，以锥刺之少已，再痒，以刀割之快甚，少顷又痒甚，以刀割之觉疼，必流血不已。以石灰止之，则血止而痒作。又以刀割之，又流血，又以石灰止之，止之又痒。势必割至体无完肤而后止。此乃冤鬼索命之报也。无法可救。我悯世人不知作恶误犯者亦有之，余今酌定一方救之：方用人参一两，当归三两，荆芥三钱，水煎服。眉批：救割全生汤。贫者无力买参，则用黄芪二两代之。服此药三剂，必效而痒止，痛亦平。但须对天盟誓，万勿作犯法之事，有冤仇者为之忏经礼佛，庶几不再发。否则发，不能再救。

如人有皮肤手足之间，如蚯蚓唱歌者，此乃水湿生虫也。方用蚯蚓粪敷于患处即止鸣。以水调涂之，厚一寸可也。鸣止，再用煎汤，方用：白术五钱，薏仁一两，芡实一两，生甘草三钱，黄芩二钱，附子三分，防风五分，水煎服即愈。此治湿则虫无以养，况又有生甘草以解毒、化虫，防风去风而逐瘀，附子斩关而捣邪，所以奏功如神也。

如有人臂上忽生头一个，眼耳口鼻俱全。且能呼人姓名。此乃债主索负之鬼，结成此奇病也。方用人参半斤，贝母三两，白芥子三两，茯苓三两，白术五两，生甘草三两，白矾二两，半夏二两，青盐三两，各为末，米饭为丸，每日早晚，白滚水送下各五钱，自然渐渐缩小而愈。病奇而方神也。此症初起之时，必然臂痛发痒，以手搔之，渐渐长大，久则渐渐露形大如茶钟，但无头发须眉而已。如用刀割之，立刻死亡不救。服吾药后，亦以忏经念佛为妙。

如人舌吐出，不肯收进，乃阳火盛强之故。以冰片少许点之即收。眉批：全舌散。后用黄连三钱，人参三钱，菖蒲一钱，柴胡一钱，白芍三钱，水煎服，二剂可也。

如人舌缩入喉咙，不能语言者，乃寒气结于胸腹之故，急用附子一钱，人参三钱，白术五钱，肉桂一钱，干姜一钱治之，则舌自舒矣。

如人舌出血如泉者，乃心火旺极，血不藏经也。当用六味地黄汤加槐花三钱，饮之立愈。

有人唇上生疮，久则疮口出齿牙于唇上者，乃七情忧郁，火动生齿，奇症也。方用柴胡三钱，白芍三钱，黄连一钱，当归三钱，川芎一钱，生地三钱，黄芩一钱，天花粉二钱，白果十个，水煎服。外用冰片一分，僵蚕末一钱，黄柏，炒，为末，三钱，糁之自消齿矣。

人掌中忽高起一寸，不痛不痒，此乃阳明经之火，不散而郁于手也。论理该痛痒，而今不痛痒，不特火郁于腠理，而且水壅于皮毛也。法当用外药消之。盖阳明之火盛，必然作渴，引饮不休，今又不渴，是胃中之火尽散，而流毒于掌中。必其人是阳明之火盛，手按于床席之上，作意行房，过于用力，使掌上之气血不行，久而突突而高也。不痛不痒，乃成死肉矣。方用附子一个，煎汤，以手渍之，至凉而止。如是者十日，必然作痛，再渍必然作痒，又渍而高者平矣。盖附子大热之物，无经不入。虽用外渍，无不内入者也。倘以附子作汤饮之，则周身俱热，又引动胃火，掌肉不消，而内症蜂起，予所以外治而愈也。或附子汤中，再加轻粉一分，引入骨髓，更为奇效耳。

有人鼻大如拳，疼痛欲死，此乃肺经之火热，壅于鼻而不得泄，法当清其肺中之邪，去其鼻间之火可也。方用黄芩三钱，甘草三钱，桔梗五钱，紫苑二钱，百部一钱，天门冬五钱，麦冬三钱，苏叶一钱，天花粉三钱，水煎服。眉批：解壅汤。四剂自消。此方全在群入肺经，以去其火邪，又何壅肿之不消耶？此奇病而以常法治之者也。

男子乳房，忽然壅肿如妇人之状，扪之痛欲死，经岁经年不效者，乃阳明之毒气，结于乳房之间也。然此毒非疮毒，乃痰毒也。若疮毒不能经久，必然外溃。今经岁经年，壅肿如故，非痰毒而何？法当消其痰，通其瘀，自然奏功如响矣。方用金银花一两，蒲公英一两，天花粉五钱，白芥子五钱，附子一钱，柴胡二钱，白芍三钱，通草三钱，木通一钱，炒栀子三钱，茯苓三钱，水煎服。眉批：化圣通滞汤。此方妙在金银花与蒲公英，直入阳明之经，又得清痰通滞之药为佐，附子引经，单刀直入，无坚不破，又何患痰结之不消？或疑附子大热，诸痛皆属于火，似不可用，殊不知非附子不能入于至坚之内，况又有栀子、芍药之酸寒，虽附子大热，亦解其性之烈矣，又何疑于过热哉！

人脚板中，色红如火，不可落地，又非痰毒，终岁经年不愈。此病亦因人用热药，立而行房，火聚于脚心而不散，故经岁经年不愈也。法当用内药消之。若作外治，必然烂去脚板。方用熟地三两，山茱萸五钱，北五味三钱，麦冬一两，元参一两，沙参一两，丹皮三钱，甘菊花五钱，牛膝三钱，金钗石斛一两，茯苓五钱，泽泻三钱，车前子三钱，萆薢二钱，水煎服。眉批：祛火丹。十剂消，二十剂全愈。然须忌房事三月，否则必发，发则死矣。慎之哉！

人有手足脱下，而人仍不死之症，此乃伤寒之时口渴，过饮凉水，以救一时之渴，孰知水停腹内，不能一时分消，遂至四肢受病，气血不行，久而手足先烂，手指与脚指堕落，或脚指堕落之后，又烂脚板，久之连脚板一齐堕落矣。若有伤寒口渴，过饮凉水者，愈后倘手足指出水者，急用吾方，可救指节脚板之堕落也。方用薏仁三两，茯苓二两，肉桂一钱，白术一两，车前子五钱，水煎服。一连十剂，小便大利，而手脚不出水矣。永无后患，不必多服。

更有人手指甲尽行脱下，不痛不痒，此乃肾经火虚，又于行房之后，以凉水洗手，遂成此病。方用六味汤，加柴胡、白芍、骨碎补治之而愈。

有人指缝流血不止，有虫如蜉蝣之小钻出，少顷即能飞去。此症乃湿热生虫也。然何故生虫而能飞耶？盖不只湿热，而又带风邪也。凡虫感风者，俱有羽翼能飞，安在人身得风之气，转不能飞也？方用茯苓三钱，黄芪五钱，当归三钱，白芍三钱，生甘草三钱，人参一钱，柴胡一钱，荆芥一钱，熟地五钱，川芎一钱，白术三钱，薏仁五钱，水煎服。此方之妙，全不去杀虫，而但补其气血，而佐之去湿去风，人身气血和，自不生虫；补气血之和，则虫自无藏身之窟，况又逐水消风，虫更从何处生活耶？此方之所以平而奇也。服四剂，则血不流，而虫不出。再服四剂，手指完好如初矣。

人有喉患大肿，又非瘿瘤，忽痛忽不痛，外现五色之纹，中按之半空半实，此乃痰病结成，似瘤非瘤，似瘿非瘿也。方用海藻三钱，半夏三钱，白芥子三钱，贝母三钱，南星三钱，人参三钱，茯苓五钱，昆布一钱，附子一分，桔梗三钱，甘草一钱，水煎服。此方乃消上焦之痰圣药也。又有海藻、昆布以去其瘿瘤之外象，消其五色之奇纹，妙在消痰而仍不损气，则胃气健而痰易化也。一剂知，二剂消大半，三剂则全消，四剂永不再发。此方兼可治瘿症，神效。

人有脐口忽长出二寸，似蛇尾状而又非蛇，不痛不痒，此乃祟也。然亦因任、带之脉，痰气壅滞，遂结成此异病也。人世之间，忽生此病，必有难喻之灾。盖人身而现蛇龟之象，其家必然败落，而时运亦未必兴隆也。法当以硼砂一分，白芷一钱，雄黄一钱，冰片一分，麝香一分，儿茶二钱，各为末，将其尾刺出血，必然昏晕欲死，急以药点之，立刻化为黑水，急用白芷三钱，煎汤服之而愈。倘不愈，则听之，不可再治。盖妖旺非药能去之，非前世之冤家，即今生之妖孽也。

人有粪门内，拖出一条似蛇非蛇，或进或出，便粪之时，又安然无碍，此乃大肠湿热之极，生此怪物，长于直肠之间，非蛇也，乃肉也。但伸缩如意，又似乎蛇。法当内用汤药，外用点药，自然消化矣。内用当归一两，白芍一两，枳壳一钱，槟榔一钱，萝卜子三钱，地榆五钱，大黄一钱，水煎，饭前服之。二剂后，外用冰片点之。先用木耳一两，煎汤洗之，洗后将冰片一分，研末而扫，扫尽即缩进而愈。眉批：逐邪杀蛇丹神验。

亦有人粪门生虫，奇痒万状，似人之势，进出而后快者，此乃幼时为人戏耍，乘风而入之，以见此怪症也。以蜜煎成为势一条，用蛇床子三钱，生甘草一钱，楝树根三钱，各为细末，同炼在蜜内，导入粪门，听其自化。一条即止痒而愈，神方也。

人有小便中，溺五色之石。未溺之前痛甚，已溺之后，少觉宽快。此即石淋也。交感之后入水，或入水之后交感，皆有此症。方用熟地三两，茯苓五两，薏仁五两，车前子五两，山茱萸三两，青盐一两，骨碎补二两，泽泻三两，麦冬五两，芡实八两，肉桂三钱，各为末，蜜为丸，早晚白滚水吞下各一两，十日必无溺石之苦矣。眉批：消石神丹。此症成之最苦，欲溺而不溺，不溺而又欲溺，尿管中痛如刀割，用尽气力，只溺一块，其声铮然，见水不化，乃膀胱之火，熬煎而成此异病也。其色或红或白，或黄或青或黑不一，总皆水郁而火煎之也。此方之妙，全不去治石淋，而转去补肾水之不足，水足而火自消，火消而水自化，其中有奥妙之旨也。倘治膀胱，则气不能出，又何以化水哉！

人有脚肚之上，忽长一大肉块，如瘤非瘤，如肉非肉，按之痛欲死。此乃脾经湿气，结成此块，而中又带火不消，故手不可按，按而痛欲死也。法宜峻补脾气，而分消其湿为是。然而外长怪状，若在内一时消之，恐不易得，当用内外夹攻之法，自然手到病除。内服方：用白术一两，茯苓三钱，薏仁一两，芡实一两，泽泻五钱，肉桂五分，车前子三钱，人参三钱，牛膝二钱，萆薢三钱，白矾三钱，陈皮二钱，白芥子三钱，半夏二钱，水煎服。眉批：消湿化怪汤。二剂后，用蚯蚓粪一两，炒，水银一钱，冰片五分，硼砂一分，黄柏五钱，炒，儿茶三钱，麝香五分，各为细末，研至不见水银为度，将此药末，用醋调成膏，敷在患处，一日即全消矣。眉批：消块神丹。神效之极也。此膏可治凡有块者，以此内外治之，无不效应如响。

人腰间忽长一条肉痕如带，围至脐间，不痛不痒。久之，饮食少进，气血枯槁。此乃肾经与带脉不和，又过于行房，尽情纵送，乃得此疾。久之，带脉气衰，血亦渐耗，颜色黯然。虽无大病，而病实笃也。法当峻补肾水，而兼补带脉，自然身壮而形消。熟地一斤，山萸肉一斤，杜仲半斤，山药半斤，白术一斤，破故纸三两，白果肉三两，炒当归三两，白芍六两，车前子三两，各为末，蜜为丸，眉批：灭痕丹。每日早晚各服一两，十日后觉腰轻，再服十日，其肉浅淡，再服全消，不须二料也。然必须忌房事者三月，否则无效。此方乃纯补肾经而少兼任、带脉也。任、带之病，而用任带之药，何愁不建功哉！

有人眼内长肉二条，长一寸，如线香之粗，触出于眼外，此乃祟也。虽是肝胆之火，无祟则不能长此异肉。法当药点之：冰片一分，黄连一分，硼砂半分，甘草一分，各为细末，无声为度。用人乳调少许，点肉尖上，觉眼珠火炮出。一时收入而愈。眉批：去刺全目丹。更须服煎药，用白芍五钱，柴胡一钱，炒栀子三钱，甘草一钱，白芥子三钱，茯苓三钱，陈皮一钱，白术三钱，水煎服。眉批：舒郁全睛丹。此方妙在舒肝胆之气，而又泻其火与痰，则本源已探其骊珠，又何愁怪肉之重长耶！

人身忽长鳞甲于腹间胁上，此乃妇人居多，而男子亦间生焉。盖孽龙多化人，与妇人交，即成此症。而男子与龙合，亦间生鳞甲也。此病速治为妙，少迟则人必变为龙矣。今先传一方，用雷丸三钱，大黄三钱，白矾三钱，铁衣三钱，雄黄三钱，研末，各为末，枣肉为丸。眉批：黄雷丸。凡得此病，酒送下三钱，立时便下如人精者一碗。胸中便觉开爽，再服三钱，则鳞甲尽落矣。远公，吾传术至此，非无意也，汝将来救人不少，此方之妙，妙在雷丸无毒不散，而龙又最恶雄黄，故相济而成功，又何疑哉！况各药又皆去毒、去水之品乎！此方之最神最奇者也。

此书无一症不全，无一论不备，真天地之奇宝，轩岐之精髓也。善用之成医之圣，岂但良医而已哉！愿远公晨夕研究，以造于出神入化耳。吕道人又书。

华君曰：奇病尚有数症未全，我今尽传无隐。人手上皮上现蛇形一条，痛不可忍，此蛇乘人之睡，而作交感于人身，乃生此怪病。服汤药不效。以刀刺之，出血如墨汁。外用白芷为末，糁之少愈。明日又刺，血如前，又以白芷末糁之，二次化去其形。先刺头，后刺尾，不可乱也。

尚有一症更奇。喉中似有物行动，吐痰则痛更甚。身上皮肤开裂，有水流出，目红肿而又不痛。足如斗肿，而又可行。真绝世不见之症。此乃人食生菜，有蜈蚣在叶上，不知而食之。乃生蜈蚣于胃口之上，入胃则胃痛，上喉则喉痛，饥则痛更甚也。方用鸡一只，煮熟，五香调治，芬馥之气逼人，乘人睡熟，将鸡列在病人口边，则蜈蚣自然外走。倘有蜈蚣走出，立时拿住，不许其仍进口中。或一条，或数条不等，出尽自愈。大约喉间无物走动，则无蜈蚣矣。然后以生甘草三钱，薏仁一两，茯苓三两，白芍五钱，当归一两，黄芪一两，防风五分，荆芥一钱，陈皮一钱，水煎服。眉批：全肤汤。十剂，则皮肤之裂自愈，而双足如斗亦消矣。盖蜈蚣在上焦，非药食能杀，因药下喉，即至胃中，而蜈蚣却在胃口之上，故不能杀之也。所以引其外出，然后以药调治其气血自愈。皮肤开裂者，乃蜈蚣毒气，盘踞肺边，肺主皮毛，故皮肤开裂。两足如斗，足乃肾之部位，肺居上，为肾之母，母病则子亦病。然肾水终是不乏，而毒气留于肾部，故足之皮大而浮，非骨之病也，所以能走耳。眼属肝，肝受肺气之毒，熏蒸而红肿矣。

更有奇症，人有胃脘不时作痛，遇饥更甚，尤畏大寒，日日作楚。予以大蒜三两捣汁灌之，忽吐蛇一条，长三尺而愈。盖蛇最畏蒜气，此予亲手治人者。

更有人忽头面肿如斗大。看人小如三寸，饮食不思，呻吟如睡，此痰也。用瓜蒂散吐之，而头目之肿消。又吐之，而见人如故矣。后用人参、白术各三钱，茯苓三钱，甘草一钱，陈皮五分，半夏三钱，水煎服。眉批：天师曰：此亦邪气凭之迫。三剂愈。

更治陈登之病，中心闷甚，面赤不能饮食。予谓有虫在胸中，必得之食腥也。以半夏三钱，瓜蒂七个，甘草三钱，黄连一钱，陈皮一钱，人参三钱，吐之，眉批：加味瓜蒂散。吐虫三升，皆赤头而尾如鱼。予谓能断酒色，可长愈，否则三年后，必病饱满而死。登不听吾言，三年果死。

相传：华真人治一人，被犬咬其足指，随长一块，痛痒不可当。谓：疼者，有针十个；痒者，有黑白棋子二枚，以刀割开取之，果然否？真人云：并无此事，后人附会之也。更治一人，耳内忽长肉一条，手不可近，色红带紫。予曰：此肾火腾烧于耳也。用硼砂一分，冰片一分，点之，立化为水。后用六味地黄丸，大料饮之，服二料全愈。

张公曰：人大腿肿痛，坚硬如石，疼苦异常，欲以绳系足，高悬梁上，其疼乃止，放下疼即如砍。腿中大响一声，前肿即移大臀之上，肿如巴斗，不可着席，将布兜之悬挂，其疼乃可。此亦祟凭之也。方用生甘草一两，白芍三两，水煎服。盖生甘草，专泻毒气，白芍平肝木以止痛也，痛止则肿可消，毒出则祟可杜也。

人有心窝外忽然生疮如碗大，变成数口，能作人声叫喊。此乃忧郁不舒，而祟凭之也。用生甘草三两，人参五钱，白矾三钱，茯神三钱，金银花三两，水煎服，即安不鸣矣。再用二剂即愈。盖甘草消毒，人参、茯神以安其心，白矾以止其鸣，金银花以解其火热，故易于奏功也。

平治法 论气虚 血虚 肾虚 胃虚 脾虚诸用药方

天师曰：平治者，平常之病，用平常之法也。气虚者，用六君子、四君子汤；血虚者，用四物汤；肾虚无火者，用八味汤；肾虚有火者，用六味地黄汤；肺虚者，用生脉散；心虚者，用归脾汤或天王补心丹；肝虚者，用建中汤；胃虚者，用四君子汤；脾虚者，用补中益气汤；郁症，用逍遥散；伤风，用小柴胡汤或参苏饮；有热者，用二黄汤；胃热甚者，用竹叶石膏汤。诸如此类，俱可以平常法治之，何必出奇炫异哉！此平治之宜知也。

奇治法 奇音基 论单味治病

天师曰：奇治者，可以一味而成功，不必更借重二味也，故曰奇治，非奇异之奇也。如吐病用瓜蒂散，只用瓜蒂一味足矣，不必再添别药，反牵制其手也。如泻病，只用车前子一两，饮之即止水泻是也，不必更加别药，以分消之也。又如气脱、吐血等症，只要一味独参汤治之是也。又如腰痛不能俯仰，用白术四两，酒二碗，水二碗，煎汤饮之，即止疼痛，不必更加他药也。眉批：伸腰散。盖瓜蒂专能上涌，若杂之他药，反不能透矣。譬如人善跳跃，一人牵扯其身，转不自如。车前子性滑，而能分水谷，倘兼附子他药，又如人善入水者，一人牵其足，则反下沉。人参善能补气，接续于无何有之乡，加之别药，则因循宛转。所以可以专用，而不可以双用也。此奇治之宜知者。

偶治法 论双味治病

天师曰：偶治者，方中不能一味奏功，乃用二味兼而治之也。如吐血，用当归、黄芪之类；中寒，用附子、人参之类；中热用元参、麦冬之类是也。夫吐血，则必血虚，用当归一味以补血足矣。何以又佐之黄芪也？盖血乃有形之物，不能速生，必得气旺以生血，故必用黄芪以补其气也。夫中寒之症，阴寒逼人，阳气外越，祛寒用附子足矣，必加之人参者，何也？盖元阳既不归合，则一线之气，在若存若亡之间，不急补其气，则元阳出走而不返矣，故必兼用人参，以挽回于绝续之顷也。夫中热之症，上焦火气弥漫，不用降火之品，何能救焚？似乎用元参以退其浮游之火足矣，何以加入麦冬？盖胃火沸腾，则肺金自燥，胃口自救不暇，又何以取给以分润肺金之气？故必用麦冬以润之，则肺足以自养，不藉胃土之奉膳，则胃土足以自资，而火自然可息。此皆偶治之妙法，谁能知其奥耶？举三方可通其余。至于三之、四之、至于十之外，均可于偶方之法广悟也。

形治法 论目痛 头痛 手痛 脚痛

天师曰：形治者，四肢头面，有形可据而治之也。如见其目痛，则治目；见其头痛则治头；见其手痛则治手；见其脚痛则治脚也。其病见之形象，何必求之于无形？此形治之宜审也。审何经之病，用何经之药，自然效应。如手之麻木，乃气虚而风湿中之，必须用手经之药引入手中，而去风去湿之药，始能有效。否则，亦甚无益。倘舍外形之可据，而求内象之无端，无怪其不相入也。方用白术五钱，防风五分，黄芪五钱，人参二钱，陈皮五分，甘草一钱，桂枝五分，水煎服。眉批：逐虚汤。方中黄芪、人参、白术，俱补气去湿之药，防风乃去风之品，然必得桂枝，始能入于手经也。经络既清，自能奏功，举一而可类推，愿人审诸。

张公曰：天师太略。予补一二可也。脚痛之症最多，而最难治。盖脚乃人身之下流，水湿之气一犯，则停蓄不肯去。须提其气，而水湿之气始可散也。今人动以五苓散治湿，亦是正经，然终不能上升，而尽去其湿也。予今立一方，可以通治湿气之侵脚者。方用人参、白术各三钱，黄芪一两、防风一钱，肉桂一钱，薏仁五钱，芡实五钱，陈皮五分，柴胡一钱，白芍五钱，半夏二钱，水煎服。眉批：升气去湿汤。此方乃去湿之神剂，防风用于黄芪之中，已足提气而去湿，又助之柴胡以舒气，则气更升腾，气升，则水亦随之而入于脾矣。方中又有白术、芡实、薏仁，俱是去水去湿之圣药，有不奏功如响者乎！凡有湿病，幸以此方治之。

目之红肿也，乃风火入于肝胆之中，湿气不散，合而成之也。初起之时，即用舒肝舒胆之药，而加之去湿散火之品，自然手到功成。无如人只知散邪，而不知合治之法，所以壅结而不能速效。少不慎疾，或解郁于房闱，或留情于声色，或冒触于风寒，遂变成烂眼流泪之症，甚则胬肉攀睛有之。吾今定一方，即于初起之三五日内，连服二剂，即便立愈。方用柴胡三钱，白芍三钱，白蒺藜三钱，甘菊花二钱，半夏三钱，白术五钱，荆芥一钱，甘草一钱，草决明一钱。水煎服。眉批：清目散。一剂轻，二剂愈。有热者，加栀子三钱；无热者，不必加入。此方之妙，在火、风、湿同治，而又佐之治目之品，所以药入口而目即愈也。其余有形之治，可以类推。

气治法

论气逆痰滞　论气虚痰多
气虚痰寒　气虚痰热

天师曰：气治者，气病实多，吾亦举其大者言之。

如气逆痰滞是也。夫痰之滞，非痰之故，乃气之滞也。苟不利气，而惟治痰，吾未见痰去而病消也。方用人参一钱，白术二钱，茯苓三钱，陈皮一钱，天花粉一钱，白芥子一钱，神曲一钱，苏子一钱，豆蔻三粒，水煎服。眉批：顺气活痰汤。此方之妙，在治痰之中，而先理气，气顺则痰活，气顺则湿流通，而痰且不生矣。此气治之宜知，可即一方，而无滞气之法。

张公曰：气治法甚多，天师方甚略，吾再传二方，可以悟治法矣。气虚痰多之症，痰多本是湿也，而治痰之法，又不可徒去其湿，必须补气为先，而佐以消痰之品。方用人参三钱，茯苓三钱，薏仁五钱，半夏三钱，神曲一钱，陈皮一钱，甘草一钱，水煎服。眉批：劲气消痰汤。此方虽有半夏、陈皮消痰，然而不多用人参，则痰从何消？有人参以助气，有薏仁、茯苓之类，自能健脾以去湿，湿去而痰自除矣。此气治之一法也。

更有气虚痰寒者，即用前方，加肉桂三钱，干姜五分，足矣。

有气虚痰热者，不可用此方，当用麦冬三钱，天花粉一钱，甘草一钱，陈皮一钱，白芥子一钱，茯苓二钱，神曲三分，白芍三钱，当归三钱，水煎服。眉批：消火消痰汤。此方之妙，在不燥而又是补气之剂，润以化痰，痰去而气自足也。得此二方，则治气无难矣。

暗治法 论儿门暗疾 论产门生虫 产门生疮

天师曰：暗治者，乃人生暗疾，而不可视之症，最难治而最易治也。大约暗疾，妇人居其九，或生于儿门之外，或生于儿门之中，或生于乳上，或生于脐间，或生于粪门之旁，或生于金莲之上，只可陈说，然犹有羞愧而不肯尽言者，只可意会而默思之也。患在身体之外者，必系疮疡，以疮疡前法治之，不再论也。惟是儿门之内，不可不立一方，以传行医之暗治。大约儿门内之病，非痒则痛，吾言一方。俱可兼治，取效甚神。方用当归一两，栀子三钱，白芍五钱，柴胡一钱，茯苓五钱，楝树根五分，水煎服。眉批：默治汤。此方之妙。皆是平肝去湿之品，无论有火无火，有风有湿，俱奏奇功，正不必问其若何痒、若何痛、若何肿、若何烂，此暗治之必宜知者也。有痰，加白芥子一钱；有火，加黄芩一钱；有寒，加肉桂一钱。余不必加。

张公曰：何奇至此！吾不能测之矣。

华君曰：有二法未传，我传与远公。产门内生虫方：用鸡肝一副，以针刺无数孔，纳入产门内，则虫俱入鸡肝之内矣。三副全愈，不必添入药味也。只要刺孔甚多，则虫有入路，三副后，用白芍五钱，当归五钱，生甘草三钱，炒栀子三钱，陈皮五分，泽泻三钱，茯苓三钱，白术五钱，水煎服。眉批：去湿化痰汤。四剂，不再发。

又方治产门外生疮久不愈，神效：黄柏三钱，炒为末，轻粉五分，儿茶三钱，冰片五分，麝香三分，白薇三钱，炒为末，蚯蚓粪三钱，炒，铅粉三钱，炒，乳香二钱，出油，朝脑三钱，各为末。眉批：化毒生肌散。调匀，以药末糁口上，二日即全愈，神效之极。兼可治各色之疮。无不神效。

明治法 论治疮毒 论头面上疮 论身上手足疮

天师曰：明示人之病症，而不必暗治之也。如生毒在手面，或结毒在皮肤，或生于面上，或生于颊间是也。有疮，俱照前传疮毒之法消之，但不可如发背、肺痈重症而治之也。我今再传以治小疮毒如神。方用金银花一两，当归一两，蒲公英一两，生甘草三钱，荆芥一钱，连翘一钱，水煎服。眉批：消痈汤。一剂轻，二剂消，三剂愈。此明治之妙法，人亦宜知之，不可忽也。头上最不可用升药，切记，切记。下病宜升，而上病不宜升也。头上病，最宜用降火之药。

张公曰：吾不能加一言。

华君曰：予尚有二方，一方：头面上疮，用金银花二两，当归一两，川芎五钱，蒲公英三钱，生甘草五钱，桔梗三钱，黄芩一钱，水煎服。眉批：上消痈疮散。一剂轻，二剂全消，不必三剂。一方，治身上手足之疮疽，神效：金银花三两，当归一两，生甘草三钱，蒲公英三钱，牛蒡子二钱，芙蓉叶七个，无叶时，用梗三钱，天花粉五钱，水煎服。眉批：消痈万全汤。一剂即消，二剂全愈。神方也。与远公方各异，不知何故。天师曰：二方俱神效，并传可也。

卷之五书集

山阴陈士铎远公甫敬习
义乌 金以谋孝芑甫订定
李祖咏子永甫参考

久治法 论虚寒久治

天师曰：久治者，日久岁长而治之也。此乃寒虚之人，不可日断药饵，如参、苓、芪、术之类，日日煎饮始好，否则即昏眩怔忡是也。方用人参一钱，白术二钱，黄芪二钱，茯苓二钱，甘草五分，白芥子一钱，神曲五分，肉桂一分，麦冬二钱，北五味三分，苏子五分，水煎服。眉批：久道汤。心不宁，加生枣仁一钱；不寐，加熟枣仁一钱，远志一钱；饱闷，加白芍二钱；口渴，加当归二钱，熟地三钱；梦遗，加芡实三钱，山药三钱；饮食不开加麦芽一钱，山楂三四粒；有痰，加半夏五分；咳嗽，加桔梗一钱；有浮游之火，加元参二钱；头疼，加蔓荆子七分，或川芎一钱；有外感，加柴胡一钱；鼻塞，加苏叶一钱；目痛，加柴胡一钱；心微痛，加栀子五分；胁痛，加芍药一钱；腹痛，加肉桂三分。此久治之法。

张公曰：妙极。

暂治法 论伤风 伤食 伤暑 伤湿

天师曰：暂治者，乃强壮之人，素不服药，一朝得病，用药暂治之也。如人外感伤寒，用伤寒专门治之，兹不再赘。其余伤风、伤食、伤暑、伤湿，俱可以暂治而愈。伤风则用柴胡三钱，荆芥一钱五分，白芍三钱，苍术五分，茯苓二钱，炒栀子二钱，枳壳一钱，丹皮一钱，白芥子一钱，水煎服。眉批：祛风散。此方发散之药虽重，然因其素不患病，则腠理必密，故以重剂散之。然方中有健脾之药，正不必忧散药之太重也。如伤食作痛，胸腹胞闷填胀，欲呕而不得，方用白术三钱，枳壳二钱，山楂三十粒，麦芽三钱，半夏一钱，甘草一钱，砂仁三粒，厚朴一钱，水煎服。眉批：化食汤。此方纯是攻药，而不至消气，妙用白术为君，故不消气而转能消食。然亦因其形壮体健而用之，倘体弱久病之人，不敢以此方投之。

伤暑者，乃暑气因其劳而感之，必非在高堂内、寝之中而得之也。方用香薷二钱，青蒿五钱，石膏一钱，干葛一钱，车前子一钱，茯苓三钱，白术一钱，厚朴一钱，陈皮一钱，甘草一钱，水煎服。眉批：解暑神奇丹。此方纯是解暑之药，亦因其气壮而用之。气虚人最忌。

伤湿之症，两足浮肿，手按之必如泥，乃湿侵于脾也。急用茯苓五钱，猪苓三钱，白术三钱，泽泻三钱，肉桂二分治之。亦因其体壮气盛而用之。倘气虚还须斟酌。此皆暂治之法。

远治法 论中风 臌胀 痿症 食炭

天师曰：远者，病得之年远，而徐以治之也。如中风已经岁月，臌胀已经年许，痿症而卧床者三载，如癫痫、食炭数年是也。此等之症，卧床既久，起之最难卒效。然而治之得法，亦可起之于旦夕。如中风手足不仁，不能起立行步者，但得胃气之健，而手足不致反张，便足躄者，皆可起之。方用人参五两，白术半斤，薏仁三两，肉桂三钱，附子一钱，茯苓一两，半夏一两，南星三钱，水二十碗，煎四碗，分作二次服。眉批：回生神丹。早晨服二碗，即卧，上以绵被盖之，令极热，汗出如雨，任其口呼大热，不可轻去其被，任其自干。再用后二碗，晚服，亦盖之如前，不可轻去其被，一夜必将湿气冷汗尽行外出，三日可步履矣。后用八味地黄丸四料为丸，服完，永不再发。

臌胀经年而不死者，必非水臌。水臌之症，不能越于两年，未有皮毛不流水而死者。今二三年不死，非水臌，乃气臌、血臌、食臌、虫臌也。但得小便利而胃口开者，俱可治。方用茯苓五两，人参一两，雷丸三钱，甘草二钱，萝卜子一两，白术五钱，大黄一两，附子一钱，水十碗，煎汤二碗。眉批：消臌至神汤。早服一碗，必然腹内雷鸣，少顷，必下恶物满桶，急拿出倾去，再换桶，即以第二碗继之，又大泻大下，至黄昏而止。淡淡米饮汤饮之。不再泻，然人弱极矣。方用人参一钱，茯苓五钱，薏仁一两，山药四钱，陈皮五分，白芥子一钱，水煎服。眉批：回春健脾丹。一剂即愈。忌食盐者一月，犯则无生机矣。先须断明，然后用药治之。

痿症久不效者，阳明火烧尽肾水也。然能不死长存者何？盖肾水虽涸，而肺金终得胃气以生之，肺金有气，必下生肾水。肾虽干枯，终有露气，夜润肾经，常有生机，故存而不死也。方用麦冬半斤，熟地一斤，元参七两，五味子一两，水二十碗，煎六碗。眉批：起废神丹。早晨服三碗，下午服二碗，半夜服一碗，一连二日，必能坐起。后改用熟地八两，元参三两，麦冬四两，北五味三钱，山茱萸四钱，牛膝一两，眉批：壮体丹。水十碗，煎二碗，早晨一碗，晚服一碗，十日即能行步，一月即平复如旧矣。盖大滋其肺肾之水，则阳明之火不消而自消矣。

癫痫之症，亦累岁经年而未愈。乃痰入于心窍之间而不能出。喜食炭者，盖心火为痰所迷，不得发洩，炭乃火之余，与心火气味相投，病人食之竟甘如饴也。方用人参一两，南星三钱，鬼箭三钱，半夏二钱，附子一钱，肉桂一钱，柴胡三钱，白芍三钱，菖蒲二钱，丹砂末二钱，先将前药煎汤二碗，分作二服，将丹砂一半调入药中，与病人服之。眉批：启迷奇效汤。彼不肯服，即以炭饴之：服了与汝炭吃，彼必欣然服之索炭也。不妨仍与之炭。第二服，亦如前法。则彼不若前之欣然，当令人急灌之，不听，不妨打之以动其怒气，怒则肝木火起以生心，反能去痰矣。皆绝妙奇法。世人未见未闻者，吾救世心切，不觉尽传无隐。此皆远治之法，最宜熟记。

张公曰：中风之有胃气，则脾健可知。但脾胃俱有根源，何难用药？天师所用之药，又是健脾之品。使脾一旺，则气益旺可知。气旺则湿自难留，方中又全是去湿之药，湿去则痰消，又有消痰之品，痰消则寒自失。而又有补火之剂，所以奏功也。然非大剂煎饮，则一抔土安能止汪洋之水，而重筑其堤岸哉？

臌胀之症，年久不死，原是可救，所以用下药以成功，非土郁之中固有水积。若果水症，早早死矣，安能三年之未死也？然而虽非水症，而水必有壅阻之病。方中仍用茯苓为君，以雷丸、大黄为佐，不治水而仍治水，所以奏功如神也。

痿症久不死，虽是肺经之润，亦由肾经之有根也。倘肾水无根，总肺金有夜气之生，从何处生起？吾见立槁而已矣。惟其有根，所以不死，故用大剂补肾之品，因之而病愈，亦因其有根可救而救之也。

癫痫之病，虽时尝食物，肠中有水谷之气，可以养生不死，亦其心之不死也。倘心早死，即无病之人，食谷亦亡，况有癫痫之症，吾见其早亡，不能待于今日。惟其中心不死，不过胃痰有碍，一时癫痫，其脾胃犹有生气也。故用人参以治心，加附子、菖蒲、肉桂温中以祛邪，加柴胡舒肝平木，加南星、鬼箭、半夏逐痰荡邪，加丹砂定魂镇魄，自然邪气少而正气多也。皆天师未言，而予发其奥妙如此。方则天师至神至奇，予不能赞一辞也。

华君曰：予无此之多，各有小异，不必尽言。只言异处可也。臌胀方不同，传余之方，乃用甘遂三钱，牵牛三钱，水三碗，煎半碗，服之。则泻水一桶。泻极，用人参一钱，茯苓三钱，薏仁一两，山药五钱，芡实一两，陈皮五分，白芥子一钱，水煎服。眉批：健脾分水汤。一剂即愈。亦忌盐一月。

痿症方亦不同：方用元参一两，熟地三两，麦冬四两，山茱萸一两，沙参三两，五味子五钱，水煎服。十日即可起床。眉批：起痿神汤。予曾亲试之，神验。不知天师，何故不传此方，而更传新方也。想天道之薄，而人身亦殊，用药更重也。

癫痫余未传方。然别有治癫之方，亦奇妙。方用柴胡五钱，白芍三两，人参一两，半夏三钱，白芥子五钱，南星三钱，用牛胆制过者，附子一钱，茯神三钱，菖蒲三钱，水十碗，煎二碗，先与一碗服之，必倦怠，急再灌一碗，必熟睡，有睡至一二日者，切不可惊醒，如死人一般，任其自醒。醒来病如失。眉批：天师曰：亦奇妙方也。二方相较彼更奇于此。即索饮食，说从前之病，不可即与饮食，饿半日，与之米粥汤，内加人参五分，陈皮五分，煎粥与之。再用人参三钱，白术一两，甘草一钱，茯苓五钱，陈皮五分，白芥子五钱，水煎与之，彼必欣然自服。眉批：加减六君子汤。服后再睡，亦听其自醒。则永不再发。亦奇妙法也。

天师曰：此方未尝不佳妙。

近治法 论猝倒 心伤暴亡 腹痛欲死 中恶 中痰 心疼

天师曰：近治者，一时猝来之病而近治之也。如一时眼花猝倒，不省人事，一时心痛暴亡，一时腹痛，手足青而欲死者是也。此等之症，如风雨骤至，如骏马奔驰，不可一时止遏，不可少缓须臾以治之也。眼花猝倒，非中于恶，则中于痰。然中恶中痰，实可同治。盖正气之虚，而后可以中恶；中气之馁，而后可以痰迷。然则二症皆气虚之故，故补其气，而中气、正气自回。或加以祛痰之品、逐邪之药，无有不奏功顷刻者。方用人参三钱，白术五钱，附子一钱，半夏一钱，南星一钱，陈皮一钱，白薇一钱，水煎服。眉批：消恶汤。下喉即愈。此方妙在补气之药多于逐痰祛邪，中气健于中，邪气消于外，又何惧痰之不速化哉！

心痛暴亡，非寒即火。治火之法，只消二味：用炒栀子五钱，白芍五钱，煎汤服之，下喉即愈。眉批：自焚急救汤。治寒之药，必须多加，方用人参三钱，白术五钱，肉桂一钱，附子一钱，甘草一钱，白芍三钱，熟地一两，山茱萸四钱，良姜一钱，水煎服。眉批：消冰散。二方各有深意：前方因火盛而泻以肝木也；后方因大寒而补肾气也。多寡不同，而奏功之神则一耳。

腹痛之症，一时痛极，甚至手足皆青，救若少迟，必致立亡。此肾经直中寒邪也。法当急温命门之火，而佐热其心包之冷，使痛立除，而手足之青亦解。方用人参三钱，白术五钱，熟地五钱，附子一钱，肉桂一钱，吴茱萸五分，干姜五分，水煎服，即愈。眉批：救疼至圣丹。此方之妙，补火于真阴之中，祛寒于真阴之内，自然邪去而痛止，不致上犯心而中犯肝也。此近治之法，当于平日留心，不致临症急遽，误人性命也。

华君曰：余亦有传，但不同耳。中恶、中痰方：人参三钱，茯苓五钱，天南星三钱，附子一钱，虚人多加人参至一两，水煎服，即苏。眉批：解恶仙丹。

心痛方，治有火者神效：贯众三钱，白芍三钱，栀子三钱，甘草二钱，水煎服。眉批：止痛仙丹。一剂即止痛。

轻治法 论小柴胡汤

天师曰：轻者，病不重，不必重治而用轻剂以治之也。如人咳嗽、头疼、眼目痛、口舌生疮，皆是小症，何必用重剂以补阳，用厚味以滋阴哉！法当用轻清之品，少少散之，无不立效，如小柴胡之方是也。然而小柴胡汤，世人不知轻重之法，予再酌定之，可永为式。方用柴胡一钱，黄芩一钱，半夏一钱，陈皮五分，甘草一钱，此小柴胡汤。予更加人参五分，茯苓二钱，更为奇妙。盖气足，则邪易出而汗易发。世人见用人参，便觉失色，匪独医者不敢用，即病者亦不敢服。相沿而不可救药者，滔滔皆是，安得布告天下医人，详察其病源而善用之也？此轻治之法，极宜究心。

张公曰：天师言小柴胡汤，治外感者也。予言治内伤者，补中益气汤是也。然补中益气汤，东垣立方之后，世人乱用，殊失重轻之法，予再酌定之，可传之千古不敝：柴胡一钱，升麻四分，黄芪三钱，白术三钱，当归三钱，陈皮八分，甘草一钱，人参一钱，人气虚者，多加可至一两，看人之强弱分多寡耳。眉批：酌定补中益气汤。若有痰，加半夏一钱；

有热，加黄芩一钱；有寒，加桂枝一钱；头疼，加蔓荆子八分或川芎一钱；两胁痛，加白芍三钱；少腹痛，亦加白芍三钱；有食，加麦芽二钱；伤肉食，加山楂二十粒；胸中痛，加枳壳五分，神曲五分。如此加用，自合病机。无如人不肯用此方以治内伤也。法最宜留心。大约右手寸口脉与关脉大于左手之脉者，急用此汤，无不神效。

小柴胡本是半表半里少阳经药，内用参苓，以病在少阳，恐渐逼里，乘之于所胜也。故先扶胃气，使邪不入而已。入者，亦得正旺而自退耳。李子永识。

重治法 论大渴 大汗 大吐 大泻 阴阳脱

天师曰：重治者，病出非常，非轻淡可以奏功，或用之数两，或用半斤、一斤，而后可以获效。如大渴、大汗、大吐、大泻、阴阳脱之症，从前俱已罄谈，而方法亦尽，余可不言。然而尚未尽者：大渴之症，必用石膏，往往有一昼夜而用至斤许者。盖热之极，药不得不用之重。此时倘守定不可多与之言，反必杀之矣。第此等症，乃万人中一有之，不可执之以治凡胃有火之人也。

张公曰：大渴之症，用石膏以平胃火，无人不知矣，尚有未知其故者。胃火沸腾奔越，不啻如火之燎原，必得倾盆之雨，始能滂沛而息灭之。原取一时权宜之计，故可以暂时用之，多能取效。必不可久用，久用则败亡也。

天师曰：大汗之症，必用参芪，往往有用参斤许者。然亦偶尔有之，不可拘执以治凡有汗亡阳之症。盖阳药不宜偏多，而阴药可以重用故耳。

张公曰：大汗势必用补气之药，以救亡阳之症。然而过用补气之药，仍恐阳旺而阴消，服数剂补气之后，即宜改用补阴之品。况亡阳之后，阴血正枯，进以补水之药，正投其所好也。阴定则阳生，而阴阳无偏胜之弊矣。

天师曰：大吐之症，明是虚寒，亦有用参至数两者。然而吐不可一类同观。其势不急，不妨少用，可以徐加。倘寒未深而吐不甚，亦以参数两加之，恐增饱满之症矣。

张公曰：大吐之症，虚寒居多。然亦有热而吐者，不可不讲。热吐者，必随痰而出，不若寒吐之纯是清水也。热吐不可用参，以二陈汤饮之得宜。若寒吐，必须加人参两许，而杂之辛热之品，始能止呕而定吐。第人参可以暂用，而不可冒服之。吐多则伤阴，暂服人参止吐则可，若日日服之，必至阳有余而阴不足，胃中干燥，恐成闭结之症矣。所以人参可暂而不可常也。

大泻之症，往往用止泻之药至数两者，亦一时权宜之计，而不可执之为经久之法。大泻，涩之始能止泻。若过于酸收，则大肠细小矣。下不能出，又返而上。故止泻之药，只可一时用之，而不可经久用之也。

阴阳脱，亦有用参至数斤者。然脱有不同，有火盛而脱，有水虚而脱。水虚者，用人参数斤实为对药。倘肾中有火，作强而脱，只可用参数两，挽回于一时，而不可日日用参数斤，以夺命于后日也。盖重治之法，前已备言其功，兹更发明其弊，愿人斟酌善用之。

阴阳脱症，明是气虚之症，用参最宜，最可多服，即肾中有火，亦可用之。但脱后用参以救脱则可，救活之后，亦当急用熟地、山茱，大剂作汤饮之，使已脱之精重生，则未脱之气可长。否则，阳旺阴消，恐非善后之策，不特肾中有火者不宜久服人参也。倘能用熟地、山茱、北五味、麦冬之类于人参之中，又各各相宜，不必避忌人参之不宜用也。

华君曰：前已明言，然余尚有方并传，以为临症之鉴。大渴不止，方用石膏数两，知母三钱，糯米一撮，麦冬三两，人参亦数两，与石膏同用，半夏三钱，甘草一钱，竹叶百片，元参二两，水煎服。

大汗方：用人参四两，北五味三钱，麦冬三两，生地二两，水煎服。一剂即止汗。更有奇方，以救贫乏之人：黄芪三两，当归二两，桑叶十四片，北五味三钱，麦冬二两，水煎服之。眉批：消汗至神丹。一剂即止汗。

大吐方：人参一两，陈皮二钱，砂仁三粒。眉批：止呕仙丹。此治有火之吐。倘寒甚而吐，加丁香二钱，干姜三钱，神效。更有肾火沸腾而吐，食入即出等症，用六味汤一料，煎汤二碗，服之即止吐。更有肾寒之极，今日饮食，至明日尽情吐出者，用六味汤一料，加附子一个，肉桂二两，煎汤二碗，服之即不吐。二方予亲试而验者也。

大泻方：用白术一两，茯苓一两，肉桂五分，泽泻三钱，猪苓三钱，一剂即止泻。更有肾经作泻，五更时痛下七八次者，亦用八味地黄汤一料，煎汤二碗与之，当日即减大半，二服愈，四服全愈。

阴阳脱，无可说，大约必得人参以救之。天师之说，亦言其变也。

吐症，张公旋覆花汤最妙，宜补入。李子永识。

瘟疫治法

天师曰：瘟疫之症，其来无方，然而召之亦有其故。或人事之错乱，或天时之乖违，或尸气之缠染，或毒气之变蒸，皆能成瘟疫之症也。症既不同，治难画一。然而瘟疫之人，大多火热之气，蕴蓄于房户，则一家俱病；蕴蓄于村落，则一乡俱病；蕴蓄于市廛，则一城俱病；蕴蓄于道路，则千里俱病。故症虽多，但去其火热之气，而少加祛邪逐秽之品，未有不可奏功而共效者也。方用大黄三钱，元参五钱，柴胡一钱，石膏二钱，麦冬三钱，荆芥一钱，白芍三钱，滑石三钱，天花粉三钱，水煎服。眉批：逐瘟神圣丹。此方可通治瘟疫之病，出入加减，无不奏功。此方之妙，用大黄以荡涤胸腹之邪，用荆芥、柴胡以散其半表半里之邪气，用天花粉以消痰去结，用石膏以逐其胃中之火，用芍药以平肝木，不使来克脾气，则正气自存，而邪气自出。此方最妥最神，治瘟疫者，以此为枕中秘。

张公曰：瘟疫不可先定方，瘟疫来之无方也。不可空缺一门，天师所以酌定此方，可以救世。大约可据之以治时气之病，而终不可以治气数之灾也。

瘴疠治法

天师曰：瘴疠者，乃两粤之气郁蒸而变之者也。其气皆热而非寒，其症皆头痛而腹满。土人服槟榔无碍者，辛以散之也。盖火气得寒，反抑郁而不伸，槟榔气辛，同气易入，其味却散，故适与病相宜。然只可救一时之急，终不可恃之为长城也。今立一方，可长治瘴疠之侵：人参一钱，白术五钱，茯苓三钱，陈皮五分，甘草五分，半夏一钱，槟榔一钱，枳壳五分，柴胡五分，五味子五粒，麦冬三钱，水煎服。此方之妙，全非治瘴疠之品，而服之自消。盖脾健则气旺，气旺则瘴疠不能相侵。即既感者，方中已有去瘴疠之药，岂有不奏功立应者乎？此瘴疠治法，又宜知之也。

或人有感疠而成大麻风者，又不可如是治法。盖大麻风，纯是热毒之气，裹于皮肤之间，湿气又藏遏于肌骨之内，所以外症皮红生点，须眉尽落，遍体腐烂，臭气既不可闻，人又安肯近而与治？予心痛之，乃立一奇方：用元参四两，苍术四两，熟地四两，苍耳子四两，薏仁四两，茯苓四两，名为四六汤。各为末，蜜为丸。每日吞用一两，二料必然全愈。盖此方之妙，能补肾健脾，而加入散风去湿，正补则邪自退，不必治大风而大风自治矣。急宜先刻一张，广行施舍，功德又何可量哉！只忌房事而已。

华君曰：传予方不同。用槟榔一钱，白芍三钱，柴胡八分，白术三钱，茯苓三钱，车前子二钱，枳壳五分，白芥子三钱，水煎服。有火，加黄连五分，水煎服。二剂即瘴消，亦妙方也。

大麻风，予有奇方。用苍术二两，熟地二两，元参二两，苍耳子二两，车前子二两，生甘草二两，金银花十两，蒲公英四两，白芥子二两，各为末，蜜为丸，一料全愈。此方中和之中有妙理，似胜天师传方也。尚有论二篇，并传之：

一论真假。病有真假，则药岂可无真伪？盖假对假，而真乃现。苟必真以治假，则假症反现真病以惑人，故必用假药以治假症也。如上焦极热，而双足冰凉，此下寒乃真寒，而上热乃假热也。设我以凉药投之，下喉自快，及至中焦，已非其所喜，必且反上而不纳，况药又不肯久居于中焦，势必行至下焦而后已。乃下焦冰凉世界，以寒入寒，虽同气相通，似乎可藏，殊不知阴寒之地，又加冰雪，必然积而不流，成冰结冻，何有已时？必得大地春回，阳和有气而后化。人身假热之症，亦正相同。倘以寒药投之，自然违背。先以热药投之，亦未必遂顺其性。法当用四逆汤，加人尿、胆汁，调凉与服，则下喉之时，自觉宽快，不致相逆。其拂抑之气，及至中焦，味已变温，性情四合，引入下焦，则热性大作，不啻如贫子得衣，乞儿逢食。下既热矣，则龙雷之火，有可归之宅，自然如蜃之逢水，龙之得珠，潜返于渊，不知不觉，火消乌有矣！四逆汤，热药也。乱之以人尿、胆汁，则热假为寒，以骗症之假寒作热，实有妙用。倘执定以热攻寒之说，而不知以假给热之方，则肾且坐困。尽以真热之药遽治假热之病，必至扞格而不入。此真假之宜知，予所以特为作论。此一端之法，可通之以治假寒之症矣。

二论内外治法。内病治内，外病治外，人皆知之矣。不知内病可以外治，而外病可以内攻也。夫外病徒于外治之，必致日久而难效，必须内治之，可旦夕奏功也。如痈疽、结毒之类是也。人见痈疽等症之发于外，以铁箍散围之，以刀圭刺之，以膏药贴之，以末药敷之，总然药神，亦不能速效。必用内药内散，不过一二日之间，便为分消乌有。然则何可徒治其外哉！至于内病以药内散，实多奇功，不比外症之难愈。然而内外两施，表里兼治，其功更捷。如引导之奇，按摩之异，又不可不急讲也。

天师曰：二论俱欠明快警切，似不必传。

得治法

天师曰：得治者，言治之得法也。如伤寒而得传经、直中之宜；伤暑而得中暑、中暍之宜；中风而得中气、中火、中痰之宜；中湿而得中水、中气、中食、中虫之宜；中燥而得中凉、中热之宜；中寒而得中肝、中肾、中心、中脾、中脏、中腑之宜，因病下药，又何至杀人顷刻哉！虽得之治，无方之可言，而得之鉴，实为人之幸也。吾存得之一门者，欲人知得则有功，不得则有过也。

得治之法，看病人色泽之真伪；看病人脉息之实虚，有神无神；问病人之喜好若何，饮食若何，有痰无痰若何，痰之色若何；再察病人舌之颜色若何，滑与不滑若何；能食不能食，心腹之间痛不痛？试观其情意，详审其从违，徐听其声音，再闻其气息，病之症了然于心中，又何患不得哉？

失 治 法

天师曰：失治者，不能知病之真假，症之虚实，与阴阳寒热，而妄治之也。信口雌黄，全无见识；喜攻人之短，炫自己之长；不识药味之温和，动言可用；何知方法之大小，辄曰难投？视熟地、人参为冤家仇敌，珍黄柏、知母为亲子娇儿；用寒凉之品，全无畏忌之心，见平补之施，顿作警疑之色；喜攻喜散，矜消导为神奇；怒抑怒扬，薄通塞为怪诞。但明泻火，而不悟从治之妙，鄙茱萸为无用之材；仅晓益水，而不晓变症之方，笑甘遂为可弃之物。消痰而不消痰之本，诧病难攻；泻火而不泻火之原，叹方可废。奇平之法，原未尝熟究于胸中；正变之机，安能即悟于指下？无怪动手即错，背谬殊多；举意全非，失乱不少。以致冤鬼夜号，药柜中无非黑气；阴魂惨结，家堂上尽是啼声。愿学医者，见失以求得，庶可改过以延祥。然则求得延祥之法奈何？见寒药投之而拒格，即当改用大热之方；见热药投之而躁烦，即当改用清凉之剂；见消导之而转甚者，宜改温补；见祛邪之而更加者，宜用平调；见利水而水益多者，补肾为先；见散邪而邪益盛者，助正为急。此皆补过之文，抑亦立功之术。临症切须详审，慎弗忽略。

意 治 法

天师曰：医者，意也。因病人之意而用之，一法也；因病症之意而用之，又一法也；因药味之意而用之，又一法也。因病人之意而用之，奈何？如病人喜食寒，即以寒物投之，病人喜食热，即以热物投之也。随病人之性而加以顺性之方，则不违而得大益。倘一违其性，未必听信吾言而肯服吾药也。所以古人有问“可食蜻蜓、胡蝶否?”而即对曰可食者，正顺其意耳。因病症之意而用之，奈何？如人见弓蛇之类于怀内，必解其疑；见鬼祟于庭边，必破其惑是也。因时令之意而用之奈何？时当春寒而生疫病，解散为先；时当夏令而生瘟症，阴凉为急之类是也。因药味之意而用之又奈何？或象形而相制，或同气而相求，或相反而成功，或相畏而作使，各有妙理，岂曰轻投？此意治之入神，人当精思而制方也。

神治法

天师曰：神治者，通神之治，不可思议，而测度之以人谋也。或剖腹以洗肠，或破胸以洗髓，或决窦以出鸟雀，或用药以化龟蛇，此尤不经之奇，未足以取信也。惟是寻常之中，忽然斗异；死亡之刻，顿尔全生。药品是人之同施，功效实世之各别。非学究天人之奥理，通鬼神之玄机，何能至此哉！洞垣之术，饮之上池之水，刮骨之疗，得之青囊之书，远公既神授于今朝，岂难通灵于他日？愿寝食于兹编，为天下万世法。岐天师载志于篇终，欲远公极深而研几之也。冬至后六日书于客邸。

伤寒相舌秘法

天师曰：我有伤寒相舌法。凡见舌系白胎者，邪火未甚也，用小柴胡汤解之。舌系黄色者，心热也，可用黄连、栀子以凉之。凡见黄而带灰色者，系胃热也，可用石膏、知母以凉之。凡见黄而带红者，乃小肠、膀胱热也，可用栀子以清之。见舌红而白者，乃肺热也，用黄芩、苏叶以解之。见舌黑而带红者，乃肾虚而挟邪也，用生地、元参，又入柴胡以和解之。见舌红而有黑星者，乃胃热极也，宜用石膏以治之，元参、干葛亦可，终不若石膏之妙。见舌红而有白点者，乃心中有邪也，宜用柴胡、黄连以解之，心肝同治也。见舌红而有大红点者，乃胃热而带湿也，须茵陈五苓散以利之。盖水湿必归膀胱以散邪，非肉桂不能引入膀胱，但只可用一二分，不可多入。见舌白胎而带黑点，亦胃热也，宜用石膏以凉之。见舌黄而有黑者，乃肝经实热也，用柴胡、栀子以解之。见舌白而黄者，邪将入里也，急用柴胡、栀子以解之，不使入里。柴胡乃半表半里，不可不用之也。见舌中白而外黄者，乃邪入大肠也，必须五苓散以分水，水分则泄止矣。见舌中黄而外白者，乃邪在内而非外，邪在上而非下，只可加柴胡、枳壳以和解，不可骤用大黄以轻下也。天水加五苓亦可，终不若柴胡、枳壳直中病原。少加天水则更妥，或不加，用天水加五苓散亦可也。见根黄而光白者，亦胃热而带湿也，亦须用石膏为君，而少加去水之品，如猪苓、泽泻之味也。见舌黄而隔一瓣一瓣者，乃邪湿已入大肠，急用大黄、茵陈下之，不必用抵当、十枣汤也。若下之迟，则不得不用之。然须辨水与血之分：下水，用十枣；下血，用抵当也。见舌有红中如虫蚀者，乃水未升而火来乘也，亦须用黄连、柴胡以和解之。见舌红而开裂如人字者，乃邪初入心，宜用石膏、黄连以解之。见舌有根黑而尖带红者，乃肾中有邪未散，宜用柴胡、栀子以解之。见舌根黑而舌尖白者，乃胃火乘肾，宜用石膏、知母、元参以解之。不必论其渴与不渴，不必问其下利也。舌根黑而舌尖黄者，亦邪将入肾，须急用大黄下之，然须辨其腹痛与不痛：按之腹痛而手不能近者，急下之，否则只用柴胡、栀子以和解之。见舌纯红而独尖黑者，乃肾虚而邪火来乘也，不可用石膏汤，肾既虚而又用石膏，是速之死也，当用元参一两或二两以救之，多有能生者。见舌有中心红晕，而四围边防纯黑者，乃君相之火炎胜，急用大黄加生地两许，下而救之，十人中亦可救五六人。见舌有中央灰黑，而四边微红者，乃邪结于大肠也，下之则愈，不应则死，以肾水枯槁，不能润之推送，此时又不可竟用熟地补肾之药，盖邪未散不可补，补则愈加胀急，适所以害之也。必邪下而后以生地滋之则可，然亦不可多用也。见舌有纯灰色，中间独两晕黑者，亦邪将入肾也，急用元参两许，少加柴胡治之。见舌有外红而内黑者，此火极似水也，急用柴胡、栀子、大黄、枳实以和利之。若舌又见刺，则火亢热之极矣，尤须多加前药。总之，内黑而外白，内黑而外黄，皆前症也，与上同治，十中亦可得半生也。惟舌中淡黑，而外或淡红，外或淡白，内或淡黄者，较前少轻，俱可以前法治之，十人中可得八人生也。见舌有纯红而露黑纹数条者，此水来乘火，乃阴症也，其舌胎必滑，必恶寒恶水，下喉必吐。倘现纯黑之舌，乃死症也。不须治之。水极似火，火极似水，一带纯黑，俱不可治。伤寒知舌之验法，便有把握，庶不至临症差误耳。

伤寒得仲景而大彰，今又得天师而大著，又得吾子之补论，而无遗蕴矣。兹相舌法，正天师所传，较《金镜录》更备，且无误治之虞，诚济世之慈航，救生之实录也。愿世人细心观之，保无有操药杀人之祸矣。吕道人书于燕市。

《伤寒大成》中，相舌法较备，可参看。李子永识。

雷公真君曰：我受广成夫子之传，深知医道，世人只推我炮制，可慨也。今得远公陈子，可以尽泄吾秘。汝注《内经》，无微不扬，无隐不出，虽岐公之助，然亦汝之灵机，足以发之也。第其中只可因经发明，不能于经外另出手眼秘奥，虽岐公传汝《石室秘录》，实为医术之奇，而其中尚有未备。我今罄予子，附于《石室秘录》之后，以广岐天师之未备，使后世知我医道之神，不只以炮制见长，亦大快事也。当详言之。子细记之可耳。

一论五行

雷公真君曰：五行，火、木、土、金、水，配心、肝、脾、肺、肾，人尽知之也。然而生中有克，克中有生，生不全生，克不全克，生畏克而不敢生，克畏生而不敢克，人未必尽知之也。何以见生中有克？肾生肝也，肾之中有火存焉，肾水干枯，肾不能生肝木矣；火无水制，则肾火沸腾，肝木必致受焚烧之祸，非生中有克乎？治法当急补其肾中之水，水足而火息，肾不克木，而反生木矣。肝生心也，肝之中有水存焉，肝火燥烈，肝不能生心火矣。木无水养，则肝木焦枯，心火必有寒冷之虞，非生中有克乎？治法当急补其肝中之水，水足而木旺，肝不克火而反生火矣。心中之火，君火也；心包之火，相火也。二火之中，各有水焉。二火无水，则心燔灼而包络自焚矣，又何能火生脾胃之土乎！火无所养，则二火炽盛，必有燎原之害，此生中有克，不信然乎！治法当补其心中之水，以生君火，更当补其肾中之水，以滋相火，水足而二火皆安，不去克脾胃之土，而脾胃之土自生矣。脾土，克水者也。然土必得水以润之，而后可以生金。倘土中无水，则过于亢热，必有赤地千里，烁石流金之灾，不生金而反克金矣。治法当补其脾阴之水，使水足以润土，而金之气有所资，庶几金有生而无克也。肺金，生水者也。然金亦必得水以濡之，而后可以生水。倘金中无水，则过于刚劲，必有锻炼太甚，崩炉飞汞之忧，不生水而反克水矣。治法当补其肺中之水，使水足以济金，而水之源有所出，庶几水有生而无克也。以上五者，言生中有克，实有至理，非漫然立论。倘肾中无水，用六味地黄丸汤，大剂与之；肝中无水，用四物汤；心中无水，用天王补心丸；心包无水，用归脾汤；脾胃无水，用六君、四君；肺经无水，用生脉散。举一而类推之可也。

何以见克中有生乎？肝克土也，而肝木非土，又何以生？然而肝木未尝不能生土，土得木以疏通，则土有生气矣；脾克水也，而脾土非水又何以生？然而脾土未尝不生水，水得土而蓄积，则水有根基矣；肾克火也，而肾水非火不能生，无火则肾无温暖之气矣。然而心火必得肾水以生之也，水生火而火无自焚之祸；心克金也，而心火非金不能生，无金则心无清肃之气矣。然而肺金必得心火以生之也，火生金，而金无寒冷之忧；肺克木也，而肺金非木不能生，无木则金无舒发之气矣。然而肝木必得肺金以生之也，金生木，而木无痿废之患。以上五者，亦存至理，知其颠倒之奇，则治病自有神异之效。

何以见生不全生乎？肾生肝也，而不能全生肝木。盖肾水无一脏不取资也。心得肾水而神明始焕发也；脾得肾水，而精微始化导也；肺得肾水，而清肃始下行也；肝得肾水，而谋虑始决断也。六腑亦无不得肾水而后可以分布之。此肾经之不全生，而无乎不生也。

何以见克不全克乎？肾克火也，而不至全克心火。盖肾火无一脏不焚烧也。心得肾火而躁烦生焉，脾得肾火而津液干焉，肺得肾火而喘嗽病焉，肝得肾火而龙雷出焉，六腑亦无不得肾火，而燥渴枯竭之症见矣。此肾经之不全克，而无乎不克也。

何以见生畏克而不敢生乎？肝木本生心火也，而肝木畏肺金之克，不敢去生心火，则心气愈弱，不能制肺金之盛，而金愈克木矣。心火本生胃土也，而心火畏肾水之侵，不敢去生胃土，则胃气转虚，不能制肾水之胜，而水益侵胃土矣。心包之火，本生脾土也，而心包之火畏肾水之泛，不敢去生脾土，则脾气更困，不能伏肾水之凌，而水益欺脾土矣。脾胃之土，所以生肺金也，而脾胃之土，畏肝木之旺，不敢去生肺金，则肺金转衰，不敢制肝木之犯，而木愈侮土矣。肾经之水，所以生肝木也，而肾水畏脾胃之土燥，不敢去生肝木，则肝木更凋，不能制脾胃二土之并，而土愈制水矣。见其生而制其克，则生可全生，忘其克而助其生，则克且更克。此医道之宜知，而用药者所宜究心也。

何以见克畏生而不敢克乎？金克木也，肺金之克肝，又何畏于肾之生肝乎？不知肾旺，则肝亦旺，肝旺则木盛，木盛则肺金必衰，虽性欲克木，见茂林而自返矣。故木衰者，当补肾以生肝，不必制肺以扶肝。木克土也，肝之克脾，又何畏于心之生脾乎？不知心旺则脾亦旺，脾旺则土盛，土盛则肝木自弱，虽性思克土，遇焦土而自颓矣。故土衰者，当补心以培土，不必制木以救土。土制水者也，脾之克肾，又何畏于肺之生肾乎？不知肺旺则肾亦旺，肾旺则水盛，水盛则脾土自微，虽性欲制水，见长江而自失矣。故水衰者，当补肺以益水，不必制土以蓄水。水制火者也，肾水之克心，又何畏肝之生心乎？不知肝旺则心亦旺，心旺则火盛，火盛则肾水必虚，虽性喜克火，见车薪而自退矣。故火衰者，当补肝以助心，不必制水以援心。火制金者也，心之克肺又何畏脾之生肺乎？不知脾旺，则肺亦旺，肺旺则金盛，金盛则心火自衰，虽性欲克金，见顽金而难煅矣。故金衰者，当补土以滋金，不必息火以全金也。此五行之妙理，实医道之精微，能于此深造之，医不称神，未之前闻也。

长沙守张真人曰：阐发至此，精矣，神矣！自有轩岐之书，从未有谈五脏之五行，颠倒神奇至此。实有至理存乎其中，用之却有效。莫惊言过创辟可喜，而难见施行也。

二 论脏腑

雷真君曰：五脏六腑，人所知也，然而五脏不止五，六腑不止六，人未之知也。心、肝、脾、肺、肾，此五脏也。五脏之外，胞胎亦为脏。虽胞胎系妇人所有，然男子未尝无胞胎之脉。其脉上系于心，下连于肾，此脉乃通上通下，为心肾接续之关。人无此脉，则水火不能相济，下病则玉门不关，上病则怔忡不宁矣。若妇人上病，与男子同。下病则不能受妊，是生生之机，属阴而藏于阳，实另为一脏也。然既为一脏，何以不列入五脏之中？因五脏分五行，而胞胎居水火之两歧，不便分配，所以只言五脏，而不言六脏也。或疑胞胎既是一脏，不列入五脏之中，何以千古治病者，不治胞胎，竟得无恙？是胞胎亦可有可无之脉，其非五脏之可比，而不知非也。盖胞胎不列入五脏，亦因其两歧，故病在上则治心，而心气自通于胞胎之上；病在下则治肾，而肾气自通于胞胎之下。故不必更列为一脏，而非胞胎之不为脏也。或又疑女子有胞胎以怀妊，以胞胎为一脏固宜，而男子亦曰有胞胎，其谁信之？不知男子之有胞胎，论脉之经络，而非胞之有无也。于心之膜膈间，有一系，下连于两肾之间，与妇人无异，惟妇人下大而上细，男子上下俱细耳。妇人下有口，而男子下无口为别。此脉男女入房，其气下行，而妇人之脉，其口大张，男子泄精，直射其口，而胞胎之口始闭而受妊矣。若男子精不能射，或女子气不下行，或痰塞，或火烧，或水冷，其口俱不敢开，断不能受妊，此胞胎之为一脏甚重也。至小肠、大肠、膀胱、胆、胃、三焦，此六腑也。六腑外，更有膻中，亦一腑也。膻中即心包络，代君火司令者也。膻中与心，原为一脏一腑，两相表里，今独称心而遗膻中，非膻中不可为腑，尊心为君火，不得不抑膻中为相火也。或曰：千古不治膻中，何以治心而皆效？不知心与膻中为表里，表病则里亦病，故治里而表自愈。况膻中为脾胃之母，土非火不生，心火不动，必得相火之往来以生之，而后胃气能入，脾气能出也。膻中既为脾胃母，谓不足当一脏之位乎？此膻中之为一腑，人当留意。

张真君曰：六脏七腑，今日始明，真一快事。

尝论五脏各相生相克，实各相成。一经之病，每兼数经以治。此经之邪，或向别经而求，故用药不得胶柱，过于区别。然论其大概，亦不可混。肺为金脏，其质娇，畏寒畏热，而过寒过热之药，不可以之治肺也。脾为土脏，其质厚，可寒可热。而偏寒偏热之药，无不可以之治脾也。心为火脏，体居上，忌用热，其有以热药治心者，乃肾虚而坎不交离，本肾病，而非心病也。肾为水脏，体居下，忌用寒，其有以寒药治肾者，乃心实而阳亢烁阴，本心病，而非肾病也。至于肝为木脏，木生于水，其源从癸火以木炽。其权挟丁，用热不得远寒，用寒不得废热。古方治肝之药，寒热配用，反佐杂施，职此故也。其五脏之不同如此。此谨附志以俟后来者之鉴诸。李子永识。

三论阴阳

雷真君曰：天地之道，不外阴阳。人身之病，又何能离阴阳也?《内经》论阴阳，已无余义。然而只论其细微，反未论其大纲也。人身之阴阳，其最大者，无过气血。《内经》虽略言之，究未尝言其至大也。盖气血之至大者，在气之有余与血之不足。气有余，则阳旺而阴消；血有余，则阴旺而阳消。阳旺而阴消者，当补其血；阴旺而阳消者，当补其气；阳旺而阴消者，宜泄其气；阴旺而阳消者，宜泄其血。欲阴阳补泻之宜，视气血之有余不足而已。

四 论 昼 夜

雷真君曰：昼夜最可辨病之阴阳，然而最难辨也。阳病昼重而夜轻，谓阳气与病气交旺也。然亦有阳病而昼不重者，盖阳气虚之故耳。阴病昼轻而夜重，阴气与病气交旺也，然亦有阴病而夜反轻者，盖阴气虚之故耳。夫阳气与病气交旺者，此阳未虚之症，故元阳敢与邪气相争而不止，虽见之势重，其实病反轻，当助其阳气以祛邪，不可但祛邪而不补其阳气也。阴气与病气交旺者，此阴未衰之症，故真阴与邪气相战而不已，虽见之势横，其实病未甚也，助其阴气以逐邪，不必仅逐邪而不补其阴气也。阳虚则昼不重，视其势若轻，而不知其邪实重，盖元阳虚极，不敢与阳邪相战，有退缩不前之意，非阳旺而不与邪斗也。阴虚而夜反轻，视其势亦浅，而不知其邪实深，盖真阴微甚，不敢与阴邪相犯，有趋避不遑之象，非阴旺而不与邪角也。此阴阳辨于昼夜，不可为病之所愚。然而尚不可拘于此也。或昼重而夜亦重，或昼轻而夜亦轻，或有时重，有时不重，或有时轻，有时不轻，此阴阳之无定，而昼夜之难拘。又不可泥于补阳之说，当竣补于阴，而少佐其补阳之品，则阴阳有养，而邪气不战自逃矣。

张真君曰：论阴阳，亦不能出经之微。

五论四时

雷真君曰：春夏秋冬，各有其令，得其时则无病，失其时则病生。《内经》亦详言之矣。而余更取而言之者，劝人宜先时加谨，不可后时以恃药也。别有导引法，欲传世久矣，知天师已先有之，然法未尝不佳，可并行不悖也。法开后。

先春养阳法

每日闭目冥心而坐，心注定肝中，咽津七口，送下丹田，起立，双手自抱两胁，微摇者三，如打恭状，起立，俟气定，再坐如前法。咽津七口，送下丹田，永无风症之侵。一月行六次可也。多多更妙。

先夏养阴法

每日闭目冥心而坐，心中注定于心，咽津十四口，送下心中，永无暑气之侵。

先秋养阴法

每日闭目冥心而坐，心注肺中，咽津送下丹田者十二口，以双手攀足心者三次，候气定，再如前咽津送下丹田者，七口而后止，永无燥热之病。

先冬养阳法

每日五更坐起，心中注定两肾，口中候有津水，送下丹田者三口，不必漱津，以手擦足心，火热而后已，再送津三口至丹田，再睡，永无伤寒之症。而长生之法，亦在其中矣。长夏不必更有方法。

张真君曰：妙方也。惜人不肯行耳。行则必能却疾。

六论气色

雷真君曰：有病必须察色，察色必须观面，而各有部位，不可不知。面之上两眉心，候肺也。如色红则火，色青则风，色黄则湿，色黑则痛，色白则寒也。两眼之中为明堂，乃心之部位。明堂之下，在鼻之中，乃肝之部位。肝位之两傍以候胆也。鼻之尖上以候脾，鼻尖两傍以候胃。两颧之上以候肾。肾位之上以候大肠。肝胆位下，鼻之两傍，以候小肠。肺位之上为额，以候咽喉。额之上以候头面。心位之傍，以候膻中。鼻之下人中为承浆，以候膀胱。三焦无部位，上焦寄于肺，中焦寄于肝，下焦寄于膀胱。其余各部位，俱照《灵枢》无差错也。五色之见，各出于本部，可照五色以断病，一如肺经法断之，无不神验。但其中有生有克，如青者而有黄色，则木克土矣；红者而有黑色，则水克火矣；黄者而有红色，则火生土矣；黑者而有白色，则金生水矣。克者死，生者生也。治之法，克者救其生，生者制其克，否则病不能即瘥。然其中有从内出外，有从外入内。从内出外者，病欲解而不欲藏；从外入内者，病欲深而不欲散。欲解者病轻，欲深者病重也。治之法，解者助其正，深者逐其邪，否则，病不能遽衰。男女同看部位，无有分别。《灵枢》误言也。但内外何以别之？色之沉而浊者为内，色之浮而泽者为外也。五色既见于部位，必细察其浮沉，以知其病之浅深焉；细審其枯润，以观其病之死生焉；细辨其聚散，以知其病之远近焉；细观其上下，而知其病之脏腑焉。其间之更妙者，在察五色之有神无神而已：色暗而神存，虽重病亦生；色明而神夺，虽无病亦死。然有神无神，从何辨之？辨之于色之黄明。倘色黄而有光彩，隐于皮毛之内，虽五色之分见，又何患乎？此观神之法，又不可不知之也。

七论脉诀

雷真君曰：脉诀，《内经》已畅言矣，王叔和又发明之，子又何言？虽然，尚有未备者，不可不一论之。脉诀，大约言愈多则旨益晦，吾独尚简要以切脉，不必纷纷于七表八里也。切脉之最要者，在浮沉，其次则迟数，又其次则大小，又其次则虚实，又其次则涩滑而已。知此十脉，则九人之病，不能出其范围。至于死脉尤易观也。不过鱼虾之游，禽鸟之喙，屋漏、弹石、劈索、水流之异也。知十法之常，即可知六法之变，又何难知人之疾病哉！《灵枢》之形容脉象，不可为法也。

张真君曰：脉诀原不必多，多则反晦。明言十法，至简至要，可以为万世切脉之法。

八论强弱

人有南北之分者，分于强弱也。南人之弱，不及北人之强也远甚。然而南人亦有强于北人者，北人亦有弱于南人者，亦不可一概而论。然而统治强弱，又断断不可，当观人以治病，不可执南北以治强弱也。盖天下有偏阴偏阳之分，偏于阳者，虽生于南而亦强；偏于阴者，虽生于北而亦弱。故偏于阳者，宜用寒凉之剂；偏于阴者，宜用湿热之品也。

张真君曰：是。

九论寒热

雷真君曰：病之有寒热也，半成于外来之邪，然亦有无邪而身发寒热者，不可不知。无邪而身发寒热，乃肝气郁而不得宣，胆气亦随之而郁。木之气既郁滞，而心之气自然不舒。心、肝、胆三经皆郁，则脾胃之气不化，肺金无养，其金不刚。上少清肃之气下行，而木寡于畏，土且欲发泄而不能，于是作寒作热，似疟非疟，而不能止。倘用祛邪之药，则其势更甚，惟有舒其木气而寒热自除矣。

张真君曰：亦创论也。方宜用逍遥散大加白芍可也。

十论生死

雷真君曰：知生死而后可以为医。生中知死，死中知生，非易易也。何以知生中之死？如伤寒症，七日不汗，死是也。何以知死中有生？如中风、中恶、中毒是也。生中之死而辨其不死，死中之生而辨其不生，医道其庶几乎！伤寒至七日犹无汗，人皆谓必死矣，而予独断其不死者，非因其无汗而可生也，盖伤寒邪盛，禁汗之不得出，其人无烦躁之盛，肾水犹存，邪不能熬干之也。虽无汗，必有汗矣。七日来复，岂虚言哉！此生中之死，而辨其不死之法也。中风不语，中恶不出声，中毒致闷乱，虽其人之气犹存，似乎不死，然而，遗尿则肾绝矣；手撒，则肝绝矣；水不下喉，则脾胃绝矣；舌本强，则心绝矣；声如酣，则肺绝矣。五脏无一生，无有不死者。倘有一脏之未绝，未死也。看何脏之绝，而救何脏之气，则死犹不死矣。然而五脏之中，尤最急者，莫过心肾，心肾之药，莫过人参、附子二味，二味相合，则无经不入，救心肾，而各脏亦无不救之矣。虽将死之人，必有痰涎之作祟，似祛痰化涎之药，亦不可轻废。然不多用人参，而只用祛痰化涎之药，适足以死之也。即或偶尔生全，未几仍归于死。此死中之生，而辨其不生之法也。

张公曰：真奇绝之文。

十一论真假

雷真君曰：病之有真有假也。大约寒热之症居多，《内经》已辨之无遗义矣。予再取而论之者，以真假之病难知，而用药者不可徒执泛逆之治法也。予有治真寒假热之法，而不必尚夫汤剂也。如人下部冰凉，上部大热，渴欲饮水，下喉即吐，此真寒反现假热之象以欺人，自当用八味汤，大剂搅冷与饮。人或不敢用，或用之不多，或病人不肯服，当用吾法治之：以一人强有力者，擦其脚心，如火之热，不热不已，以大热为度。后用吴茱萸一两为末，附子一钱，麝香一分，为细末，以少少白面入之，打为糊，作膏二个，贴在脚心之中，少顷必睡熟，醒来下部身热，而上部之火自息矣。急以八味汤与之，则病去如失。至于治真热假寒之法，则又不然。如人外身冰凉，内心火炽，发寒发热，战栗不已，此内真热反现假寒之象，自当用三黄石膏汤加生姜，乘热饮之。医或信之不真，或病家不肯与服，予法亟宜用之也：井水一桶，以水扑心胸，似觉心快，扑之至二三十次，则内热自止，而外之战栗，不觉顿失。急以元参、麦冬、白芍各二两，煎汤与之，任其恣饮，则病不至再甚矣。

张公曰：何方法之奇至此！遵而行之，人无死法矣。

十二论老少

雷真君曰：老人与小儿，最难治也。老人气血已衰，服饮食，则不生精而生病；小儿精气未满，食饮食，则伤胃而伤脾。故治老人小儿，当另立一门。虽岐天师已立有门有方，然终觉未全。今另留数方，半治老人之生精，半治小儿之伤胃也。生精者，生其肾中精也。人生肾气有余，而后脾胃之气行，脾胃气行，而后分精四布于各脏腑，俱得相输以传化，方名养老丸。用熟地八两，巴戟天四两，山茱萸四两，北五味一两，薏仁三两，芡实四两，车前子一两，牛膝三两，山药四两，各为末，蜜为丸，每日吞五钱。自能生精壮气，开胃健脾也，又何虑饮食之难化乎！小儿之方，单顾其胃，天师已有神方传世，今再立一方，亦治肾以生土也。论小儿纯阳，不宜补肾，不知小儿过于饮食，必至伤胃，久之胃伤而脾亦伤，脾伤而肺金亦伤，肺金伤而肾水更伤矣。小儿至肾水之伤，则痨瘵之症起，鸡胸、犬肚之证见，苟治之不得法，而仍治以治胃之药，未能奏功。杂然攻利之药并进，殇人夭年可悯。今立一方，治小儿肾脏之损，实有奇功。方名全幼丸。用熟地二两，麦冬一两，山药三两，芡实三两，车前子一两，神曲五钱，白术一两，地栗粉三两，鳖甲三两，生何首乌三两，茯苓一两，各为末，蜜为丸。每日白滚汤送下三钱，一料，前症尽愈。二方实可佐天师之未逮也。

张真君曰：妙绝之论，妙绝之方。

十三论气血

雷真君曰：气无形也，血有形也。人知治血必须理气，使无形生有形，殊不知治气必须理血，使有形生无形也。但无形生有形，每在于仓皇危急之日，而有形生无形，要在于平常安适之时。人见用气分之药速于见功，用血分之药难于奏效，遂信无形能生有形，而疑有形不能生无形。不知气血原迭相生长，但只有缓急之殊耳。故吐血之时，不能速生血也，亟当补其气。吐血之后，不可纯补气也，当缓补其血。气生血，而血无奔轶之忧；血生气，而气无轻躁之害。此气血之两相须而两相得也。

张真君曰：论妙极。无弊之道也。

十四论命门

雷真君曰：命门为十二经之主。《内经》已详言之。余再取而尚论者，盖命门之经虽彰，而命门之旨尚晦也。命门既为十二经之主，而所主者何主也？人非火不能生活，有此火而后十二经始得其生化之机。命门者，先天之火也。此火无形，而居于水之中。天下有形之火，水之所克；无形之火，水之所生。火克于水者，有形之水也；火生于水者，无形之水也。然而无形之火，偏能生无形之水，故火不藏于火，而转藏于水也。命门之火，阳火也，一阳陷于二阴之间者也。人先生命门，而后生心，其可专重夫心乎！心得命门而神明有主，始可以应物，肝得命门而谋虑，胆得命门而决断，胃得命门而能受纳，脾得命门而能转输，肺得命门而准节，大肠得命门而传导，小肠得命门而布化，肾得命门而作强，三焦得命门而决渎，膀胱得命门而收藏，无不借命门之火以温养之也。此火宜补而不宜泻，宜于水中以补火，尤宜于火中以补水，使火生于水，而还以藏于水也。倘日用寒凉以伐之，则命门之火微，又何能生养十二经耶！此《内经》所谓"主不明，则十二官危"，非重言命门欤！

张真君曰：命门得天师之辨，正若日月之经天。今又得雷真君之尚论，则命门何至于晦而不彰乎！万世之大幸也。

张景岳先生谓:善补阴者,宜于阳中补阴,无伐阳以救阴;善补阳者,宜于阴中补阳,无伐阴以救阳。深得此意。李子永识。

十五论任督

雷真君曰:任督之脉,在脏腑之外,别有经络也。每为世医之所略。不知此二部之脉,不可不讲。非若冲、跷之脉,可有可无也。任脉起于中极之下,以上毛际,循腹里,上关元,至咽喉,上颐循面,入目,此任脉之经络也。督脉起于少腹以下骨中央,女子入系廷孔,在溺孔之际,其络循阴器,合篡间,绕篡后,即前后二阴之间也。别绕臀,至少阴,与巨阳中络者合少阴,上股内后廉,贯脊属肾,与太阳起于目内眦,上额交颠上,入络脑,还出别下项,循肩膊,侠脊抵腰中,入循膂络肾,其男子循茎下至篡,与女子等。其少腹直上者,贯脐中央,上贯心入喉,上颐环唇,上系两目之下中央,此督之经也。二经之病,各有不同,而治法实相同也。盖六经之脉络,原相贯通,治任脉之疝瘕,而督脉之遗溺、脊强亦愈也。然此二脉者,为胞胎之主脉,无则女子不受妊,男子难作强以射精。此脉之宜补而不宜泻,明矣。补则外肾壮大而阳旺,泻则外肾缩细而阳衰;补则子宫热而受妊,泻则子宫冷而难妊矣。

张真君曰:妙绝。今人不知任督之至要,所以用药不效也。知任督,何难治病哉!

十六论子嗣

雷真君曰:人生子嗣,虽曰天命,岂尽非人事哉!

有男子不能生子者，有女子不能生子者。男子不能生子有六病，女子不能生子有十病。六病维何？一精寒也，一气衰也，一痰多也，一相火盛也，一精少也，一气郁也。精寒者，肾中之精寒，虽射入子宫，而女子胞胎不纳，不一月而即堕矣。气衰者，阳气衰也。气衰则不能久战，以动女子之欢心。男精已泄，而女精未交，何能生物乎？精少者，虽能射而精必衰薄，胞胎之口大张，细小之人，何能餍足？故随入而随出矣。痰多者，多湿也。多湿则精不纯，夹杂之精，纵然生子，必然夭丧。相火盛者，过于久战，女精已过，而男精未施，及男精既施，而女兴已寝，又安能生育哉！气郁者，乃肝气抑塞，不能生心包之火，则怀抱忧愁，而阳事因之不振。或临炉而兴已阑，或对垒而戈忽倒。女子之春思正浓，而男子之浩叹顿起，则风景萧条，房帏岑寂。柴米之心难忘，调笑之言绝少，又何能种玉于兰田，毓麟于兰室哉！故精寒者，温其火；气衰者，补其气；痰多者，消其痰；火盛者，补其水；精少者，添其精；气郁者，舒其气，则男子无子者可以有子，不可徒补其相火也。十病维何？一胎胞冷也，一脾胃寒也，一带脉急也，一肝气郁也，一痰气盛也，一相火旺也，一肾水衰也，一任督病也，一膀胱气化不行也，一气血虚而不能摄也。胎胞之脉，所以受物者也，暖则生物，而冷则杀物矣。纵男子精热而射入之，又安能茹之而不吐乎！脾胃虚寒，则带脉之间必然无力，精即射入于胞胎，又安能胜任乎！带脉宜弛不宜急，带脉急者，由于腰脐之不利也。腰脐不利，则胞胎无力，又安能载物乎！肝气郁则心境不舒，何能为欢于床第？痰气盛者，必肥妇也。毋论身肥，则下体过胖，子宫缩入，难以受精。即或男子甚健，鼓勇而战，射精直入，而湿由膀胱，必有泛滥之虞。相火旺者，则过于焚烧，焦干之地，又苦草木之难生。肾水衰者，则子宫燥涸，禾苗无雨露之润，亦成萎黄，必有堕胎之叹。任督之间，倘有疝瘕之症，则精不能施，因外有所障也。膀胱与胞胎相近，倘气化不行，则水湿之气，必且渗入于胎胞，而不能受妊矣。女子怀胎，必气血足而后能养，倘气虚则阳衰，血虚则阴衰，气血双虚，则胞胎下坠，而不能升举，小产之不能免也。故胎胞冷者温之，脾胃寒者暖之，带脉急者缓之，肝气郁者开之，痰气盛者消之，相火旺者平之，肾水衰者补之，任督病者除之，膀胱气化不行者，助其肾气，气血不能摄胎者，益其气血也，则女子无子者，亦可以有子，而不可徒治其胞胎也。种子方，莫妙用岐天师之方，故不再定。

张真君曰：男女之病，各各不同，得其病之因，用其方之当，何患无子哉！以男子六病，女子十病，问人之有无，即可知用药之宜也。

十七论瘟疫

雷真君曰：古人云：疫来无方。非言治疫之无方，乃言致疫之无方也。然亦未尝无方。疫来既有方，而谓治之无方可乎？大约瘟疫之来，多因人事之相召，而天时之气运，适相感也，故气机相侵，而地气又复相应，合天地人之毒气，而瘟疫成焉。侵于一乡，则一乡之人病；酿于一城，则一城之人病；流于千里，则千里之人病甚且死亡相继。阖门阖境，无不皆然，深可痛也。此等病，必须符水救之。然而符水终不浪传于世。今别定一法，用贯众一枚，浸于水缸之内，加入白矾少许，人逐日饮之，则瘟疫之病不生矣。真至神之法也。

张真人曰：妙方。此先制瘟疫之法也。

岐天师儿科治法

天师曰：儿科得其要，无难治人。今传一法门，使万世小儿尽登仁寿。法在先看气色，后看脉。小儿有疾，其颜色必鲜艳，以鼻之上，眼之中间，中间睛明穴上辨之：色红者，心热也；红筋横直现于山根，皆心热也。色紫者，心热之甚，而肺亦热也。色青者，肝有风也。青筋直现者，乃肝热也。青筋横现者，亦肝热也。直者风上行，横者风下行也。色黑者，风甚而肾中有寒；色白者，肺中有痰；色黄者，脾胃虚而作泻；黄筋现于山根，不论横直，总皆脾胃之症。只有此数色，无他颜色，故一览而知小儿之病矣。大人看脉于寸关尺，小儿何独不然？但小儿不必看至数，只看其数与不数耳。数甚则热，不数则寒也。数之中，浮者，风也；沉者，寒也；缓者，湿也；涩者，邪也；滑者，痰也。如此而已，七表八里，俱不必去看。自知吾诀，则《脉诀》亦不必读也。有止歇者，乃痛也，余亦不必再谈。小儿症，大约吐、泻、厥逆，风、寒、暑、热而已。其余痘、疹、瘄，余无他病。或心疼腹痛，或有痞块，或有疮疖，可一览而知也。然而小儿之病，虚者十之九，实者十之一，故药宜补为先。今立三方，通治小儿诸症。第一方，人参三分，白术五分，茯苓一钱，甘草一分，陈皮二分，神曲三分，半夏一分，此六君子加减也，通治小儿脾胃弱病，神效。如伤肉食者，加山楂五粒；伤米食者，加麦芽五分；伤面食，加萝卜子三分；吐者，加白豆蔻一粒，去甘草，加生姜三片；泻者加干姜三分，猪苓五分。第二方，治外感也。或伤风、伤寒，或咳嗽，或发热，或不发热，或头痛，或鼻塞，或痰多，或惊悸，或角弓反张，皆以此方通治之，无不神效。方用柴胡七分，甘草三分，桔梗五分，半夏三分，黄芩三分，白芍二钱，白术二钱，当归五分，陈皮二分，茯苓五分，水煎服。头痛加蔓荆子三分；心痛，手不可按者，乃实火也，加栀子一钱；按之不痛者，乃虚火也，加甘草八分，贯众五分，广木香三分，乳香一分；胁痛者，加芍药三钱；腹痛者，以手按之，手按而疼甚者，乃食也，加大黄一钱；按之而不痛者，乃寒也，非食也，加肉桂三分，干姜三分；有汗出不止者，加桑叶一片；眼痛而红肿者，乃火也，加黄连三分，白蒺藜一分；喉痛者，加山豆根三分。第三方，治虚寒之症，夜热出汗，夜啼不寐，怔忡，久嗽不已，行迟语迟，龟背狗肚，将成痨瘵等症。方用熟地三钱，山茱萸二钱，麦冬二钱，北五味五分，元参二钱，白术二钱，茯苓一钱，薏仁三钱，丹皮一钱，沙参二钱，地骨皮二钱，水煎服。倘兼有外感，少加柴胡五分，白芍三钱，白芥子一钱，余无可加减矣。

诸真人传授儿科 痘疮计日 痘疮坏症 疹

痘治法

天师曰：今人看痘为难治，不知得其法则无难也。初起之时，不论身弱身强，先以补气、补血之药为君，加之发散之药，则重者必轻，而轻者必少。无如世人皆以寒凉之品为主，又助以劫散之味，此所以轻变重，重至死也。吾今传五方，朝夕服之，至七日无不结靥，再无回毒之症，十人十活，不杀一小儿也。

第一日方：

见小儿身热，眼如醉眼者，此出痘兆也。若不是醉眼，则非出痘，不可用此方。用治外感方治之。若见醉眼，急投此方，则痘点即现。必不待三日而自出也。方用黄芪三钱，白术一钱，甘草一钱，当归二钱，川芎二钱，茯苓三钱，柴胡一钱五分，升麻五分，麦冬二钱，元参三钱，陈皮五分，荆芥一钱，金银花先用五分，水三碗，煎汤二碗，再煎药至五分，与小儿饮之。此方五岁以上俱照此分两，五岁以下减半；周岁内者，又递减之。服此药，自然神思清爽。病家不肯服，劝其速服，包其速愈，不妨身任之。服后见点，再用第二方。

第二日方：

白术二钱，麦冬三钱，甘草一钱，桔梗二钱，当归五钱，生地五钱，元参三钱，柴胡一钱，升麻三分，荆芥一钱，茯苓二钱，白芍三钱，白芥子二钱，金银花三钱，水煎服。服此药后，一身尽现点矣。其色必红而无色白、色黑之虞矣。

第三日方：

人参五分，白芍三钱，白术三钱，茯苓三钱，元参二钱，神曲三分，丹皮一钱，水煎服。此方服后尽皆灌浆，无不气血之足，永无退症之虞矣。再服第四日方。

第四日方：

人参一钱,当归二钱,熟地五钱,茯苓三钱,金银花三钱,陈皮五分,甘草一钱,元参三钱,白术三钱,白芍二钱,神曲五分。服此方后,小儿必然口健,要吃食不已,不妨少少频与,亦不可多食也。第五方可不必用矣。然更传之者,恐小儿多食,则生他病,故又传此方。

第五日方：

人参一钱，茯苓三钱，白术二钱，甘草一钱，有食加麦芽五分，山楂五粒。若不伤食，不必加。只加金银花三钱。能服此五方，期七日前而回春也。以上小儿年岁小者，俱照第一方减之。如小儿已身热三日，则用第三方；四日，则用第四方。如坏症，另用坏症方。

秦真人传坏症方：治痘疮坏症已黑者，人将弃之，下喉即活。

人参三钱，陈皮一钱，蝉脱五分，元参二钱，当归二钱，荆芥穗一钱，水二钟，煎八分，灌下喉中即活。大约坏症，皆元气虚而火不能发也。我用参以助元气，用元参以去浮游之火，用陈皮去痰开胃，则参无所碍，而相得益彰；荆芥以发之，又能引火归经；当归以生新去旧，消滞气；蝉脱亦解毒、去斑，世人如何知此妙法？初起不可服，必坏症乃可。一剂即回春，不必再剂也。

雷真君传痘疮坏症方：

痘疮坏症，最为可怜，身如黑团之气，口不能言，食不能下，世人到此，尽弃之沟中，医者到此，亦置而不顾，谁知尽人皆可生之乎？吾有奇方，名必全汤：人参三钱，元参一两，荆芥一钱，金银花一两，陈皮三分，水煎五分灌之，下喉而眼开，少顷而身动，久之而神气回，口能言，食能下矣。不必再服他药，痘疮自面而生全，至奇至神之方也。盖痘疮坏症，皆气虚而火不能发也，火毒留于中而不得泄，故形如死状，其实脏腑未坏。我用参以固元气，用元参以去火，用金银花以消毒，用陈皮以化痰，用荆芥以引经，而发出于外，内中原有生机，所以一剂回春也。

疹治法

凡疹初起，小儿必发热，口必大渴呼水。其发疹之状，如红云一片，大约发斑相同，但斑无头粒而疹有头粒也，头如蚤咬之状，无他别也。我今传四时之疹方：用元参三钱，麦冬二钱，苏叶一钱，升麻五分，天花粉一钱，金银花三钱，陈皮三分，甘草一钱，生地三钱，黄芩八分，桂枝二钱，水钟半，煎五分，热服。凡有疹子，无不神效。惟夏天加青蒿三钱可也。小儿初生数月减半，一周外俱照此分两，不必再传方也。服吾方一剂即愈。何至三噀。

张真人传痘疹门

痘疹初起方：

白芍二钱，柴胡一钱，当归一钱，陈皮五分，荆芥八分，防风三分，生地二钱，甘草一钱，桔梗一钱，麦冬一钱，干葛一钱，水煎服。二剂，痘疮恶者必变为良。

痘疮出齐方：

人参一钱，黄芪一钱，甘草一钱，白芍二钱，生地二钱，麦冬二钱，柴胡八分，红花五分，水煎服。有热，加黄连五分，或黄芩一钱，栀子一钱。亦可有惊，加蝉脱，去翅足，三分；色黑者，加肉桂五分；大便闭结不通，加大黄三分；腹痛，加芍药一钱，甘草一钱；泄泻，加茯苓一钱；有汗，倍加黄芪；有痰，加白芥子一钱；痒，加荆芥子六分；身痛者，加广木香三分；色白者，寒也，加肉桂一钱，人参、黄芪俱多加。痘疮头不突者，气虚也，倍黄芪；腰不满者，血虚也，加当归一钱，熟地二钱可也。

痘疮将回方：

人参一钱，白术一钱，茯苓一钱，甘草三分，桔梗三分，升提其气，而又益肺金，使皮毛得诸补药之益也。水煎服。有红紫干燥黑陷者，热未退也，本方加黄芩一钱；如痘色白、黑灰、黑色而陷，寒虚也，加肉桂三分，人参一钱；灌脓者，倍加人参，再加黄芪二钱，当归二钱；泄泻加干姜五分，茯苓一钱；心慌闷乱者，多加人参；呕吐者，亦加人参、干姜；身痒者，加广木香三分；当靥不靥，多加人参；大便闭者，加大黄三分；口渴者，热也，加麦冬二钱，元参一钱；失音者，加石菖蒲三分，桔梗一钱；痘疮入眼成翳者，加蝉退五分；从前初起方中即加蝉退七个，则目无痘矣。咽喉之中，防其生痘者，初起方即用桔梗一钱，即无此症。小儿痘症有此三方，再无死法，神而通之，可谓神医矣。坏症亦以此方治之，无不生者。总之，小儿宜补不宜散，一言尽之矣。

疹乃热也，不可用人参、白术。当用补血，而不可散血，俱宜切记。

方用当归二钱，元参三钱，升麻三分，甘草三分，干葛一钱，水煎服。眉批：疹方。此治疹奇方也。有此奇方为骨，又出入加减可也。心火热极，加黄连三分；肝火，加栀子六分；肺火，加黄芩一钱，麦冬一钱。辨各经病，亦看小儿山根之色。然看之时，须用洗去面上尘土，细看之。《痘疹全书》统诸症以立言，而余总秘要以传方。有此四方为骨，参之彼书，出入加减，神奇之极矣。

钱真人传痘疮神方 不论起初 灌浆 收靥 俱用之 神妙无比

人参一两，白术八钱，茯苓五钱，陈皮三钱，白芍一两，生甘草三钱，元参八钱，蝉退一钱，柴胡二钱，黄连五分，神曲三钱，山楂肉二钱，各为细末，水打成丸如绿豆大。遇前症，与一钱，未起者即起，已起者即灌浆，不收靥者收靥，神奇之极。毋视为寻常也。愿将此方，广传人世。

岐天师传治回毒方名为回毒即消丹。

金银花五钱，生甘草一钱，人参二钱，元参三钱，水二碗，煎三分，与小儿服之。一剂即消大半，二剂全愈，不须三剂也。付符一道，焚在药中煎汁，神效。凡服药不效，焚符于药中，煎药与小儿饮之，十人十生。

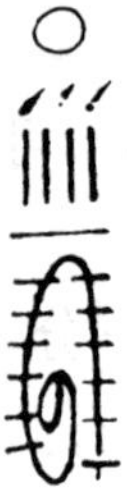

咒曰：小儿有病，病魔作祟，吾今施符，治无不愈。吾奉天师岐真君律令敕。

书符前后念一遍，焚于药内。又念一遍书符时。此秘诀也。

又传，疹方：

治夏日发疹者，神效。

苏叶一钱，麦冬二钱，桔梗一钱，生甘草一钱，升麻五分，生地二钱，元参三钱，青蒿三钱，水煎服。

岐真人曰：张真人治四时之疹，余方治夏时热疹也。切记此二方，何患疹病之难治哉！

又传，治水痘方：

亦治热症而有水气也。

柴胡一钱，茯苓二钱，桔梗一钱，生甘草五分，黄芩五分，竹叶十片，灯草一圆，水煎服。有痰者，加天花粉三分；有食，加山楂三粒，麦芽三分；有火，加黄连一分。余可不必。有此一方，水痘无难治矣。

岐天师又传治回毒岁久不愈方

金银花一两，当归、人参、白术各一两，黄芪二两，薏仁三两，生甘草二钱，白芥子三钱，柴胡、肉桂各五分。先将薏仁用水四碗，煎汤二碗，再煎前药半碗，饥服一剂。再用金银花一两，当归五钱，黄芪、薏仁各一两，白术五钱，生甘草、白芥子各二钱，陈皮五分，水三碗，煎半碗，四服全愈。其服药之时，更须用药洗之。金银花一两，生甘草三钱，生葱三条，煎二碗。

岐真人传儿科秘法

山根之上有青筋直现者，乃肝热也，用柴胡三分，白芍一钱，当归五分，半夏三分，白术五分，茯苓一钱，山楂三粒，甘草一分，水煎服。有青筋横现者，亦肝热也，但直者风上行，横者风下行，亦用前方，多加柴胡二分，加麦芽一钱，干姜一分。有红筋直现者，乃心热也，亦用前方加黄连一分，麦冬五分，去半夏，加桑白皮三分，天花粉二分；有红筋斜现者，亦心热也，亦用前方加黄连二分，盖热极於胸中也。亦不可用半夏，用桑白皮、天花粉。有黄筋现於山根得，不必论横直，总皆脾胃之症，或水泻，或上吐，或下泻，或腹痛，或不思饮食。余定一方，皆可服，服之无不神效。如皮黄，即黄筋也。方用白术五分，茯苓五分，陈皮二分，人参二分，神曲一分，麦芽二分，甘草一分，水一钟，煎半酒盏，分二起服，加淡竹叶七片。有痰，加半夏一分，或白芥子二分，或天花粉二分；有热，如口渴者是，加麦冬三分，黄芩一分；有寒者，加干姜一分；

吐者，加白豆蔻一粒；泻者，加猪苓五分；腹痛者，如小儿自家捧腹是，须用手按之，大叫呼痛者，乃食积也，加大黄三分，枳实一分；如按之不痛，不呼号者，乃寒也，再加干姜三分；如身发热者，不可用此方，予另立一方：

万全汤

凡小儿发热者，毋论夜热、早热、晚热，用之无不神效。方用柴胡五分，白芍一钱，当归五分，白术三分，茯苓二分，甘草一分，山楂三粒，黄芩三分，苏叶一分，麦冬一钱，神曲三分，水一钟，煎半酒钟服。或分二起服。冬天加麻黄一分，夏天加石膏三分，春天加青蒿三分，秋天加桔梗三分。有食加枳壳三分；有痰加白芥子三分；泻者，加猪苓一钱；吐者，加白豆蔻一粒。小儿诸症，不过如此，万不可作惊风治之。有惊者，此方加人参五分，即定惊如神。有疳者，用脾胃方加蒲黄三分，黄芩三分，可也。

长沙张真人传治小儿感冒风寒方

柴胡五分，白术一钱，茯苓三分，陈皮二分，当归八分，白芍一钱，炙甘草三分，半夏三分，水一钟，煎半钟，热服。一剂即愈，不必再剂。

治小儿痢疾神方：当归一钱，黄连二分，白芍一钱五分，枳壳五分，槟榔五分，甘草三分，水一钟，煎半钟，热服。一剂轻，二剂愈。红痢加黄连一倍；白痢加泽泻三分；腹痛者，倍加甘草，多加芍药；小便赤，加木通三分；下如豆汁，加白术一钱；伤食，加山楂、麦芽各三分；气虚者，加人参三分。此方通治小儿痢疾，加减之，无不神效。

治小儿疟疾方：柴胡六分，白术一钱，茯苓一钱，归身一钱，白芍一钱五分，半夏五分，青皮五分，厚朴五分，水一盅，煎半盅。露一宿，再温之与服。热多者，加人参、黄芪各五分；寒多者，加干姜三分；痰多者，加白芥子一钱；夜发热者，加何首乌、熟地二钱，日间发者不用加。腹痛，加槟榔三分。

治小儿咳嗽神方：苏叶五分，桔梗一钱，甘草一钱，水一酒盅，煎五分，热服。二剂即全愈。有痰，加白芥子五分可也。

治小儿口疳流水口烂神方：黄柏二钱，人参一钱，为末，敷口内，二日即愈。一匙一次，一日不过用三次而已。小儿之疳，皆虚热也。用黄柏以去火，人参以健脾土也。大人亦可用，神效。

治小儿便虫神方：诸虫皆可治。榧子，去壳，五个，甘草三分，为末，米饭为丸，服完虫尽化为水矣。大人亦用此去虫。盖榧子最能杀虫，又不耗气，食多则伤脾。

治小儿虫积方：使君子十个，去壳炒香，槟榔一钱，榧子十个，甘草一钱，各为细末，米饭为丸如梧桐子大，与十丸小儿服之，二日即便虫，五日全愈。神方也。

儿科 惊 疳 吐 泻 生下不肯食乳 初生脐汁不干 肚脐突出

小儿病，惊、疳、吐、泻尽之矣。然而惊、疳、吐、泻，不可不分别言之也。世人动曰惊风，谁知小儿惊则有之，而风则无。小儿纯阳之体，不宜有风之人，而状若有风者，盖小儿阳旺则内热，热极则生风，是风非外来之风，乃内出之风也。内风何可作外风治之？故治风则死矣。法当内清其火，而外治其惊，不可用风药以表散之也。吾今特传奇方，名为清火散惊汤，方用白术三分，茯苓二钱，陈皮一分，甘草一分，栀子三分，白芍一钱，半夏一分，柴胡三分，水煎三分服。此方健脾平肝之圣药。肝平则火散，脾健则惊止。又加去火散痰之品，自然药下喉而惊风定也。

疳症，乃脾热也。然亦因心热而脾火旺极，遂至口中流涎。若不平其心火，则脾火更旺，而湿热上蒸，口涎正不能遽止。治法，不可徒清脾火，而当先散心火，方用止疳散：芦荟一钱，黄连三分，薄荷三分，茯苓二钱，甘草一分，桑白皮一钱，半夏三分，水煎服三分。此方心脾两清之圣药，不专清脾，引水下行，则湿热自去。湿热去，疳病自愈也。

吐症，虽胃气之弱，亦因脾气之虚。盖小儿恣意饱餐，遂至食而不化，久而停积于脾中。又久之而上冲于胃口，又久之而大吐矣。故治吐必先治胃，而治胃尤先治脾。吾有奇方，止吐速效，方名定吐汤：人参一钱，砂仁一粒，白术五分，茯苓二钱，陈皮二分，半夏一分，干姜一分，麦芽五分，山楂三粒，水煎服。夏月加黄连三分，冬月加干姜三分，无不愈者。此方即六君子之变方，乃治脾胃之圣药。脾胃安而化导速，自然下行，不至上吐。况方中加减得宜，消积有法，有不奏功如神者乎！

泻症，则专责之脾矣。论理亦用煎汤，可以取效。然而泻有不同，有火泻，有寒泻，不可不分。火泻者，小儿必然身如火热，口渴舌燥，喜冷饮，而不喜热汤。若亦以前方投之，则益苦矣。予另有奇方，名为泻火止泻汤。方用车前子二钱，茯苓一钱，白芍一钱，黄连三分，泽泻五分，猪苓三分，麦芽一钱，枳壳二分，水煎服。一剂即止泻。车前、茯苓、泽泻、猪苓，皆止泻分水之圣药；白芍以平肝，使不来克脾，黄连清心火，不来助脾之热，而麦芽、枳壳消滞气以通水道，不必止泻，泻自止也。寒泻者，腹痛而喜手按摩，口不干而舌滑，喜热汤而不喜冷饮，又不可用泻火之汤，五苓散可也。然五苓尚欠补也，盖小儿致于寒泻，未有不大伤脾气者，脾气既伤，非人参不能救，五苓散无人参，仅能止泻，元气未能顿复。我今传一奇方，名为散寒止泻汤。方用人参一钱，白术一钱，茯苓二钱，肉桂二分，甘草一分，干姜一分，砂仁一粒，神曲五分，水煎服。此方参、苓、白术乃健脾补气之神品，分湿利水之圣药也，又加肉桂、干姜以祛寒，砂仁、甘草、神曲以调和之，则寒风自然越出，而泄泻立止矣。

雷公真君曰：小儿惊症，皆本于气虚，一作风治，未有不死者。或治风而兼补虚，可以苟全性命。要之，断断不可作风治也。我今特传奇方，名压惊汤：人参五分，白术五分，甘草三分，茯神一钱，半夏三分，神曲五分，砂仁一粒，陈皮一分，丹砂三分，水煎服。此即六君子之变方也。小儿只有脾病，治脾而惊自定，故用六君子以健脾，少加厌惊之品，奏功如神耳。

小儿吐泻，伤食之故也。盖饮食饱餐，自难一时消化，不上吐，必下泻矣。亦用前方六君子汤，但吐者去甘草加砂仁，泻者加车前子治之，自能奏功于俄顷。倘不知补脾，而惟图消克，非救儿生，乃送儿死矣。愿人敬听吾言，共登儿龄于百岁也。

小儿生下不肯食乳者，乃心热也。葱煎乳汁，令小儿服之亦妙，终不若用黄连三分，煎汤一分，灌小儿数匙，即食乳矣，神效。

小儿初生，脐汁不干，用车前子炒焦，为细末，敷之即干，神效。

小儿肚脐，突出半寸许，此气旺不收也。若不急安之，往往变为角弓反张。方用茯苓一钱，车前子一钱，甘草二分，陈皮三分，通草三分，如无通草，灯心一圆，共煎汤灌之，一剂即安，神方也。

卷之六数集

山阴陈士铎远公甫敬习
义乌金以谋孝艺氏订增

雷真君亲传活人录

伤寒门

雷公真君曰：伤寒两感，隔经相传，每每杀人。如第一日宜在太阳，第二日宜在阳明，第三日宜在少阳，第四日宜在太阴，第五日宜在少阴，第六日宜在厥阴，此顺经传也。今第一日，太阳即传阳明，第二日阳明即传少阳，第三日少阳即传太阴，第四日太阴即传少阴，第五日少阴即传厥阴，此过经传也。更有第一日太阳即传少阳，第二日阳明即传太阴，第三日少阳即传少阴，第四日太阴即传厥阴，此隔经传也。第一日太阳即传少阴，第二日阳明即传太阴，第三日少阳即传厥阴，此两感传也。顺传者，原有生机，至七日而病自愈。过传者，有生有死矣；隔传者，死多于生矣。两感而传者，三日水浆不入，不知人即死。虽仲景张公，立门原有治法，然亦只可救其不死者，而不能将死者而重生之也。我今悯世人之枉死，特传二方，一救过经传之伤寒，一救隔经传之伤寒。过经传方，名救过起死汤：麻黄一钱，柴胡一钱，厚朴一钱，石膏五钱，知母一钱，青蒿五钱，半夏一钱，黄芩一钱，茯苓五钱，炒栀子五分，当归三钱，水煎服。一剂即生。盖过经之传，必然变症纷纭，断非初起之一二日也，所以方中不用桂枝，以散太阳之邪，只用麻黄以散其表。伤寒至三四日，内热必甚，故以石膏、知母为君，以泄阳明之火邪。阳明火一退，而厥阴之木不舒，则木以生火，邪退者复聚，故又用青蒿、柴胡、栀子以凉散之，木不自焚，而各经之邪不攻自散，况又有茯苓之重用，健脾行湿，引火下行，尽从膀胱而出之乎！且黄芩以清肺，厚朴以逐秽，半夏以清痰，又用之咸宜，五脏无非生气矣。所以不必问其日数，但见有过经之传者，即以此方投之，无不庆更生也。

隔经传方，名救隔起死汤：人参五钱，石膏五钱，知母一钱，青蒿一两，柴胡二钱，白芍三钱，半夏一钱，炒栀子三钱，甘草一钱，水煎服。隔经之传，必至三日而症乃明，虽已过阳明，而余火未散，故少阴之火助其焰，而少阳之火失其权，若不仍用石膏、知母，则阳明之火势不退，而少阴之火势不息也，故必须用此二味为主。然徒用二味，而太阴脾土不急为救援，则火极凌亢，何以存其生气？故又用人参以助生气。但生气既存，而厥阴受邪，则木气干燥，势必克太阴之脾土，仅存之生气，又安能保乎？故又用柴、芍、栀、蒿以凉散其木中之邪。木之邪散，则木气得养，自然不去克土，而太阴之气生。太阴土有生气，则阳明之火必消归无有矣，又何至焚烧，自灭其少阴之脏哉！况方中半夏清痰，甘草和中，又用之无不宜乎。起死为生，实非虚语。故一见有隔经之传，即以此方投之，必能转败为功也。或疑青蒿用之太多，不知青蒿不独泄肝木之火，尤能泻阳明之焰，且性静而不动，更能补阴，火旺之时，补阴重药又不敢用，惟青蒿借其攻中能补，同人参兼用，实能生阴阳之气于无何有之乡。若但用人参，只生阳气，而不能生阴气矣。阴生则阳火无权，制伏之道，实非世人所能测也。

其两感传者，近岐天师已传四方，可以救死。予不必再传。远公固请奇方以救世，我于第三日少阳与厥阴两感，水浆不入，不知人者，再传一方，以佐天师之未逮。方名救脏汤：人参一两，麦冬三两，当归一两，天花粉三钱，元参二两，白芍二两，荆芥二钱，水煎服。余方多当归者，助肝胆以生血也；多加麦冬者，救肺气之绝，以制肝胆之木，使火不旺，而血易生，而后胃气有养，脏腑可救其坏也。与天师方，大同小异，各有妙用。

伤寒发狂，至登高而歌，弃衣而走，见水而入，骂詈呼号，不避亲疏者，去生远矣。仲景以竹叶石膏汤救之，妙矣！盖阳明之火，其势最烈，一发而不可救，非用大剂白虎汤，何能止其燎原之势？而世人畏首畏尾，往往用之而特小其剂，是犹杯水救车薪之焰也。故用石膏必须至三四两，或半斤，一剂煎服，火势始能少退，狂亦可少止也。然石膏性猛，虽善退火，未免损伤胃气，必须与人参兼用为妙。我今传一方，用白虎汤之半，而另加药味，方名祛热生胃汤：石膏三两，知母三钱，人参五钱，元参三两，茯苓一两，麦冬三两，车前子五钱，水煎服。此方石膏、知母以泻胃火；人参以生胃气；元参去浮游之焰；麦冬生肺中之阴；茯苓、车前引火下行于膀胱，从小便而出；且火盛者，口必渴，口渴必多饮水，吾用此二味以分湿，则水流而火自随水而散矣。方中泻火又不伤气，似胜于白虎汤。一剂而狂定，二剂而口渴减半，三剂而口渴止，火亦息，正不必用四剂也。凡有火热而发狂，或汗如雨下，口渴舌燥，或如芒刺者，以此方投之立救，断不至于死也。

伤寒发斑，死症也。然而斑亦不同。有遍身发斑者，有只心窝内发斑者。遍身发斑，症似重而反轻，心窝发斑，症似轻而转重。盖遍身发斑，内热已尽发于外；心窝发斑，热存于心中而不得出，必须用化斑之药，以解其热毒之在中也。我有一方最神，名起斑汤：升麻二钱，当归一两，元参三两，荆芥三钱，黄连三钱，天花粉五钱，甘草一钱，茯神三钱，水煎服。火毒结于内，必须尽情发出，然内无血以养心则心中更热、火毒益炽而不能外越也，故用当归、元参以滋心中之血，用黄连以凉心中之火，天花粉以消心中之痰。然而无开关之散，则火藏于内而不得泄，故又用升麻、荆芥以发之，甘草、茯神以和之，自然引火出外，而不内蓄矣。火既外越，斑亦渐消，又何至于丧命哉！

伤寒太阳症，结胸症具，烦躁者主死。言不可下，即下，而亦死也。夫结胸而加烦躁，此胃气之将绝也。胃气欲绝，津液何生？津液既无，心何所养？故结胸而又烦躁，所以症或不可治也。虽然，津液之竭非五脏之自绝，亦因结胸之故耳，是必攻其中坚，使结胸症愈，而津液自生，死症可望重苏也。我今传一奇方，名化结汤：天花粉三钱，枳壳一钱，陈皮五分，麦芽三钱，天门冬三钱，桑白皮三钱，神曲三钱，水煎服。一剂即结胸开，而津液自生也。此方用天花粉以代瓜蒌，不至陷胸之过猛。然而天花粉即瓜蒌之根也，最善陷胸，而无性猛之忧。枳壳消食宽中；麦芽与桑白皮同用，而化导更速；神曲、陈皮，调胃实有神功；天门冬善生津液，佐天花粉有水乳之合，世人未知也。天花粉得天门冬，化痰化食，殊有不可测识之效。所以既结者能开，必死者可活。若以大陷胸汤荡涤之于已汗已下之后，鲜不速其死矣。

伤寒有脏结之症，载在太阳经中，其实脏结非太阳经病也。然则仲景载在太阳经者何故？正辨太阳经有似脏结之一症，不可用攻，故载之以辨明也。脏结之症，小腹之内与两脐之旁，相连牵痛，以至前阴之筋亦痛，重则有筋青而死者，此乃阴邪而结于阴地也。原无表症，如何可作表治？必须攻里为得。我有一方，专补其阴中之虚，而少佐之祛寒之味，则阴邪自散，而死症可生。方名散结救脏汤：人参一两，白术五钱，甘草一钱，附子一钱，当归一两，肉桂五分，水煎服。白术利腰脐之气，人参救元阳之绝，当归活周身之血，血活而腰脐之气更利也。甘草和中以定痛，附、桂散寒以祛邪，脏中既温，结者自解矣。用攻于补之内，祛寒于补之中，其奏功为独异耳。

伤寒阳明症中，有“直视、谵语、喘满者死，而下利者亦死”之文，此必症犯直视、谵语、而又喘满、下利一齐同见也。苟有一症未兼，尚不宜死，倘三症皆见，明是死证矣。虽然，直视、谵语之生，多是胃火之盛，自焚其心，而肾水不能来济，于是火愈盛而无制。喘满者，火炎而气欲上脱也；下利者，火降而气欲下脱也。此犹欲脱未脱之危症，苟治之得法，犹可望生。吾有奇方，名曰援脱散：石膏五钱，人参一两，麦冬一两，白芍一两，竹茹三钱，水煎服。此方用人参以救脱，用石膏以平火，用麦冬以平喘，白芍以止利，用竹茹以清心，自然气不绝而可救也。

伤寒坏症，乃已汗、已吐、已下，而身仍热如火，此不解之症也。其时自然各死症纷见矣。我用何法以生之乎？夫已汗而不解者，乃不宜汗而汗之；已吐而不解者，乃不宜吐而吐之；已下而不解者，乃不宜下而下之也。于不宜汗而救其失汗，于不宜吐而救其失吐，于不宜下而救其失下，固是生之之法，然而终无一定之法也。我今特传奇方，于三者之失而统救之，名救坏汤：人参五钱，茯苓五钱，柴胡一钱，白芍一两，元参五钱，麦冬五钱，白芥子二钱，当归五钱，陈皮五分，水煎服。此方妙在全不去救失吐、失汗、失下之症，反用参、苓、归、芍大补之剂，少加柴胡以和解之，自能退火而生胃气。倘鉴其失吐而重吐之，失汗而重汗之，失下而重下之，孱弱之躯，何能胜如是之摧残哉！必死而已矣。故必用吾方，而后死者可生也。

伤寒少阴症，恶寒、身蜷而下利，手足逆冷，不治之病也。盖阴盛无阳，腹中无非寒气，阳已将绝，而又下利不止，则阳随利而出，不死何待？虽然阳气将绝，终非已绝也，急用补阳气之药，挽回于无何有之乡，则将绝者不绝。方用人参二两，附子二钱，甘草二钱，干姜二钱，白术一两，茯苓五钱，水煎服。方名救逆止利汤。一剂而逆回，二剂而利止，三剂全愈矣。此方用人参、附子回元阳于顷刻，以追其散失，祛其阴寒之气；用白术、茯苓以分消水湿，而仍固其元阳；用甘草、干姜调和腹中，而使之内热，则外寒不祛而自散，又何有余邪之伏莽哉！自然寒者不寒，而蜷者不蜷，逆者不逆，而利者不利也。寒蜷、逆利之尽去，安得而不生乎！

伤寒少阴症，吐利兼作，又加烦闷，手足四逆者，死病也。上吐下泻，且兼烦躁，则阴阳扰乱，拂抑而无生气可知，况加手足四肢之逆冷，是脾胃之气，又将绝也，自是死症无疑。然而治之于早，未尝不可救。如一见此等症，急以人参二两，白术二两，肉桂二钱，丁香二钱灌之，尚可救耳。方名止逆奠安汤。人参救元阳之绝，原有奇功；白术救脾胃之崩，实有至效；丁香止呕，肉桂温中，又能止泻，救中土之危亡，奠上下之变乱，转生机于顷刻，杜死祸于须臾，舍此方又何有别方哉！

伤寒少阴症，下利虽止，而头眩、昏晕，亦是死症。盖阳虽回而阴已绝，下多亡阴，竟至阴绝，原无救法。虽然，阴阳之道，未尝不两相根而两相生也。今因阴绝，而诸阳之上聚于头者，纷然乱动，所以眩冒，阳欲脱而未脱。夫阳既未绝，补其阳而阳气生，阳生则阴之绝者可以重续，阴生于阳之中也。方用参桂汤：人参二两，肉桂二钱，煎服可救。人参返阳气于无何有之乡，是只能返阳气也，如何阴绝者亦能回之？不知人参虽属阳，而中存阴气，阳居其八，阴居其二，阳既回矣，阴气亦从之而渐返。肉桂虽是纯阳之品，而性走肝肾，仍是补阴之圣药，故用之而成功也。

伤寒少阴症，四逆，恶寒，身蜷，脉不至，不烦而躁，本是死症，而吾以为可救者何？全在脉不至、不烦而躁也。夫病至四肢之逆，其阴阳之将绝可知。脉之不至，未必非寒极而伏也，不然，阳绝则心宜烦矣，而何以不烦？但嫌其不烦而躁，则阳未绝而将绝，为可畏耳。阳既欲绝，则阴亦随之而绝矣。故一补其阳，阳回而阴亦回矣。阴阳之道，有一线未绝，俱为可救。譬如得余火之星星，引之可以焚林，况真阴真阳，非有形之水火也，乃先天之气耳，一得接续，便有生机。故一见此等之症，急以生生汤救之，可以重生。方用人参三两，附子三钱，炒枣仁五钱，水煎服。此方得人参以回其阴阳，得附子以祛其寒逆，加枣仁以安心，则心定而躁可去，躁定而脉自出矣。死中求生，其在斯方乎！

伤寒少阴病，六七日息高者死。息高见于六七日之间，明是少阴之症，而非太阳之症也。息高与气喘大殊。太阳之症乃气喘，气喘本于邪盛；少阴之症乃息高，息高本于气虚。而息高与气喘，终何以辨之？气喘者，鼻息粗大；息高者，鼻息微小耳。此乃下元之真气，欲绝而未绝，牵连气海之间，故上行而作气急之状，能上而不能下也，最危最急之候。方用止息汤：人参三两，熟地三两，牛膝三钱，麦冬二两，破故纸三钱，胡桃仁一个，干姜五分，水煎服。此方大补关元、气海，复引火之下行，绝不去祛寒逐邪，庶几气可回而息高者可平也。倘疑是太阳喘症，而妄用桂枝汤，杀人于顷刻矣。故必用止息汤救之，十人中亦可望生五六人，然必须多服、久服始得，苟或服一剂而辄止，亦未能收功者，又不可不知。

伤寒少阴病，脉微沉细，但欲卧，汗出，不烦，自欲呕吐，至五六日自利，复烦躁，不能卧寐者，死症也。伤寒而脉微沉细，明是阴症，况欲卧而不欲动乎？汗已出矣，内无阳症可知，心中不烦，时欲呕吐，此阳邪已散，而阴邪作祟，急以祛寒为是。乃失此不温，至五六日而下利，是上下俱乱也。此时倘不烦躁，则肾中之真阳未散，今又加烦躁、不得卧寐，明是奔越而不可回之兆矣，非死症而何？然而其先原因失治，以至于不可救，非本不可救，而成此扰乱之症也。我有奇方，名转阳援绝汤。用人参一两，白术一两，炒枣仁一两，茯神五钱，肉桂二钱，水煎服，一剂即可安卧而回春矣。此方用人参以救绝，用白术、茯神以分消水湿而止下利，又用肉桂以温中而去寒，加枣仁以安心而解躁，用之得宜，自然奏功如响也。

伤寒脉迟，自然是寒，误与黄芩汤以解热，则益加寒矣。寒甚宜不能食，今反能食，病名除中，仲景为是死症者何也？夫能食者，是胃气有余，如何反曰死症？不知胃寒而加之寒药，反致能食者，此胃气欲绝，转现假食之象以欺人也。此不过一时能食，非可久之道，病名除中者，正言其胃中之气，除去而不可留也。虽然，此病虽是死症，而吾以为犹有生机，终以其能食，胃气将除而未除，可用药以留其胃气也。方用参苓汤加减：人参一两，茯苓五钱，肉桂一钱，陈皮三分，甘草一钱，水煎服。此方参苓健脾开胃，肉桂祛寒，陈皮化食，甘草留中，相制得宜，自然转败为功，而死者可重生矣。

伤寒六七日，脉微，手足厥冷，烦躁，灸厥阴，厥不还者死。此仲景原文也。夫伤寒阴症发厥，灸其厥阴之经，亦不得已之法，原不及汤药之神也。灸厥阴不还，听其死者，亦仅对贫寒之子而说，以其不能备参药也。倘以参附汤救之，未有不生者。我今怜悯世人，另传一方，名还厥汤：用白术四两，附子三钱，干姜三钱，水煎服，一剂而苏。凡见有厥逆等症，即以此方投之，无不神效如响。盖白术最利腰脐，阴寒之初入，原从脐始，吾利其腰脐，则肾宫已有生气，况佐之附子、干姜，则无微不达，而邪又安留乎！况白术健脾开胃，中州安奠，四肢边旁，有不阳回顷刻者乎！

伤寒发热，下利，又加厥逆，中心烦躁而不得卧者，死症也。身热未退，邪犹在中，今既发厥，身虽热而邪将散矣。宜下利之自止，乃不止，而心中转添烦躁不得卧，此血干而心无以养，阳气将外散也，不死何待！又将何法以生之？亦惟有补元阳之气而已矣。方用参术汤：人参三两，白术三两，炒枣仁一两，麦冬三钱，水煎服。此方参术补气，气足而血自生，血生而烦躁可定。况又佐之枣仁以安魂，麦冬以益肺，有不奏功如神者乎！纵不能尽人可救，亦必救十之七八也。

伤寒发热而能发厥，便有可生之机，以发厥则邪能外出也。然厥可一二而不可频频，况身热而下利至甚，如何可久厥而不止乎？其为死症何疑？盖下寒而上热，郁结于中，而阴阳之气不能彼此之相接也。必须和其阴阳而通达其上下，则死可变生。方用人参三两，白术五钱，甘草一钱，苏子一钱，附子二钱，水煎服。此方通达上下，以和其阴阳之气，自然厥止而利亦止。厥利既止，死可变生。倘服后而厥仍不止，则亦无药之可救，正不必再与之也。盖阴阳已绝，而上下之气不能接续矣。

伤寒热六七日不下利，忽然变为下利者，已是危症。况又汗出不止乎？是亡阳也。有阴无阳，死症明甚，吾何以救之哉？夫阳之外越，因于阴之内祛也。欲阴之安于中而不外祛，必先使阳之壮于内而不外出。急以人参三两，北五味一钱，煎汤救之可生。然而贫寒之子，安可得参？我另定一方：用白术三两，黄芪三两，当归一两，北五味一钱，白芍五钱，水煎服。此方补气补血，以救阳气之外越，阳回则汗自止。汗止而下利未必遽止，方中特用当归、白芍者，正所以止利也。水泻则当归是所禁用。下利非水泻也，正取当归之滑，白芍之酸，两相和合，以成止利之功，况又有五味之收敛，不特收汗，并且涩利。若遇贫贱之子，无银备参者，急投此方，亦可救危亡于顷刻。

伤寒下利，手足厥冷，以致无脉，急灸其关元之脉者，以寒极而脉伏，非灸则脉不能出也。今灸之而脉仍不出，反作微喘，此气逆而不下，乃奔于上而欲绝也。本是死症，而吾以为可生者，正以其无脉也。夫人死而后无脉。今人未死而先无脉，非无也，乃伏也。灸之不还，岂真无脉之可还乎？无脉应死矣，而仍未死，只作微喘，是脉欲还而不能遽还也。方用人参一两，麦冬一两，牛膝三钱，熟地五钱，甘草一钱，附子一钱，名为还脉汤。一剂，而脉骤出者死。苟得渐渐脉出，可望生全矣。

伤寒下利后，脉绝，手足厥冷，猝时还脉，而手足尽温者生。此亦用灸法而脉还者也。然亦必手足温者可生，正见阳气之尚留耳。倘脉不还，则手足之逆冷，终无温热之时，是阳不可返，而死不可生矣。今将何以救之哉？不知脉之不返者，因灸法而不能返也，灸之力微，终不及药之力厚。吾以人参三两灌之，则脉自然骤出矣。夫少阴下利、厥逆无脉者，服白通汤，恶脉之骤出。兹厥阴下利，厥逆脉绝者，用灸法欲脉之猝还，一死一生者，何也？一用灸而一用药也。可见用药之能速出脉，不于此益信乎？吾所以用独参汤救之而可生也。

伤寒下利，日十余行，脉反实者死。何也？盖下多亡阴，宜脉之虚弱矣。今不虚而反实，现假实之象也。明是正气耗绝，为邪气所障，邪盛则正气消亡，欲不死不可得矣。然则何以救之哉？仍补其虚而不必论脉之实与不实也。方名还真汤：人参一两，茯苓二两，白术一两，水煎服。此方人参以固元阳，茯苓以止脱泻，白芍以生真阴，阴生而阳长，利止而脱固，则正气既强，虚者不虚，而后邪气自败，实者不实也。假象变为真虚，则死症变为真生矣。

产后感太阳风邪，大喘、大吐、大呕，不治之症也。喘则元阳将绝，况大喘乎？吐则胃气将亡，况大吐乎？呕则脾气将脱，况大呕乎？产后气血大弱，如何禁此三者？自是死症无疑。吾欲于死里求生。将用何方以救之？仍然大补气血，而少加止吐、止呕、止喘之药，而太阳风邪反作末治而已矣。方用转气救产汤：人参三两，麦冬三两，白术一两，当归一两，川芎三钱，荆芥一钱，桂枝三分，水煎服。一剂而喘转、呕吐止，便有生机，否则仍死也。人参夺元气于欲绝未绝之间；麦冬安肺气于将亡未亡之候；白术救脾胃之气于将崩未崩之时；当归、川芎不过生血而已，荆芥仍引血归经而兼散邪，助桂枝祛风，而同入膀胱，下行而不上逆也。方中酌量，实有深意，非漫然或多或少而轻用之。大约此方救此症，亦有七八人生者，总不可惜人参而少用之耳。

产后感冒风邪，是太阳之症。口吐脓血，头痛欲破，心烦不止，腹痛如死，或作结胸，皆在不救。以产后气血大亏，不可祛邪，而病又犯甚拙，不能直治其伤故耳。如口吐脓血者，血不下行而上行也；头痛欲破者，血不能养阳，而阳欲与阴绝也；心烦不止者，心血已尽，肾水不上滋也；腹痛如死者，腹中寒极，肾有寒侵，命门火欲外遁也；或作结胸，胃中停食不化，胃气将绝也。诸症少见一症，已是难救，况一齐共见乎？必死无疑矣。予欲以一方救之，何也？盖产后感邪，原不必深计，惟补其正而邪自退。予用佛手散，多加人参而佐之肉桂、荆芥，不必治诸症，而诸症自必皆去：当归二两，川芎一两，人参三两，荆芥二钱，肉桂一钱，一剂即见功，再剂而全愈。盖佛手散原是治产后圣方，加之人参，则功力更大，生新去旧，散邪归经，止痛安心，开胃消食，所以奏效皆神也。

产后感少阳风邪，谵语不止，烦躁不已，更加惊悸者死。盖少阳胆经也。胆中无汁则不能润心，心中无血，则不能养心，于是心中恍惚，谵语生矣。而烦躁、惊悸相因而至，总皆无血之故。无血补血，如何即是死症？不知胆木受邪，不发表则血无以生，然徒发表，则血更耗散，顾此失彼，所以难救。然而非真不可救也，吾用佛手散加减治之，便可生全。方用当归二两，川芎一两，人参一两，炒枣仁一两，麦冬三钱，竹茹一团，丹砂一钱，熟地五钱，水煎服。此方归芎生血以养心，又加人参、枣仁，麦冬、竹茹、丹砂无非安心之药，而熟地又是补肾之妙剂，上下相需，心肾两济，又何烦躁之不除，惊悸之不定，而谵语之不止者乎？

产后感中阳明之风邪，大喘、大汗者，亦不治。盖风邪入于阳明，寒变为热，故大喘、大汗。平人得此病，原该用白虎汤，而产妇血气亏损，如何可用乎？虽然，大补产妇之气血，而兼治阳明之邪火，未必不降，而大喘、大汗未必不除也。方用补虚降火汤：麦冬一两，人参五钱，元参五钱，桑叶十四片，苏子五分，水煎服。此方人参、麦冬补气，元参降火，桑叶止汗，苏子定喘，助正而不攻邪，退邪而不损正，实有奇功也。

产后感阳明之邪，发狂亡阳者，不救之症也。狂症多是实热。产后发狂，又是虚热矣。实热可泻火而狂定，虚热岂可泻火以定狂哉？然吾以为可救者，正以其亡阳也。亡阳多是气虚，虽实热而气仍虚也。故泻实热之火，不可不兼用人参，况产后原是虚症乎？大约亡阳之症，用药一止汗，便有生机。吾今不去定狂，先去止汗，方用救阳汤：人参三两，桑叶三十片，麦冬二两，元参一两，青蒿五钱，水煎服。一剂而汗止，再剂而狂定，不可用三剂也。二剂后，即单用人参、麦冬、北五味、当归、川芎调理，自然安也。此方只可救亡阳之急症，而不可据之为治产之神方。盖青蒿虽补，未免散多于补，不过借其散中有补，以祛胃中之火，一时权宜之计，倘多服又恐损产妇气血矣。所以二剂后，必须改用他方。

妊妇临月，忽感少阴经风邪，恶寒，蜷卧，手足冷者，不治之症也。少阴肾经也。无论传经至少阴，与直中入少阴，苟得此症，多不能治。盖少阴肾经，宜温而不宜寒，今风寒入之，则命门之火微，而肾宫无非寒气，势必子宫亦寒，手足冷者，脾胃寒极之兆也。脾胃至于寒极，不死何待？而吾以为可生者，以胎之未下也。急以温热药救之。方名散寒救胎汤：人参一两，白术二两，肉桂一钱，干姜一钱，甘草一钱，水煎服。一剂而寒散，不恶寒矣，再剂而手足温，不蜷卧矣，三剂全愈。夫人参、白术，所以固气；肉桂、干姜，所以散寒；甘草和中亦可已矣。不知肉桂、干姜，虽是散寒，用之于临月之时，何愁胎堕？然毕竟二味性甚猛烈，得甘草以和之，则二味单去祛腹中之寒，而不去催胎中之子，助人参、白术以扫除，更有殊功耳。岂漫然而多用之哉！

妊妇临月，感少阴经症，恶心、腹痛，手足厥逆者，不治。亦以寒入肾宫，上侵于心，不独下浸于腹已也。较上症更重。夫肾水滋心，何以反至克心？盖肾之真水，心藉之养；肾之邪水，心得之亡。今肾感寒邪，挟肾水而上凌于心，故心腹两相作痛，手足一齐厥逆，此候至急至危，我将何术以救之？亦仍治其少阴之邪而已。方用回阳救产汤：人参一两，肉桂一钱，干姜一钱，白术五钱，甘草一钱，当归一两，水煎服。此方妙在加当归，盖少阴之邪，敢上侵于心者，欺心中之无血也。用当归以补血，助人参之力以援心，则心中有养，而肉桂、干姜无非祛寒荡邪之品，况又有白术、甘草之利腰脐，而调心腹乎！自然痛止而逆除矣。仲景谓子生则可治，用独参汤以救之，亦救之于生子之后，而非救之于未生子之前也。子未生之前，当急用吾方；子既生之后，当急用仲景方。

产妇临月，忽感少阴症者，急以人参、白术大剂温之，不应则死。此仲景之文也。似乎舍人参、白术无可救之药矣。吾以为单用人参、白术，尚非万全。苟用人参、白术不应，急加入附子、肉桂、干姜，未必不应如响也。吾今酌定一方，名全生救难汤：人参一两，白术一两，附子一钱，甘草五分，水煎服。可治凡感少阴经之邪者，神效。

产妇三四日至六七日，忽然手足蜷卧，息高气喘，恶心腹痛者，不救。此症盖感少阴之寒邪，而在内之真阳，逼越于上焦，上假热而下真寒也。倘治之不得法，有死而已。急用平喘祛寒散：人参二两，麦冬五钱，肉桂二钱，白术三两，吴茱萸五分，水煎服。一剂喘止，二剂痛止。此方亦补气反逆之圣药，祛寒定喘之神方。但服之不如法，往往偾事。必须将药煎好，俟其微寒而顿服之。盖药性热而病大寒，所谓宜顺其性也。

产妇半月后至将满月，亦患前症，又不可用前方矣。当改用护产汤：人参五钱，茯苓五钱，附子一钱，白术五钱，当归一两，熟地一两，山茱萸五钱，麦冬五钱，牛膝一钱，水煎服。盖产妇已产至半月以后，与将满月，不比新产，血气之大亏也。故参可少用。而补阳之中，又可用补阴之剂。有附子以祛寒，何患阴滞而不行哉！

产妇产后，手足青，一身黑，不救。此阴寒之最重，而毒气之最酷者也。原无方法可以回生，然见其未死而不救，毋宁备一方救之而不生。吾今酌定一方，名开青散黑汤：人参四两，白术四两，附子一钱，当归一两，肉桂三钱，水煎服。此方服下手足之青少退，身不黑，便有生机，否则仍死也。盖毒深而不可解，寒结而不可开耳。

产后足纯青，心下痛，虽较上症少轻，而寒毒之攻心则一，故亦主死。以前方投之，往往多效，不比一身尽黑者之难救也。盖此症由下而上，一散其下寒，而上寒即解，所以易于奏效。

产后少阴感邪，肾水上泛，呕吐，下利，真阳飞越也。亦死症也。盖产妇肾水原枯，如何上泛而至呕吐？不知肾水之泛滥，因肾火之衰微也。火为寒所祛，水亦随寒而趋，此症犯在平人尚然难救，况产妇乎？而吾以为可救者，有肾水之存耳。急用补阳之药，入于补阴之中，引火归原，水自然下行而不致上泛。方用补火引水汤：人参五钱，白术一两，熟地一两，山茱萸五钱，茯苓一两，附子一钱，肉桂三钱，车前子一钱，水煎服。一剂而肾水不泛滥矣。此方大补命门之火，仍于水中补之，故水得火而有归途，火得水而有生气，两相合而两相成也。

产后四五日，忽感风邪，发厥者，死症也。厥症多是热，而产后发厥，岂有热之理？是热，亦虚热也。欲治厥，而身虚不可散邪；欲清热，而身虚不可用凉，所以往往难治，谓是死症，而实非尽是死症也。我定一方，名转厥安产方：当归一两，人参一两，附子一钱，水煎服。一剂即厥定而人生矣。盖产后发厥，乃阳气既虚，而阴血又耗，复感寒邪以成之者也。我用人参以回元气于无何有之乡，用当归以生血于败瘀未复之后，用附子以祛除外来之邪，故正回而邪散，血生而厥除也。

产后吐蛔虫者，不治之症也，以胃气将绝，虫不能安身耳。夫蛔虫在人之胃中，太寒不居，太热亦不居。今产后吐蛔，必在发厥之后。其吐蛔也，必然尽情吐出，非偶然吐一条也。更有成团逐块而吐出者，真是恶症。吾欲生之何也？正因其吐蛔之尚可生也。盖人脏既绝，虫亦寂然。今纷然上吐，是胃中尚有气以逼迫之。吾安其胃气，则虫自定，而人可生。方用安蛔救产汤：人参一两，白术一两，榧子仁一两，白薇三钱，肉桂一钱，神曲五分，水煎服。一剂而蛔定矣。此方参、术以生胃气；榧子、白薇、肉桂以杀虫，所以奏功独神耳。

产后口吐血脓，又复发斑，此千人中偶一有之。本是不救。然治之得法，亦有不死者。此症盖因夏月感受暑热之气，未及发出，一至生产，而火毒大彰。又因身虚，而火势犹不能一时尽发，故口吐脓血以妄行，而身生斑点以拂乱也。论理，产后不宜用凉药化斑，然此等症，又不得不用凉药，为权宜之计，吾今酌定一方，名为化火救产汤：人参五钱，当归一两，川芎五钱，麦冬五钱，荆芥三钱，元参一两，升麻一钱，水煎服。一剂而血脓止，再剂而斑稀，三剂而斑化矣。不可用四剂也。三剂后当改用佛手散，大剂多饮，自无后患，否则恐有变寒之患。吾方原不大寒，即变寒而可救。倘从前一见斑即用黄连解毒之药以救一时之急，及至热退寒生，往往有寒战而死者，凉药可轻用乎！故宁可服吾方，以渐退斑，而缓降血，不可用霸药以取快于一时也。

产后患厥阴症，呕吐，两胁胀满者，必便血，不治之症也。盖伤肝而血乃下行。本无血而又伤血，岂有不死之理？而吾必欲救之，将恃何法乎？正因其便血耳。倘肝受风邪而不下行，则邪留两胁，反是腹心之病。今血尽趋大便而出，是肝中之邪散，吾清其大肠之火，似可奏功矣。但产妇宜温补，不宜清理，用凉药以消其火，非所以救产后之妇也。不知火之有余，乃水之不足，大补其水则火自消归无有矣。方用平肝救血汤：当归一两，川芎五钱，麦冬一两，三七根末一钱，水煎服。一剂而血止，两胁之胀满亦除矣。又何至上呕食而下便血哉！

产后下利，厥逆，躁不得卧，或厥不得止，俱是死症。盖下利则亡阴，厥逆则亡阳，已是难救，况躁不得卧，是血无以养心矣。而厥更不止，则汗出又无已也，欲不死得乎？我欲于死中求生，舍人参、当归无别药也。方名参归汤：人参二两，当归二两，荆芥一钱，水煎服。用参、归补气血以生新，则旧血可止，旧血止而新血益生，自然有血以养心，厥可定而心可安，躁可释也。

中　寒　门

雷公真君曰：阴寒直中少阴经肾中，手足青黑者，不治之症也。盖阴毒结成于脾胃之间，而肾中之火全然外越，如何可救？然而心尚不痛，则心中尚有星星余火，存于其中，急用救心荡寒汤：人参三两，良姜三钱，附子三钱，白术三两，水煎服。助心中之火，不使遽绝，则相火得君火之焰而渐归。火势既旺，寒邪失威，自然火生土，而脾胃之气转，一阳来复，大地皆阳春，手足四肢，尽变温和矣。此方妙在良姜入心，同附子斩关直入。然非参、术之多用，亦不能返元阳于无何有之乡也。故必须多用而共成其功耳。

阴寒直中肾经，面青鼻黑，腹中痛欲死，囊缩，较前症更重矣。死亡顷刻，救之少迟，必一身尽黑而死。急用救亡丹：人参五钱，白术三两，附子一个，干姜三钱，肉桂五钱，水煎，急灌之。吾方似较仲景张公之用热更重。不知此症，全是一团死气，现于身之上下。若不用此等猛烈大热重剂，又何以逐阴寒而追亡魂，祛毒气而夺阳魄哉！故人参反若可少用，而附桂不可不多用也。然而白术又何以多用之耶？不知白术最利腰脐，腹痛欲死，非此不能通达，故多用之，以驱驾桂、附，以成其祛除扫荡之功，而奏返魄还魂之效耳。阴寒直中肾经，心痛欲死，呕吐不纳食，下利清水，本是不治之病。盖寒邪犯心，而脾胃将绝，急不待时。此时觅药，缓不济事，速用针刺心上一分，出紫血少许，然后用逐寒返魂汤救之：人参一两，良姜三钱，附子五钱，茯苓五钱，白术三两，丁香一钱。此方专入心以逐邪，返元阳于顷刻，心君定而诸邪退走，脾胃自安，不至上下之逆，庶可重生。否则因循观望，必至身死矣。

阴寒直中肾经，两胁作痛，手足指甲尽青，囊缩，拽之而不出，踡曲而卧，亦不治之症也。此乃阴寒从肾以入肝，而肝气欲绝，故筋先受病，将死也。虽症较前三症少轻，而能死人则一。余又将何法以生之乎？夫肝木之绝，由于肾气之先绝。欲救肝不得不先救肾，方用救肾活肝汤：白术三两，当归一两，人参五钱，熟地一两，山茱萸五钱，附子一钱，肉桂二钱，水煎服。此方祛寒之中，仍用回阳之药，然加入熟地、山茱萸，则参、术无过燥之忧，附桂有相资之益，肝得火而温，亦得水而养。自然筋活而青去，囊宽而缩解也。

阴寒而直中肾经，舌黑眼闭，下身尽黑，上身尽青，大便出，小便自遗，此更危急之症。虽有仙方，恐难全活。而予必欲生之，因定一方，虽不敢曰人尽可救，亦庶几于十人中而救一二人乎！方名心救汤：人参五两，附子一个，白术半斤，肉桂一两，菖蒲五分，良姜三钱，水煎服。此方参、术多用者，恐少则力量不能胜任，以驾御夫桂、附之热药也。故必多加，而后可望其通达上下，以尽祛周身之寒毒。倘得大便止而小便不遗，便有生机。再进一剂，则眼开而舌黑可去，身黑身青，俱可尽解也。苟服药后仍前大小便之不禁，不必再服药，听其身死而已矣。大约此方救此病，十人中亦可救三四人。

凡人直中阴寒，冷气犯于小腹，不从传经伤寒而自寒者，命曰直中阴经。阴经者，少阴肾经。其症必畏寒，腹痛作呕，手足厥逆，有手足俱青，甚则筋青囊缩，若不急以温热之药治之，有立时而死者，最可惧之症也。方用荡寒汤：白术三两，肉桂三钱，丁香一钱，吴茱萸一钱，水煎服。一剂而阴消阳回，不必再剂也。此方妙在独用白术至三两，则腰脐之气大利。又得肉桂，以温热其命门之火，丁香、吴茱萸止呕逆而反厥逆，则阴寒之邪，何处潜藏，故一剂而回春也。

中暑门

雷公真君曰：中暑亡阳，汗出不止，立时气脱者，死症也。盖亡阳则阳气尽从汗出，故气尽而死。法当急补其阳气，则阳气接续阴气，而不至有遽脱之忧。用独参汤妙矣。而贫家何从得参？不若以当归补血汤：用当归一两，黄芪二两，加桑叶三十片救之。盖二味价廉，而功亦不亚于人参。且桑叶又有补阴之功，无阴则阳不化，黄芪补气，得当归则补血，得桑叶则尤能生阴也。

中暑发狂，气喘，汗如雨下，如丧神失守，亦死亡顷刻也。盖热极无水以养神，心中自焚，逼汗于外，亡阳而且失神也。急宜用白虎汤救之。然少亦不济也。必须石膏用四两，人参亦用四两，加黄连三钱，水煎服。一剂而神定，二剂而汗止矣。或疑心中无水，而身何以有汗？不知发狂之症，口未有不渴者。口渴必饮水自救，水入腹中，不行心而行脾，脾必灌注于肺，肺主皮毛，故从外泄。然则汗乃外来之水，非内存之液也，况汗从外泄，阳气亦从之而出。阳出而心中之阴气亦且随之而散亡，所以丧神失守耳。吾以黄连平其心火，石膏除其胃火，而大加人参以救其亡阳之脱，庶几火散而正气独存，神存而外邪皆失也。

中暑循衣摸床，以手撮空，本是死症，然而可救者，以暑气之在心，解心中之热，则五脏即有生气。方用独参汤三两，加黄连三钱，灌之，而循衣摸床、撮空等症遽止者即生。盖人参救心气之绝，而黄连散心中之火，火散气回，其生也必矣。

中暑猝倒，心痛欲死者，不治之症也。暑气最热，而心乃火宫，以火入火，何以相犯而竟至心痛欲死也？不知心火，君火也；暑火，邪火也。邪火凌心与邪水浸心，原无彼此之异。故寒暑之气，不犯则已，犯则未有不猝然心痛者也。心君至静，有膻中之间隔。犯心者，犯膻中也。邪犯膻中，便猝然心痛，此时即以祛暑之药，直引入膻中，则暑散火退，而心君泰然也。方用散暑救心汤：青蒿一两，黄连三钱，人参三钱，茯神五钱，白术三钱，香薷一钱，藿香五钱，半夏一钱，水煎服。一剂而痛即止。此方神效者，妙在青蒿同用[①]，直入膻中，逐暑无形，所以止痛如响耳。

中暑忽倒，口吐白沫，将欲发狂，身如火烧，紫斑烂然者，多不可救。而予谓有一线可救者，正以其紫斑之发出也。倘不发出，则火毒内藏，必至攻心而亡。今嫌其斑虽发出，而其色纯紫，则毒气太盛，恐难化耳。方用救斑再苏汤：元参三两，升麻三钱，荆芥三钱，黄连三钱，黄芩三钱，麦冬三两，天冬一两，青蒿一两，水煎服。一剂而斑色变红，再剂而斑红变淡，三剂而斑色尽消，便庆再苏也。否则终亦必亡而已矣。

夏日感暑，至生霍乱，欲吐而不能，不吐不可，最急之病也。用香薷饮亦得生。然有用之而不纳，随饮即吐，尤为至凶。法当从治。我有妙方，名转治汤：白术三钱，茯苓三钱，芍药五钱，藿香一钱，紫苏五分，陈皮五分，天花粉一钱，肉桂五分，香薷五分，白豆蔻一粒，水煎冷服，下喉即纳，霍乱即定矣。此方之妙，妙在用芍药为君，而佐之白术、茯苓，则肝气自平，不来下克脾土，则霍乱自定。况又有解暑之药乎？尤妙在用肉桂、香薷、藿香温热之药，顺暑热之气，引邪下行，而暗解纷纭。此实有神鬼不测之机，而用之于刀圭之

---

① 本句疑有脱漏，于理，应作“青蒿、黄连同用”为妥。

内也。

霍乱腹痛，欲吐不能，欲泻不得，四肢厥逆，身青囊缩，必死之症也。予亦何必再为立方？然而其人一刻不亡，岂可听之而不救乎？此症乃下虚寒而上感暑热之气，阴阳拂乱，上下不接，最危最急之候。法当用阴阳水探吐之，若不应，急以救乱汤治之：人参五钱，香薷三钱，吴茱萸三钱，茯苓三钱，白术三钱，附子五分，藿香一钱，木瓜三钱，水煎服。下喉而气即回矣，真治干霍乱之神方也！若湿霍乱，又不可用此方，用白术五钱，香薷一钱，青蒿五钱，茯苓五钱，陈皮一钱，砂仁三粒，一剂即回春也。

产后忽感中暑，霍乱吐泻，法在不救。然而亦有用药救之而能生者，总不可用香薷也。方用消暑活产丹：人参一两，当归二两，川芎一两，肉桂二钱，青蒿一钱，水煎服。一剂即愈。盖产妇只补气血，气血既回，暑气自散，况方中又有祛寒解暑之味乎！所以奏功独神也。或疑感暑是热，胡为反用肉桂？不知产妇气血大虚，遍身是寒，一感暑气便觉相拂，非有大热之气，深入腹中也，不过略感暑气，与本身之寒，两相攻击，以致霍乱。今仍用肉桂以温其虚寒，以青蒿而解其微暑，用之于大剂补气补血之中，是以驾御而不敢有变乱之形，此立方之妙，而建功之神也。又何必疑哉！

夏令火热，砾石流金，人有一时感犯暑邪，上吐下泻，立刻死者，最可惧之症也。切勿轻用香薷饮，亦莫妄用白虎汤。我有一方，名曰解热消暑散：青蒿一两，干葛一钱，香薷一钱，茯苓一两，白术三钱，白扁豆二钱，陈皮一钱，治之即安。此方妙在用青蒿、茯苓为君，青蒿最能解暑而去热，一物而两用之，引其暑热，尽从膀胱而出，而干葛、香薷之类，不过佐青蒿以去暑也。尤妙少用白术以健脾胃之气，则暑热退而胃气不伤，胜于香薷饮多矣。

水 湿 门

雷公真君曰：水气凌心包之络，呃逆不止，死症也。而吾以为可救者，心包为水气所凌，惟恐犯心，所以呃逆不止者，欲号召五脏之气，共救水气之犯心也。水气凌心包，以成呃逆之症，亦只须分消其水湿之气，而呃逆自除也。方用止呃汤：茯神一两，苍术三钱，白术三钱，薏仁一两，芡实五钱，半夏一钱，人参三钱，陈皮一钱，丁香五分，吴茱萸三分，水煎服。一剂而呃即止，二剂而呃即愈。此方健胃固脾，虽利湿分水，而不消真气，故能补心包而壮心君之位，不必治呃而呃自定矣。

水湿结在膀胱，点滴不能出，以致目突口张，足肿气喘者，不治之症也。而吾以为可治者，膀胱与肾为表里，膀胱之开阖，肾司权也。水湿结在膀胱者，肾气不能行于膀胱耳。吾通其肾气，而膀胱自通，诸症自愈矣。方用通肾消水汤：熟地一两，山茱萸五钱，车前子三钱，茯神五钱，肉桂一钱，牛膝一钱，山药一两，薏仁一两，水煎服。此方专治肾，以通膀胱之气。膀胱得肾气，而水自难藏，水不能藏而下行，则气亦自顺而不逆，又何至有目突、气喘之病哉？上病渐消，而下病寻愈。足肿之水，不觉尽归于膀胱，从溺而尽出也。

黄瘅之症，一身尽黄，两目亦黄，却是死症。倘初起即治之，亦未必即死也。我有奇方，名为消黄去瘅汤：茵陈三钱，薏仁三两，茯苓二两，车前子三两，肉桂三分，水煎服。一连四剂，黄去瘅消矣。黄瘅虽成于湿热，毕竟脾虚，不能分消水湿，以致郁而成黄。吾用茯苓、薏仁、车前大剂为君，分消水湿，仍是健脾固气之药，少用茵陈以解湿热，用肉桂引入膀胱，尽从小便而出，无事张皇，而暗解其湿热之横，此方之淡而妙，简而神也。四剂之后减半，加白术一两，煎汤饮之，再用四剂，则全愈而无后患矣。

黄瘅之症，原不宜死，然治之不得法，往往生变为死。盖黄瘅外感之湿易治，内伤之湿难医。外感单治湿而瘅随愈，内伤单治湿而瘅难痊。泻水则气愈消，发汗则精愈泄，又何能黄瘅之速愈哉！我有方，单治内伤而得黄瘅者，名治内消瘅汤：白术一两，茯苓一两，薏仁一两，茵陈二钱，炒栀子二钱，陈皮五分，水煎服。此方妙在用白术、茯苓、薏仁之多，使健脾又复利水，助茵陈、栀子以消湿热，尽从膀胱内消，不必又去退皮肤之湿，而皮肤之湿自消。大约此方用至十剂，无不消者，不必十剂之外。服十剂减半，去栀子再服五剂，则全愈。人亦健旺矣，至妙至神之方，有益无损，可为治内伤而成湿者之法。

产妇感水肿，以致面浮，手足浮，心胀者，不治之症也。然而此浮非水气也，乃虚气作浮耳。若作水湿治之必死矣。吾今不治水湿，单去健脾，反有生意。方用助气分水汤：白术二两，人参三两，茯苓五钱，薏仁一两，陈皮五分，萝卜子三分，水煎服。此方参、苓、薏、术皆健脾之圣药，陈皮、萝卜子，些微以消其胀，脾气健而水湿自行，水湿行而胀自去，胀去而浮亦渐消矣。但此方须多食见效，不可一剂而即责其近功也。

产妇痢疾，而加之呕逆者，必死之症也。盖痢疾亡阴，平人尚非所宜，何况产妇气血之大虚乎？今又加呕逆，则胃中有火，遏抑拂乱而气血更虚，势必至胃气之绝，不死何待乎。然而胃气有一线未绝即可救援。吾有一方，不必服药，只须将田螺一个，捣碎，入麝香一厘，吴茱萸一分，为细末，掩在脐上，即不呕吐，便庆再生。盖田螺最利水去火，痢疾本是热症，而又加湿也。产妇痢疾，因气血之虚，不可竟用祛热散火之药，以虚其虚。今用田螺外治，法至巧也。呕逆一回，速以当归一两，白芍三钱，甘草一钱，枳壳三分，槟榔三分，水煎服。二剂而痢自除，后用独参汤调理可也。

产妇一身发黄者，湿热壅滞而不散。欲治黄而气血更消，欲补虚而湿黄更甚，此方法之穷，而医人束手，亦听其死亡而已矣。虽然，湿热之成，原本于虚，补虚以治黄病，未有不可，但宜兼治之得法耳。吾有一方，治因虚而发黄者神效，不独治产妇也。方名补虚散黄汤：白术一两，薏仁二两，车前子五钱，茯苓五钱，荆芥一钱，茵陈五分，水煎服。常人非产妇者，茵陈用三钱。此方之妙，健脾以利水，而不耗气，既补虚又去湿，湿去而黄不退者，未之有也。

产妇湿气感中包络，下阴肿胀，小水点滴不出，死症也。盖水入腹中，必趋膀胱而出之小便。今不由膀胱，而尽入于胎胞之络，是相反不相顺也，如何不死乎！然则予将何法以救之？亦仍利膀胱而已。夫膀胱之能化水者，得肾气以化之也。产妇气血大虚，则肾气亦虚，肾气虚，则膀胱之气亦虚，膀胱气虚，故不化水而水乃入于胎胞而不散，故初急而后肿，肿极而水点滴不出也。吾今不独治膀胱，而先治肾，肾气足，而膀胱之气自行，水道自顺也。方用通水散：白术一两，熟地一两，茯苓三钱，山茱萸五钱，薏仁一两，肉桂五分，车前子三钱，人参一两，水煎服。此方补肾而兼补心，盖胎胞上连心，下连肾，吾补其心肾，则胎胞之气通，自不受水，而转输于膀胱矣。况膀胱又因肾气之通，自能化水而分消于大小肠，下趋于便门而出，此实有妙用，非泛然以立方也。

产妇水气凌肺，作喘不已者，亦是死症。然治之得法，正不死也。产妇因虚以受水气，原不可全治夫水也。虽作喘不已，似为水气所犯，然徒治其水，则喘且益甚，而治之之法将若何？亦助其脾气之旺，使之无畏乎水，则水自不能凌脾，脾不受凌，喘将何生乎？方用补土宁喘丹：人参一两，白术一两，麦冬一两，茯苓三钱，苏子一钱，水煎服。此方人参补气以健脾，白术利腰以健脾，麦冬养肺以健脾，茯苓、苏子不过借其佐使，以行水止喘而已。然而治喘实有神功也。脾健则土旺，土旺则水不敢泛滥，何至有胀喘之生哉！

热症门

雷公真君曰：热病发狂，如见鬼状者，死症也。与热病不知人，正复相同。然而热症同，而死症异也。发狂如见鬼状者，实热也；热病不知人者，虚热也。实热宜泻火，虚热宜清火。热极而至发狂，大约阳明之火居多。火热燔烧，自己之心亦焚。心中自焚，则心之神外越而见鬼矣。非如见鬼也，乃实实见鬼耳。人至见鬼，与死为邻矣。将用何药以救之乎？方用火齐汤：石膏一两，元参三两，人参二两，知母一钱，黄连三钱，茯神一两，白芥子三钱，水煎服。此方石膏以降胃火，元参以降浮游之火，知母以降肾火，黄连以降心火，茯神以清心，引诸火从小便而泄出，白芥子以消痰，则神清而心定。然非多加人参，则胃气消亡，又安能使诸药之降火哉！此方之所以妙而神也。一剂而狂止，再剂而不见鬼矣，三剂而火全退也。热病不知人者，虽亦阳明之火，然非尽阳明之火也，乃肝气郁闷，木中之火不得泄，于是木克胃，而胃火亦旺，热气熏蒸，心中烦乱，故不知人。然神尚守于心中，而不至于外越也。方用开知汤：白芍一两，当归一两，甘草三钱，石膏一两，柴胡一钱，炒栀子五钱，白芥子三钱，菖蒲三钱，麦冬一两，水煎服。此方用归、芍以滋肝，用柴胡以开郁，用石膏、栀子平胃肝之火，用白芥子、麦冬消痰清肺，用菖蒲启心中之迷，自然热去而心安，又何至闷乱不知人哉！故一剂顿解，二剂全愈也。

人有火盛之极，舌如芒刺，唇口开裂，大渴呼饮，虽非伤寒之症所得，而人患此病。即不身热，亦去死不久也。白虎汤亦可救。但过于太凉，恐伤胃气，往往有热退而生变，仍归于亡，故白虎汤不可轻投也。我有一方，名曰清凉散：元参二两，麦冬一两，甘菊花五钱，青蒿五钱，白芥子三钱，生地三钱，车前子三钱，水煎服。此方妙在元参为君，以解上焦之焰；麦冬为臣，以解肺中之热；甘菊、青蒿为佐，以消胃中之火，尤妙车前子、白芥、生地为使，或化痰，或凉血，尽从膀胱以下，泻其大热之气，是上下之间，无非清凉，而火热自散，又不损胃，故能扶危而不至生变也。

产妇产半月，忽然大汗如雨，口渴舌乾，发热而躁，有似伤寒症者，死症也。若作伤寒治之，无不死矣。此乃内水乾枯，无血以养心，阳气无阴不化，乃发汗亡阳而身热耳。故口虽渴而不欲饮水，舌虽干而胎又滑甚，心躁而不至发狂，此所以异于伤寒之外症也。此时急用人参二两，当归二两，黄芪二两，桑叶三十片，北五味一钱，麦冬五钱，水煎服。方名收汗丹。参、归、黄芪，大补其气血；麦冬、五味，清中有涩，佐桑叶止汗，实有神功。盖此等虚汗，非补不止，而非涩亦不收也。故一剂而汗止，二剂而汗收，起死回生，非此方之谓乎！

燥症门

雷公真君曰：血燥肺干，又生痈疽者，多不可救，恐无血以济之也。此等病多得之膏粱之人，纵情房帏，精血大耗，又忍精而战，精不化而变为脓血，乃阴毒，非阳毒也。如以治阳毒法治之，则死矣。我今特留奇方，名化痈汤：金银花五两，荆芥三钱，白芥子三钱，肉桂三分，当归二两，元参三两，水煎服。一剂而阴变阳矣，二剂而未溃者全消，已溃者生肉，三剂即愈，四剂收功，神效之极。倘疮口大溃大烂，已成坏症者，肯服吾方，亦断无性命之忧。坚守长服，断必收功。盖此方消毒而不散气，尚补而不尚攻，治阴毒之痈疽，实有鬼神莫测之妙。

血崩之后，口舌燥裂，不能饮食者死，盖亡血自然无血以生精，精涸则津亦涸，必然之势也。欲使口舌之干者重润，必须使精血之竭者重生。补精之方，六味丸最妙。然而六味丸，单补肾中之精，而不能上补口舌之津也。虽补肾于下，亦能通津于上，然终觉缓不济急。我今定一奇方，上下兼补，名上下相资汤：熟地一两，山茱萸五钱，葳蕤五钱，人参三钱，元参三钱，沙参五钱，当归五钱，麦冬一两，北五味二钱，牛膝五钱，车前子一钱，水煎服。此方补肾为君，而佐之补肺之药，子母相资，上下兼润，精生而液亦生，血生而津亦生矣。安在已死之症，不可庆再生耶！

燥症，舌干肿大，溺血，大便又便血不止，亦是死症。盖夏感暑热之毒，至秋而燥极，肺金清肃之令不行，大小便热极而齐便血也。论理见血宜治血矣，然而治血，血偏不止，反至燥添而不可救。吾不治血，专治燥，方用兼润丸：熟地一两，元参二两，麦冬二两，沙参二两，车前子五钱，地榆三钱，生地五钱，当归一两，白芍一两，水煎服。一剂轻，二剂血止，便有生机也。此方纯是补血妙品，惟用地榆以清火，车前子以利水，火清水利，不必治血，血自止也。

干燥火炽，大肠阴尽，遂至粪如羊屎，名为肠结，不治之症也。然而阴尽即宜死，今不死而肠结，是阴犹未尽也。真阴一日不尽，则一日不死，一线不绝，则一线可生。吾有奇方，专补其阴，使阴生而火息，阴旺而肠宽也。方用生阴开结汤：熟地二两，元参一两，当归一两，生地五钱，牛膝五钱，麦冬五钱，山茱萸五钱，山药三钱，肉苁蓉五钱，酒洗，淡水煎服，一连数剂，肠结可开，粪即不如羊屎矣，可望再生。然必须日日一剂，三月终，改用六味地黄汤，或不用汤，而用丸调理岁余，永无肠结之苦也。

燥症干甚，小肠细小，不能出便，胀甚欲死者，亦不治之症也。而我欲治之者何？盖小肠之开阖，小肠不得而司令，肾操其权也。倘徒治小肠，则小肠益虚，失其传道之官，而胀且益甚。我今不治小肠而专治肾，则肾气开，小肠亦开也。方名治本消水汤：熟地二两，山茱萸一两，车前子五钱，麦冬一两，北五味二钱，茯苓五钱，牛膝三钱，刘寄奴三钱，水煎服。一剂少通，再剂肠宽，小便如注矣。方用熟地、山茱萸以补肾，麦冬、五味补肺气以使清肃之气，下行于膀胱，茯苓、车前分消水势，牛膝、寄奴借其迅速之气，导其下行，而不使上壅，此肾气通水亦顺也。

肺燥复耗之，必有吐血之苦，久则成肺痿矣。如何可治？然我乘其未痿之前而先治之，何尽至于死乎？方用救痿丹：麦冬三两，元参三两，金银花三两，白芥子三钱，桔梗三钱，生甘草三钱，水煎服。此方专资肺气，虽用金银花之解毒，仍是补阴之妙药，故肺痿可解，而吐血之症又不相犯。倘专治肺痿，则肺痿未必愈而血症重犯，不可救药矣。故必用吾方而肺痿可愈也。

燥极生风，手足牵掣者，死症也。盖脾胃干枯不能分荫于手足。故四肢牵掣而动，风生于火，肝木又加燥极，复来克土，则脾胃更虚，愈难滋润于手足，而牵掣正无已时也。方用润肢汤：人参一两，元参一两，当归一两，白芍一两，炒栀子三钱，麦冬一两，山药五钱，水煎服。一剂少安，再剂渐定，三剂而风止矣。此方用人参、山药生胃以健脾；归、芍平肝以生血；麦冬以生肺气；元参、炒栀子清火、去风兼且解燥，内热既除，外症牵掣自愈，死症可望生也。

燥热之极，已生膹郁之症，不可起床者，不治之症也。膹郁者，两胁胀满，不可左右卧，而又不能起床，此肝经少血而胃气干枯，久之，肾气亦竭，骨中无髓，渐成痿废，如何可治？不知此症起于夏令之热，烁尽肺金之津，不能下生肾水，遂至肾水不能生肝木，木不能生心火，火不能生脾土，而成膹郁也。然则，只救肺肾，而脾胃不治自舒矣。方用金水两资汤：熟地一两，山茱萸五钱，麦冬一两，北五味二钱，人参一两，白芍一两，水煎服。此方虽曰金水两资，实肾、肝、肺三经同治。盖补肺肾则金水有源，燥症自润。若不平肝木，则胃气难生，未易生精生液，欲骨坚能步，胁安能卧，不易得矣。所以补肾补肺之中，不可无治肝之圣药。白芍最能平肝，且能生血，用之于补肾、补肺之中，更善调剂，而奏功更神也。久服自有生机，但不可责其近效耳。

燥极口吐白血者，不治之症也。夫血未有不红者也，如何吐白？不知久病之人，吐痰皆白沫者，乃白血也。吐白沫何以名白血？以其状如蟹涎，绝无有败痰存乎其中，实血而非痰也。世人不信，取所吐白沫，露于星光之下，一夜必变红矣。此沫出于肾，而肾火挟之，沸腾于咽喉，不得不吐者也。虽是白沫，而实肾中之精，岂特血而已哉！苟不速治，则白沫变成绿痰，无可如何矣。方用六味地黄汤：熟地一两，山茱萸五钱，山药五钱，丹皮二钱，泽泻二钱，茯苓五钱，麦冬一两，北五味一钱，水煎服。日日服之，自然白沫止而化为精也，沫化为精则生矣。

燥极一身无肉，嗌干面尘，体无膏泽，足心反热者，亦不治之症也。此血干而不能外养，精涸而不能内润耳。吾有奇方，实可救之，名安润汤：当归五钱，白芍五钱，熟地一两，川芎二钱，麦冬五钱，牛膝三钱，人参三钱，桑叶三十片，水煎服。此四物汤而加味者也。妙在加人参、桑叶，则四物更加大补，一身之气血无不润，又何至干燥之苦哉！

燥症善惊，腰不能俯仰，丈夫㿗疝，妇人小腹痛，目盲，眦突者，不治之症也。然予谓可治者，以诸症皆肾病也。肾虚可补，补肾则心中有血，可以止惊；补肾则腰中有精，可以俯仰；补肾则任督有水，男子去疝，而女子可去痛，又何患目盲眦突之小症乎！予今特传一方，名资本润燥汤：熟地二两，桑叶三十片，山茱萸五钱，沙参一两，白术一两，甘菊花三钱，水煎服。此方纯是补肾，而少佐之健脾者何也？盖燥甚必口渴，口渴必多饮水，水多则腰必有水气而不得散，白术最利腰脐，又得熟地补肾之药，则白术不燥，转得相助以成功，此立方之妙也。倘遇此等病，即以吾方投之，未有不生者。

燥症咳嗽，已伤肺矣，复加吐血、吐脓、乌得不死？而必欲生之迂矣。不知燥症以致咳嗽，原是外感，非比内伤，虽吐脓血，亦因咳嗽之伤，而来救咳嗽，而肺金有养，嗽止而脓血亦消也。方用养肺救燥丹：麦冬三两，金银花三两，元参三两，甘草三钱，天门冬三钱，桔梗三钱，水煎服。此方单入肺经，以润津液，兼消浮火，而止血脓。内气既润，外感又除，何愁死症之难制哉！

产后血燥而晕，不省人事，此呼吸危亡时也。盖因亡血过多，旧血既出，新血不能骤生，阴阳不能接续，以致如此。方用救晕至圣丹：人参一两，当归二两，川芎一两，白术一两，熟地一两，炒黑干姜一钱，水煎服。人参以救脱，归、芎以逐瘀生新，熟地、白术利腰脐而补脾肾，黑姜引血归经以止晕，一剂便可获效，夺死为生，真返魂之妙方也。

产妇产后，大便燥闭，欲解不能，不解不可，烦躁身热者，往往不救。盖此症因亡血过多，肠中无肾水以相资，所以艰涩而不得出，一用大黄下之，鲜不死矣。必须用地黄汤大补之，亦有生者。但不论服之效与不效，日日与服一剂，或四五日，或十余日，自然大便出而愈。切勿见其一二服不效，即用降火之剂以杀之也。吾今酌定地黄汤：熟地二两，山茱萸一两，山药五钱，丹皮五钱，泽泻三钱，茯苓三钱，麦冬一两，北五味一钱，水煎服。照吾分两，治大便燥结俱妙，不独产妇后之闭结也。

产妇产后，失血、衄血症，俱不治。盖血少而又耗之也。然肯服六味地黄丸，亦能不死。而予更有奇方，名止失汤：人参一两，当归五钱，麦冬三钱，山茱萸五钱，三七根末三钱，水煎调服。一剂而血止，再剂而有生气矣。此方补气血以顾产，滋肺脉以救燥，止血以防脱，用之咸宜，所以奏功独神，胜于六味汤也。

产后血燥，成瘵症者，乃产怯也。亦缘产时，失于调理，故成痨瘵。如何可治？亦于未成之先，而急治之乎？或于产后一月之外，见怯弱而不能起床者，急用救痨丹救之：熟地一两，当归一两，黄芪一两，人参一两，鳖甲五钱，山茱萸五钱，麦冬一两，白芍五钱，白芥子一钱，水煎服。此方气血双补，不寒不热，初起痨瘵最宜，而产后尤能奏效。乘其初起，投以此方，无不生者。万勿因循，至于日久而不可救也。

产后血崩不止，口舌燥裂，不治之症也。然以大补药救之，往往有生者。予有奇方，名定崩救产汤：人参一两，当归一两，黄芪一两，白术一两，三七根末三钱，水煎服。此方亦补气血，不纯去止崩，而血自止。所以为妙，只三七根末，乃止崩之味，然又是补药，同群共济，收功独神。血崩止，而口舌燥裂亦愈也。倘惟图止崩，不去补虚，则血崩不止而死矣。

内伤门

雷公真君曰：凡人忽然猝倒不知人，口中痰声作响，人以为中风也，谁知是气虚？若作风治，未有不死者，盖因平日不慎女色，精虚以致气衰，又加起居不慎，故一时猝中，有似乎风之吹倒也。方用培气汤：人参一两，白芥子三钱，黄芪一两，白术一两，茯神五钱，菖蒲二钱，附子一钱，半夏二钱，水煎服。此方补气而不治风，消痰而不耗气，反有生理。一剂神定，二剂痰清，三剂全愈。

凡人有一时昏眩，跌倒，痰声如锯，奄忽不知人，此似中风而非中风，不可作真中风治也。虽然不可作中风治，但其中有阴虚、阳虚之不同。阴虚者，肾中之水虚，不能上交于心也。阳虚者，心中之火虚，不能下交于肾也。二症各不能使心气之清，往往猝倒。更有肝气过燥，不能生心中之火而猝倒者，亦阴虚也。更有胃气过热，不能安心中之火而猝倒者，亦阳虚也。辨明四症而治之，毋难起死回生。阴虚虽有二症，而治阴虚之法，只有一方，名再苏丹：熟地二两，山茱萸一两，元参一两，白芥子三钱，柴胡一钱，菖蒲一钱，麦冬一两，北五味一钱，茯神五钱，水煎服。一剂而苏醒，再剂而声出，十剂而全愈矣。此方之妙，全不去治中风，竟大补其肾中之水，使真水速生，自能上通心中之气。尤妙滋肺中之气，不特去生肾水，更能制伏肝木，不来下克脾土，则脾土运用，而化精尤易。至于茯神、菖蒲安心而通心窍，柴胡舒肝以生心气，使白芥子易于消痰，使元参易于解火，实有妙用耳。

阳虚须用二方：一方治心中火虚，不能下交于肾也，方名交肾全生汤：人参一两，生半夏三钱，附子三钱，菖蒲一钱，茯神五钱，生枣仁一两，白术一两，甘草一钱，水煎服。下喉即痰静而声出矣。连服数剂，安然如故。此方妙在人参、白术、附子、半夏同用，直补心脾之气而祛痰，则气旺而神易归，阳生而痰易化矣。尤妙在用生枣仁一两，则心清不乱，况又有菖蒲、茯神之通窍而安心，甘草之和中而调气乎？立见死症之变为生矣。

一方，名抑火安心丹，治胃热而不能安，火之症也：人参一两，石膏五钱，天花粉五钱，茯神一两，菖蒲一钱，麦冬三钱，元参一两，水煎服。一剂而心定，再剂而火消，三剂病全愈矣。此方妙在用石膏于人参、茯苓之中，补心而泻胃火，则火易消，气又不损，况天花粉之消痰，菖蒲之开窍，又佐之各得其宜，有不定乱而为安乎？以上四症，虚实寒热不同，苟细悉之于胸中，断不至临症之错误也。

更有中风之症，口渴引饮，眼红气喘，心脉洪大，舌不能言，又不可作气虚治之。倘作气虚，用参芪之药，去生亦远。此乃肾虚之极，不能上滋于心，心火亢极自焚，闷乱遂至身倒，有如中风也。法当大补肾水，而佐之清心祛火之药，自然水足以济火。方用水火两治汤：熟地一两，山茱萸五钱，麦冬一两，五味子二钱，当归一两，生地一两，元参一两，茯神三钱，黄连二钱，白芥子三钱，水煎服。此方补肾兼补肝，肝肾足而心血生，又得祛火之剂以相佐，火息而痰消，喘平而舌利，何至有性命之忧哉！

心痛之症有二，一则寒气侵心而痛，一则火气焚心而痛。寒气侵心者，手足反温；火气焚心者，手足反冷。以此辨之最得。寒痛与火痛不同，而能死人则一。吾传二方，一治寒，一治热，无不效应如响。治寒痛者，名散寒止痛汤：良姜三钱，肉桂一钱，白术三钱，甘草一钱，草乌一钱，苍术三钱，贯众三钱，水煎服。此方妙在用贯众之祛邪，二术之祛湿，邪湿去而又加之散寒之品，自然直中病根，去病如扫也。治热痛者，名泻火止痛汤：炒栀子三钱，甘草一钱，白芍二两，半夏一钱，柴胡一钱，水煎服。此方妙在用白芍之多，泻水中之火，又加栀子，直折其热，而柴胡散邪，半夏逐痰，甘草和中，用之得当，故奏功如神也。二方皆一剂奏效。可以起死为生。

胁痛之症，乃肝病也。肝宜顺而不宜逆，逆则痛，痛而不止则死矣。故治胁痛必须平肝，平肝必须补肾，肾水足而后肝气有养，不必治胁痛，胁痛自平也。方用肝肾兼资汤：熟地一两，白芍二两，当归一两，白芥子三钱，炒栀子一钱，山茱萸五钱，甘草三钱，水煎服。此方补肝为君，补肾为佐，少加清火消痰之味，自然易于奏功。一剂而痛定矣。

腹痛之最急者，绞肠痧也。世人惧用官料药，殊不知药能去病，何畏官料哉！吾有一方最妙，不用官料之味，而功力十倍胜之。方用马粪一两，炒黑，入黄土一撮，微炒，用黄酒乘热服五钱，一剂即痛去如失。盖马粪最善止痛，而治腹痛尤神。用黄土者，因马粪过行之迅速，得土而少迟，且黄土与脾土，同性相亲，引之入于病处，使马粪易于奏功也。况又用黄酒佐之，则无微不达，非吐则泻，气一通而痛辄定矣。

阴阳脱症，乃男女贪欢，尽情纵送，以致兴酣畅美，一时精脱而不能禁也。少治之缓，则精尽气散而死矣。夫症本脱精，自当益精以救脱。然精不能速生也，此时精已尽泄，惟有气存。然精尽而气亦甚微，不急补其气，何以生元阳而长真水哉？方用生气救脱汤：人参三两，附子一钱，黄芪三两，熟地一两，麦冬一两，北五味一钱，水煎服。此方大用参、芪，补元阳于无何有之乡，加熟地、麦冬以生精，加五味以止脱，加附子温经以走经络，庶几气旺而神全，精生而身旺也。倘不补气而惟补精，则去生远矣。

人有小解之时，忽然昏眩而倒者，亦阴阳之气脱也。此症多得之入内过于纵欲。夫纵欲宜即亡于男女之身，兹何以离男女而暴亡？盖亡于男女之身，乃泄精甚酣，乐极情浓使然也。离男女而亡者，乃泄精未畅，平日肾气销亡，肾火衰弱，既泄其精，更加虚极，故气随小便而俱绝。二症虽异而实同，救法亦不必大异。惟死于男女之身，桂、附可不必重加，而脱于小便之顷，桂、附断须多用。至人参，则二症皆当用至二三两。予有一方，名逢生丹：人参二两，附子二钱，白术一两，菖蒲一钱，半夏一钱，生枣仁一两。水煎服。此方妙在人参急救其气以生于无何有之乡，加附子以追其散亡之气，菖蒲启心窍而还迷，半夏消痰饮而辟邪，尤妙用白术以利腰脐而固肾气之脱，用枣仁以安魂魄，而清心君之神，自然绝处逢生也。此方阴阳脱，俱可兼治而收功。

怔忡之症，扰扰不宁，心神恍惚，惊悸不已，此肝肾之虚，而心气之弱也。若作痰治，往往杀人。盖肾虚以致心气不交，心虚以致肝气益耗，不治虚而反攻痰，安得不速死乎！吾有一方，名宁静汤：人参一两，白术五钱，白芍一两，熟地一两，元参一两，生枣仁五钱，白芥子三钱，麦冬五钱，水煎服。此方一派补心、肝、肾之药，三经同治，则阴阳之气自交，上下相资，怔忡自定，而惊悸恍惚之症，亦尽除矣。怔忡治之不得法，多致危亡。此症乃因泄精之时，又得气恼，更不慎色而成者也。似乎宜治肾为主。不知愈补肾，而心气愈加怔忡者何故？因肝得气恼，肝气大旺，补肾则肝气更旺，反去增心之火，故愈加怔忡也。然则心不可补乎？心不补则火不能息，补心而又加去火之药，则得生矣。方用化忡丹：人参二钱，麦冬五钱，生枣仁二钱，白芍五钱，元参五钱，茯神五钱，黄连一钱，白芥子一钱，甘草五分，水煎服。此方妙在不去定心，反去泻火；尤妙在不去泻肝，反去补肝；尤妙在不去补肾，反去补肺。盖泻心火即所以定心气也。补肝气则肝平，肝平则心亦平；补肺气则肺旺，能制肝经之旺矣。制服相宜，自然心气得养，而怔忡有不全愈者乎！

痨病最难治者，痨虫、尸气也。此症感之日久，遂至生虫，而蚀人脏腑，每至不救。灭门灭户，传染不已。若不传方救之，则祸且中于后世。我有奇方，久服自然消除，名救痨杀虫丸：鳖甲一斤，醋炙，茯苓五两，山药一斤，熟地一斤，白薇五两，沙参一斤，地骨皮一斤，人参二两，山茱萸一斤，白芥子五两，鳗鱼一斤，煮熟，先将鳗鱼捣烂，各药研末，米饭为丸，每日五更时服一两，半料即虫化为水矣。此方大补真阴，全非杀虫伤气之药。然补中用攻，而虫又潜消于乌有，真治痨神方也。

离魂之症，乃魂出于外，自觉吾身之外，更有一吾，此欲死未死之症。然而魂虽离，去身未远，尚有可复之机。盖阴阳未至于决绝也。急用定魂全体丹救之：人参一两，茯神五钱，柏子仁三钱，生枣仁一两，远志一钱，白芥子三钱，丹砂一钱，当归一两，白术一两，甘草一钱，麦冬五钱，龙齿末五分，水煎服。此方救心气之虚，心虚而后魂离。心气足而魂自定，况方中又用引魂合一之味，于补虚之中乎？所以一剂即见功也。

反胃有食入而即出者，此肾水虚，不能润喉，故喉燥而即出也。有食久而反出者，此肾火虚，不能温脾，故脾寒而反出也。治反胃者，俱当治肾，但当辨其有火无火之异，则死症可变为生也。治反胃之症，莫妙用仲景地黄汤，但无火者，加附子、肉桂，则效验如响。然而世人亦有用仲景方而不验者，何也？以所用之不得其法，而非方之不神也。我今酌定二方，一治无火而反胃者：熟地二两，山茱萸一两，附子三钱，茯苓三钱，泽泻三钱，丹皮三钱，肉桂三钱，山药六钱，水煎服。一治有火而反胃者：熟地二两，山茱萸五钱，山药一两，泽泻三钱，丹皮三钱，茯苓五钱，麦冬五钱，北五味二钱，水煎服。二方出入加减，自然治反胃有神功也。

反胃之症，虽一时不能遽死，然治之不得其宜，亦必死而后已。反胃多是肾虚无火，故今日食之，至明日尽吐，即《内经》所谓食入即出是也。夫食入于胃中而吐出，似乎病在胃也，谁知胃为肾之关门，肾病而胃始病。饮食之入于胃，必得肾水以相济，而咽喉有水道之通，始上可输挽，下易运化。然而肾中无火，则釜底无薪，又何以蒸腐水谷乎？此肾寒而脾亦寒，脾寒不能化，必上涌于胃，而胃不肯受，则涌而上吐矣。方用定胃汤：熟地三两，山茱萸二两，肉桂三钱，茯苓三钱，水煎服。一剂而吐止，十剂而病全愈。然此治朝入暮吐，暮服朝吐者也。倘食下即吐，又不可用肉桂。加麦冬一两，北五味子一钱，亦未尝不效应如响，盖二方全是大补肾中之水火，而不去治胃，胜于治胃也。

失血之症，有从口鼻出者，有从九窍出者，有从手足皮毛之孔而出者，症似各异，吾有一方，可统治之，名收血汤：熟地二两，生地一两，荆芥一钱，三七根末三钱，当归一两，黄芪一两，水煎服。此方补血而不专补血，妙在兼补气也；止血而不专止血，妙在能引经也。血既归经，气又生血，自然火不沸腾，相安无事，何至有上中下之乱行哉！故无论各症用之而皆效也。

癫痫之症，多因气虚有痰，一时如暴风疾雨，猝然而倒，口吐白沫，作牛、羊、马声，种种不同。治之不得法，往往有死者。吾今留一方，名祛痰定癫汤：人参三钱，白术五钱，白芍五钱，茯神三钱，甘草一钱，附子一片，半夏三钱，陈皮一钱，菖蒲一钱，水煎服。此方参、术、茯、芍皆健脾平肝之圣药，陈皮、半夏、甘草，不过消痰和中，妙在用附子、菖蒲以起心之迷，引各药直入心窍之中，心清则痰自散，而癫痫自除矣，既不耗气，又能开窍，安有死法哉！

中邪遇鬼，亦阳气之衰也。阳气不衰，则阴气不能中人，况鬼祟乎！惟阳气衰微，而后阴鬼来犯，治之又何可不补其正气哉！倘或只治痰以逐邪，而不加意于元阳之峻补，则气益虚而邪且不肯轻退，反致死亡之速矣。我今传一方，名扶正辟邪丹：人参一两，当归一两，茯苓五钱，白术二两，菖蒲一钱，半夏三钱，白芥子三钱，丹参五钱，皂角刺五分，山羊血五分，附子一钱，水煎服。此方山羊血、皂角刺，开关之圣药也。半夏、白芥子，消痰之神剂也。然不多用人参各补药，以回阳补气，必不能起死回生。大约用此方，一剂便觉鬼去，二剂而痰消人健矣。

中恶之症，乃中毒气也，犯之亦不能救，如犯蛇毒之气，与各虫之毒气也。其症肚胀腹大，气满口喘，身如燥裂而不可忍之状，大便闭结，小便黄赤，甚则阴头胀大，疼痛欲死，此等症，必须消毒，不可骤用补剂，犯则杀人。吾今酌定奇方，治之最效，而且最神，名解恶神丹：金银花三两，生甘草三钱，白矾五钱，白芷三钱，水煎服。此方解恶而不伤气，化毒于无形，实有妙用。大约中恶之症，服吾方不须二剂，便可庆生全也。

晕眩似乎小症，然而大病皆起于晕眩。眼目一时昏花，卒致猝倒而不可救者，比比也。故世人一犯晕眩之症，治之不可不早。吾今传一奇方，名防眩汤：人参三钱，白术一两，当归一两，熟地一两，川芎五钱，白芍一两，山茱萸五钱，半夏三钱，天麻二钱，陈皮五分，水煎服。此方单治气血之虚，不治头目之晕，盖气血足则阴阳和，阴阳和则邪火散，又何虑晕眩之杀人哉！多服数剂，受益无穷，不可见一二剂不能收功，便弃之而不用也。

呕吐之症，一时而来，亦小症也。然而倾胃而出，必伤胃气。胃气一伤，多致不救。其症有火、有寒。火吐宜清火而不可降火，寒吐宜祛寒而不可降寒。盖降火则火引入脾，而流入于大肠，必变为便血之症；降寒则寒引入肾，而流入于膀胱，必变为遗溺之症矣。我今酌定二方，一治火吐，名清火止吐汤：茯苓一两，人参二钱，砂仁三粒，黄连三钱，水煎服。此方解火退热，则呕吐自止。妙在茯苓分消火势，引火缓行于下，而非峻祛于下也。尤妙人参以扶胃气，则胃土自能克水，不必止吐，吐自定也。况又有砂仁之止呕乎！所以一剂而吐止耳。一治寒吐，名散寒止呕汤：白术二两，人参五钱，附子一钱，干姜一钱，丁香三分，水煎服。此方散寒而仍用补脾健土之药，则寒不能上越，而亦不敢下行，势不得不从脐中而外遁也。一剂亦即奏功如响。

泻症，乃水泻也。寒泻易治，火泻难医。往往有一日一夜，泻至数百遍者，倾肠而出，完谷不化，粪门肿痛，泻下如火之热，此亦百千人一病也。然无方救之，必致立亡。我今酌定一方，名截泻汤：薏仁二两，车前子一两，人参三钱，白芍二两，黄连三钱，茯苓五钱，甘草二钱，山药一两，肉桂三分，水煎服。一剂而泻减半，再剂而泻止，神方也。愈后用六君子汤调治。此等症，因火盛之极，挟水谷之味，一直下行，不及传道，所以完谷而出也。若认作脾气之虚，以止塞之，则火益旺而势益急，我乘其势而利导之，则水气分消，火势自散，所以奏功能神。

喘症与短气不同，喘乃外感，短气乃内伤也。短气之症状似乎喘，而非喘也。喘必抬肩，喉中作水鸡之声；短气则不然，喘不抬肩，喉中微微有息耳。若短气之症，乃火虚也，作实喘治之立死矣。盖短气乃肾气虚耗，气冲于上焦，壅塞于肺经，症似有余而实不足。方用归气定喘汤：人参二两，牛膝三钱，麦冬一两，熟地二两，山茱萸五钱，北五味一钱，枸杞子二钱，胡桃一个，破故纸一钱，水煎服。一剂而气少平，二剂而喘可定，三剂而气自平矣。此方妙在用人参之多，下达气原，以挽回于无何有之乡。其余纯是补肾、补肺之妙品，子母相生，水气自旺，水旺则火自安于故宅，而不上冲于咽门。此治短气之法，实有异于治外感之喘症也。

喘症不同，有虚喘，有实喘。实喘看其症，若重而实轻，用黄芩二钱，麦冬三钱，甘草五分，柴胡一钱，苏叶一钱，山豆根一钱，半夏一钱，乌药一钱，水煎服。一剂喘止，不必再服也。然实症之喘气大急，喉必作声，肩必抬起，非若虚喘，气少急而喉无声，肩不抬也。虚喘乃肾气大虚，脾气又复将绝，故奔冲而上，欲绝尚未绝也。方用救绝止喘汤：人参一两，山茱萸三钱，熟地一两，牛膝一钱，麦冬五钱，五味子一钱，白芥子三钱，水煎服。一剂轻，二剂喘止，十剂全愈。此病实死症也。幸几微之气，流连于上下之间，若用凉药以平火，是速其亡也，然用桂附以补火，亦速其亡，盖气将绝之时，宜缓续而不宜骤续，譬如炉中火绝，只存星星之火，宜用薪灰引之，若遽投之以硫黄之类，反灭其火矣。更以寒温之物动之，鲜有生气矣。方中妙在一派补肾、补肺之药与人参同用，则直入于至阴之中而生其气，肾气生而脾气亦生，自能接续于无何有之乡。况人参又上生肺，以助肾之母，子母相生，更能救绝也。

消渴之症，虽分上、中、下，而肾虚以致渴，则无不同也。故治消渴之法，以治肾为主，不必问其上、中、下之消也。吾有一方最奇，名合治汤：熟地三两，山茱萸二两，麦冬二两，车前子五钱，元参一两，水煎服。日日饮之，三消自愈。此方补肾而加清火之味，似乎有肾火者宜之，不知消症非火不成也，我补水而少去火，以分消水湿之气，则火从膀胱而出，而真气仍存，所以消症易平也，又何必加桂附之多事哉！惟久消之后，下身寒冷之甚者，本方加肉桂二钱，亦响应异常。倘不遵吾分两，妄意增减，亦速之死而已，安望其有生哉！消渴之症，虽有上、中、下之分，其实皆肾水之不足也。倘用泻火止渴之药，愈消其阴，必至更助其火，有渴甚而死者矣。治法必须补肾中之水，水足而火自消。然而此火非实火也，实火可以寒消，虚火必须火引，又须补肾中之火，火温于命门，下热而上热顿除矣。方用引火升阴汤：元参二两，肉桂二钱，山茱萸四钱，熟地一两，麦冬一两，北五味子二钱，巴戟天五钱，水煎服。此方大补肾中之水，兼温命门之火，引火归原，而水气自消，正不必止渴而渴自除，不必治消而消自愈也。

梦遗之症，久则玉关不闭，精尽而亡矣。世人往往用涩精之药，所以不救。倘于未曾太甚之时，大用补精、补气之药，何至于此？我有奇方传世：芡实一两，山药一两，莲子五钱，茯神二钱，炒枣仁三钱，人参一钱，水煎服。此方名保精汤。先将汤饮之，后加白糖五钱，拌匀，连渣同服。每日如此，不须十日，即止梦不遗矣。方中药味平平，淡而不厌，收功独神者，盖芡实、山药，固精添髓；莲子清心、止梦；茯神、枣仁安魂利水，得人参以运用于无为，不必止梦，而梦自无；不必止精，而精自断也。又何至玉关不闭，至于夭亡哉。

痿症不起床席，已成废人者，内火炽盛以熬干肾水也。苟不补肾，惟图降火，亦无生机。虽治痿独取阳明，是胃火不可不降，而肾水尤不可不补也。我今传一奇方，补水于火中，降火于水内，合胃与肾而两治之，自然骨髓增添，燔热尽散，不治痿而痿自愈，方名降补丹：熟地一两，元参一两，麦冬一两，甘菊花五钱，生地五钱，人参三钱，沙参五钱，地骨皮五钱，车前子二钱，水煎服。此方补中有降，降中有补，所以为妙。胃火不生，自不耗肾中之阴，肾水既足，自能制胃中之热，两相济而两相成，起痿之方，孰有过于此者乎！

凡人有两足无力，不能起立，而口又健饭，如少忍饥饿，即头面皆热，有咳嗽不已者，此亦痿症。乃阳明胃火，上冲于肺金，而肺金为火所逼，不能传清肃之气于下焦，而肾水烁干，骨中髓少，故不能起立。而胃火又焚烧，故能食善饥，久则水尽髓干而死矣。可不急泻其胃中之火哉！然而泻火不补水，则胃火无所制，未易息也。方用起痿至神汤：熟地一两，山药一两，元参一两，甘菊花一两，人参五钱，白芥子三钱，当归五钱，白芍五钱，神曲二钱，水煎服。一剂火减，二剂火退，十剂而痿有起色，三十剂可全愈也。此方奇在甘菊花为君，泻阳明之火，而又不损胃气，其余不过补肾水，生肝血，健脾气，消痰涎而已。盖治痿以阳明为主，泻阳明然后佐之诸药，自易成功耳。

痹症虽因风、寒、湿三者之来，亦因身中元气之虚，邪始得乘虚而入。倘惟攻三者之邪，而不补正气，则痹病难痊，必有死亡之祸矣。我今传一方，于补正之中，佐之祛风、祛湿、祛寒之品，则痹症易愈也。方名散痹汤：人参三钱，白术五钱，茯苓一两，柴胡一钱，附子一钱，半夏一钱，陈皮五分，水煎服。此方健脾利湿，温经散风，正气不亏，而邪气自散。二剂而痹症如失。

阴蛾之症，乃肾水亏乏，火不能藏于下，乃飞越于上，而喉中关狭，火不得直泄，乃结成蛾，似蛾而非蛾也。早晨痛轻，下午痛重，至黄昏而痛更甚，得热则快，得凉则加，其症之重者，滴水不能下喉，若作外感阳症治之，用山豆根、芩、连、栀子之类，则痛益甚而关不开，有不尽命而死者矣。我今传一方，单补阴虚，用引火归源之法，而痛顿失也。方名化蛾丹：熟地一两，山茱萸一两，附子一钱，车前子三钱，麦冬一两，北五味二钱，水煎服。此方大补肾之水，不治蛾之痛，壮水则火息，引火则痛消，故一剂即可收功，奇绝之法也。

水臌，满身皆水，按之如泥者是。若不急治水，留于四肢而不得从膀胱出，则变为死症，而不可治矣。方用决流汤：牵牛二钱，甘遂二钱，肉桂三分，车前子一两，水煎服。一剂而水流斗余，二剂即全愈。断不可与三剂也。与三剂，反杀之矣。盖牵牛、甘遂最善利水，又加之车前、肉桂，引水以入膀胱，但利水而不走气，不使牵牛、甘遂之过猛，利水并走气也。但此二味，毕竟性猛，多服伤人元气，故二剂逐水之后，断宜屏绝，须改用五苓散，调理二剂，又用六君子汤以补脾可也。更须忌食盐，犯则不救。

气臌，乃气虚作肿，似水臌而非水臌也。其症一如水臌之状，但按之皮肉不如泥耳。必先从脚面肿起，后渐渐肿至上身，于是头面皆肿者有之。此等气臌，必须健脾行气加利水之药，则可救也。倘亦以水臌法治之，是速之死也。我今传一奇方，名消气散：白术一两，薏仁一两，茯苓一两，人参一钱，甘草一分，枳壳五分，山药五钱，肉桂一分，车前子一钱，萝卜子一钱，神曲一钱，水煎服。日日一剂，初服觉有微碍，久则日觉有效，十剂便觉气渐舒，二十剂而全消，三十剂而全愈。此方健脾，而仍是利水之品，故不伤气。奏功虽缓，而起死实妙也。然亦必禁食盐三月，后可渐渐少用矣。即秋石亦不可用，必须三月后用之。

虫臌，惟小腹作痛，而四肢浮胀不十分之甚，而色红而带点，如虫蚀之象。眼下无卧蚕微肿之形，此是虫臌也。必须杀虫可救。然过于峻逐，未免转伤元气，转利转虚，亦非生之之道。方用消虫神奇丹：雷丸三钱，当归一两，鳖甲一两，醋炙，地栗粉一两，鲜者取汁一茶瓯，神曲三钱，茯苓三钱，车前子五钱，白矾三钱，水煎服。一剂即下虫无数，二剂虫尽出无留矣。虫去而臌胀自消，不必用三剂也。盖雷丸最善逐虫去秽，而鳖甲、地栗更善化虫于乌有。然虫之生必有毒结于肠胃之间，故又用白矾以消之。诚虑过于峻逐，又佐之当归以生血，新血生而旧瘀去。更佐之茯苓、车前，分利其水气，则虫从大便而出，而毒从小便而行，自然病去如扫矣。但此药服二剂后，必须四君、六君汤去甘草，而善为之调理也。

血臌之症，其由来渐矣。或跌闪而血瘀不散，或忧郁而结血不行，或风邪而血蓄不发，遂至因循时日，留在腹中，致成血臌。饮食入胃，不变精血，反去助邪，久则胀，胀则成臌矣。倘以治水法逐之，而症犯非水，徒伤元气；倘以治气法治之，而症犯非气，徒增饱满。是愈治而愈胀矣。我有奇方，妙于逐瘀，名消瘀荡秽汤：水蛭三钱，必须炒黑可用，大约一两，炒黑，取末用三钱，当归二两，雷丸三钱，红花三钱，枳实三钱，白芍三钱，牛膝三钱，桃仁四十粒，去皮尖，捣碎，水煎服。一服即下血斗余，再服即血尽而愈。盖血臌之症，惟腹胀如鼓，而四支手足并无胀意，故血去而病即安也。服此方一剂之后，切勿再与二剂，当改用四物汤调理，于补血内，加白术、茯苓、人参，补气而利水，自然全愈。否则血臌虽痊，恐成干枯之症。

血　症

雷公真君曰：凡人有一时忽吐狂血者，人以为火也，多用寒凉药泻火，乃火愈退而血愈多；或用止血药治之，而仍不效，此乃血不归经之故。若再以寒凉泻火之药而重泻之，未有不死者矣。当用补气之药，而佐之归经之味，不必止而自止矣。方用引血汤：人参五钱，当归一两，炒黑，荆芥三钱，丹皮二钱，水煎服。一剂而血无不止。此方妙在不专去补血，反去补气以补血，尤妙在不单去止血，反去行血以止血。盖血逢寒则凝滞而不行，逢散则归经而不逆，救死于呼吸之际，此方实有神功也。

人有大怒而吐血者，或倾盆而出，或冲口而来，一时昏晕，亦生死顷刻也。倘以止血药治之，则气闷而不能安；倘以补血药治之，则胸痛而不可受，往往有变症蜂起而毙者，不可不治之得法也。方用解血平气汤：白芍二两，当归二两，荆芥，炒黑，三钱，柴胡八分，红花二钱，炒栀子三钱，甘草一钱，水煎服。一剂而气舒，二剂而血止，三剂而病全愈。盖怒气伤肝，不能平其气，故致一时吐血，不先去舒气，而遽去止血，愈激动肝木之气，气愈旺而血愈吐矣。方中芍药多用之妙，竟去平肝，又能舒气，荆芥、柴胡，皆引血归经之味，又适是开郁宽胁之剂，所以奏功甚速，而止血实神，全非用当归补血之故，当归不过佐芍药以成功耳。

凡人有血崩不止者，妇人之病居多，亦一时昏晕，或有不知人而死者。此病多起于贪欲，若治之不得法，日用止涩之药，未有不轻变重，而重变死者。方用安崩汤治之：人参一两，黄芪一两，白术一两，三七根末三钱，水煎调三七根末服之。一剂即止崩，可返危为安也。盖崩血之后，惟气独存，不补气而单补血，缓不济事。今亟固其欲绝之气，佐之三七以涩其血，气固而血自不脱也。

腹　痛

雷公真君曰：凡人有腹痛不能忍，按之愈痛，口渴，饮冷水则痛止，少顷依然大痛，此火结在大小肠，若不急治，亦一时气绝。方用定痛至神汤：炒栀子三钱，甘草一钱，茯苓一两，白芍五钱，苍术三钱，大黄一钱，厚朴一钱，水煎服。此方妙在舒肝经之气，用白芍、甘草和其痛，尤妙多用茯苓为君以利膀胱之水，更妙在栀子以泻郁热之气，又恐行之欠速，更佐之大黄，走而不守，则泻火逐瘀，尤为至神也。

喉　痛

雷公真君曰：凡人有咽喉忽肿作痛，生双蛾者，饮食不能下，五日不食即死矣。但此症实火易治，而虚火难医。实火世人已有妙方，如用山豆根、芩、连、半夏、柴胡、甘草、桔梗、天花粉，治之立消。惟虚火乃肾火不藏于命门，浮游于咽喉之间，其症亦如实火，惟夜重于日，清晨反觉少轻，若实火清晨反重，夜间反轻，实火口燥、舌干而开裂，虚火口不甚渴，舌滑而不裂也。以此辨症，断不差错。此种虚痛，若亦以治实火之法治之，是人已下井，而又益之石也。故不特不可用寒凉，并不可用发散，盖虚火必须补也。然徒补肾水，虽水能制火，可以少差，而火势太盛，未易制伏，又宜于水中补火，则引火归原而火势顿除，有消亡于顷刻矣。方用引火汤：熟地一两，元参一两，白芥子三钱，山茱萸四钱，北五味二钱，山药四钱，茯苓五钱，肉桂二钱，水煎服。一剂而痰声静，痛顿除，肿亦尽消，二剂全愈。盖熟地、山茱萸、五味之类，纯是补肾水圣药，茯苓、山药，又益精而利水，助肉桂之下行，元参以消在上之浮火，白芥子以消壅塞之痰，上焦既宽，而下焦又得肉桂之热，则龙雷之火，有不归根于命门者乎！一剂便生，真有鬼神莫测之机，又胜于八味地黄汤也。倘喉肿闭塞，勺水不能下，虽有此神方，将安施乎？我更有法，用附子一个，破故纸五钱，各研末，调如糊，作膏布摊如膏药，大如茶钟，贴脚心中央，以火烘之一时辰，喉即宽而开一线路，可以服药矣。又不可不知此妙法也。

气郁

雷公真君曰：凡人有郁郁不乐，忽然气塞而不能言，苟治之不得法则死矣。夫郁症未有不伤肝者也。伤肝又可伐肝乎？伐肝是愈助其郁，郁且不能解，又何以救死于顷刻哉！方用救肝开郁汤：白芍二两，柴胡一钱，甘草一钱，白芥子三钱，白术五钱，当归五钱，陈皮二钱，茯苓五钱，水煎服。一剂而声出，再剂而神安，三剂而郁气尽解。此方妙在用白芍之多至二两，则直入肝经，以益其匮乏之气，自然血生而火熄。又用白术、当归，健土以生血；柴胡以解郁，甘草以和中，白芥子以消膜膈之痰，又妙在多用茯苓，使郁气与痰涎尽入于膀胱之中，而消弭于无形也。倘人有郁气不解，奄奄黄瘦，亦急以吾方治之，何至变生不测哉！

癫　症

雷公真君曰：癫病之生也，多生于脾胃之虚寒。脾胃虚寒，所养水谷不变精而变痰，痰凝胸膈之间不得化，流于心而癫症生矣。苟徒治痰而不补气，未有不速之死者。方用祛癫汤：人参五钱，白术一两，肉桂一钱，干姜一钱，白芥子五钱，甘草五分，菖蒲五分，半夏三钱，陈皮一钱，水煎服。此方用人参、白术专补脾胃，用桂、姜以祛寒邪，用白芥子、半夏以消顽痰，用甘草、菖蒲以引入心而开窍，自然正气回而邪痰散，一剂神定，再剂神旺，又何癫病之不能愈哉！惟是花癫之症，乃女子思想其人而心邪，然亦因脾胃之寒而邪入也。本方加入白芍一两，柴胡二钱，炒栀子三钱，去肉桂，治之亦最神，一剂而癫止矣。盖柴胡、白芍、炒栀子，皆入肝以平木，祛火而散郁，故成此奇功也。

狂　症

雷公真君曰：狂病有伤寒得之者，此一时之狂也，照仲景张公伤寒门治之，用白虎汤以泻火矣。更有终年狂病而不愈者，或欲拿刀以杀人，或欲见官而大骂，亲戚之不认，儿女之不知，见水则大喜，见食则大怒，此乃心气之虚，而热邪乘之，痰气侵之，遂成为狂矣。此等症欲泻火，而火在心之中，不可泻也；欲消痰，而痰在心之中，不易消也。惟有补脾胃之气则心自得养，不必祛痰痰自化，不必泻火火自无矣。方为化狂丹：人参一两，白术一两，甘草一钱，茯神一两，附子一分，半夏三钱，菖蒲一钱，菟丝子三钱，水煎服，一剂狂定，再剂病痊。此方妙在补心、脾、胃之三经而化其痰，不去泻火，盖泻火则心气愈伤，而痰涎愈盛，狂将何止乎？尤妙用附子一分，引补心消痰之剂直入心中，则气尤易补，而痰尤易消，又何用泻火之多事乎？此所以奏功如神也。

呆　　病

雷公真君曰：呆病如痴，而默默不言也；如饥，而悠悠如失也；意欲癫而不能，心欲狂而不敢；有时睡数日不醒，有时坐数日不眠；有时将已身衣服，密密缝完，有时将他人物件，深深藏掩；与人言，则无语而神游；背人言，则低声而泣诉。与之食，则厌薄而不吞；不与食，则吞炭而若快。此等症，虽有祟凭之实，亦胸腹之中无非痰气，故治呆无奇法，治痰即治呆也。然而痰势最盛，呆气最深，若以寻常二陈汤治之，安得获效？方用逐呆仙丹：人参一两，白术二两，茯神三两，半夏五钱，白芥子一两，附子五分，白薇三钱，菟丝子一两，丹砂三钱，研末，先将各药煎汤，调丹砂末，与半碗，彼不肯服，以炭给之，欣然服矣。又给之，又服半碗，然后听其自便，彼必倦怠欲卧矣。乘其睡熟，将其衣服被褥，尽行火化，单留身上所服之衣，另用新被盖之，切不可惊醒，此一睡，有睡至数日者，醒来必觅衣而衣无，觅被而被非故物，彼必大哭，然后又以前药与一剂，必不肯服，即给之炭，亦断不肯矣。不妨以鞭责之，动其怒气，用有力之人，将前药执而灌之，彼必大怒，已而又睡去矣。此时断须预备新鲜衣服被褥等项，俟其半日即醒，彼见满房皆是亲人，心中恍然如悟，必又大哭不已，诸人当以好言劝之，彼必说出鬼神之事，亲人说幸某人治疗，已将鬼神尽行祛遣，不必再虑，彼听之欣然而病亦全愈矣。此方之妙，妙在大补心脾，以茯神为君，使痰在心者，尽祛之而出，其余消痰之药，又得附子引之，无经不入，将遍身上下之痰，尽行祛入膀胱之中而消化矣。白薇、菟丝子皆是安神妙药，而丹砂镇魂定魄，实多奇功，所以用之而奏效也。

厥　症

雷公真君曰：人有忽然发厥，口不能言，眼闭手撒，喉中作酣声，痰气甚盛，有一日即死者，有二三日而死者。此厥多犯神明，然亦因素有痰气而发也。治法自宜攻痰为要。然徒攻痰而不开心窍，亦是徒然。方用启迷丹：生半夏五钱，人参五钱，菖蒲二钱，菟丝子一两，甘草三分，茯神三钱，皂角荚一钱，生姜一钱，水煎服。此方人参、半夏各用五钱，使攻补兼施则痰易消，而气易复，尤妙用菟丝子为君，则正气生而邪气散。更妙用皂荚、菖蒲、茯神，开心窍以清心，自然气回而厥定。倘疑厥症是热，而轻用寒凉之药，则去生远矣。半夏用生不用制者，取其生气以救死，且制之过熟，反掣肘效迟，而不能奏功也。其余厥症，岐天师新定于《内经》可考，伤寒厥症，张仲景载于伤寒门中可稽，故不再传。

斑疹

雷公真君曰：人有一时身热，即便身冷，而满体生斑如疹者，乃火从外泄而不得尽泄于皮肤，故郁而生斑，人尽以为热也，用寒凉泻火之药不效，有斑不得消而死者，亦可伤也。亦用消斑神效汤治之：元参一两，麦冬一两，升麻三钱，白芷一钱，白芥子三钱，沙参三钱，丹皮五钱，水煎服。一剂斑势减，再剂斑纹散，三剂斑影尽消矣。此方妙在用元参、麦冬以消斑，尤妙在升麻多用，引元参、麦冬以入于皮肤，使群药易于奏功，而斑无不消也。

亡阳

雷公真君曰：凡人毋论有病无病，一旦汗如雨出，不肯止者，名曰亡阳。汗尽，只有气未绝，最危之症也。若因汗出而用止汗之药，则汗不能止；若因汗尽而用补血之药，则血难骤生，所当急补其气，尚可挽回。然而补气之药，舍人参实无他味可代。方用收汗生阳汤：人参一两，麦冬一两，北五味三钱，黄芪一两，当归五钱，熟地一两，炒枣仁五钱，甘草一钱，水煎服。

一剂而汗收，再剂而气复，三剂而气旺，四剂而身健矣。此方之妙，妙在气血均补，而尤补于气，使气足以生阳，阳旺而阴亦生矣。夫亡阳之症，虽是阳亡，其实阴虚不能摄阳，以致阳气之亡也。倘阴足以摄阳，则汗虽出何至亡阳？然治亡阳之症，乌可徒救阳乎！我所以救阳兼救阴也。

痢　疾

雷公真君曰：凡人夏秋感热之气，患痢便血，一日间至百十次不止者，至危急也。苟用凉药以止血，利药以攻邪，俱非善法。我有神方，可以救急援危，又不损伤气血，痢止身亦健也。方用援绝神丹：白芍二两，当归二两，枳壳二钱，槟榔二钱，甘草二钱，滑石末三钱，广木香一钱，萝卜子一钱，水煎服。一剂轻，二剂止，三剂全愈。此方妙在用白芍、当归至二两之多，则肝血有余，不去制克脾土，则脾气有生发之机，自然大肠有传导之化，加之枳壳、槟榔、萝卜子俱逐秽祛积之神药，尤能于补中用攻，而滑石、甘草、木香调和于迟速之间，更能不疾不徐，使瘀滞之尽下，而无内留之患也。其余些小痢疾，不必用如此之多，减半治之，亦无不奏功。前方不必分红白、痛与不痛，皆神效。

五　绝

五绝，乃缢死、跌死、魇死、淹死、压死是也。世人祸成仓猝，往往不救。然此等之死，五脏未绝，因外来之祸而枉死者也。其魂魄守于尸旁，相去未远，苟以神术招之，魂魄即附体而可生也。我传神符一道，先书黄纸上，焚化在热黄酒内，掘开牙关，灌入喉中，后再用药丸化开，亦用黄酒调匀，以人口含药水，用葱管送于死人喉内，少顷即活。

招魂符式：

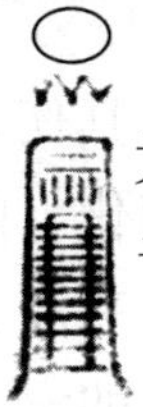

无咒。但书符时，一心对雷真君天医使者书之，自然灵应无比。

药丸名：救绝仙丹：山羊血二钱，菖蒲二钱，人参三钱，红花一钱，皂角刺一钱，半夏三钱，制苏叶二钱，麝香一钱，各为末，蜜为丸，如龙眼核大，酒化开用。修此丸时，端午日妙。如临时不必如许之多，十分之一可也。此方神奇之极，又胜于秦真人。闲时备药，修合一料，大可救人。若到临期缓不济事。此方不特救五绝，凡有邪祟昏迷，一时猝倒者皆可灌之，以起死回生也。

砒　　毒

雷公真君曰：世人有服砒霜之毒，五脏欲裂者，腹必大痛，舌必伸出，眼必流血而死，最可怜也。方用泻毒神丹：大黄二两，生甘草五钱，白矾一两，当归三两，水煎汤数碗，饮之，立时大泻即生，否则死矣。此砒毒已入于脏，非可用羊血、生甘草上吐而愈。我所以又变下法救之。饮之而不泻，此肠已断矣，又何救乎？

倘用之早，未有不生者，不可执吐法而无变通。若初饮砒毒，莫妙用生甘草三两，急煎汤，加羊血半碗，和匀饮之，立吐而愈。若饮之不吐，速用大黄之方，则无不可救也。

虎　　伤

雷公真君曰：世人被虎咬伤，血必大出，其伤口立时溃烂，其疼不可当。急用猪肉贴之，随贴随化，随化随易，速用地榆一斤，为细末，加入三七根末三两，苦参末四两，和匀掺之，随湿随掺，血即止而痛即定。盖地榆凉血，苦参止痛，三七根末止血，合三者之长，故奏功实神。

汤火伤 火烧 汤池

雷公真君曰：凡人有无意之中，忽为汤火所伤，遍身溃烂，与死为邻。我有内治妙法，可以变死而生。方名逐火丹：用大黄五钱，当归四两，荆芥三钱，炒黑，生甘草五钱，黄芩三钱，防风三钱，黄芪三两，茯苓三两，水煎服。一剂痛减半，二剂痛全减，三剂疮口全愈，真至神至圣之方也。此方妙在重用大黄于当归、黄芪之内，既补气血，又逐火邪，尤妙用荆芥、防风引黄芪、当归之补气血，生新以逐瘀，更妙用茯苓三两，使火气尽从膀胱下泻，而皮肤之痛自除。至于甘草、黄芩，不过调和而清凉之已耳。

痈疽并无名疮毒

雷公真君曰：凡人痈疽发于背，或生于头顶，或生于胸腹，或生于手足臂腿腰脐之间，前阴粪门之际，无论阳毒阴毒，一服吾方，无不立消，已溃者即敛，真神方也。金银花四两，蒲公英一两，当归二两，元参一两，水五碗，煎八分，饥服。一剂，尽化为无有矣。切勿嫌其药料之重，减去分两，则功亦减半矣。此方既善攻散诸毒，又不耗损真气，可多服久服，俱无碍。即内治肺痈、大小肠痈，亦无不神效也。

我已传完。汝另抄一本，存之《医述》之中，以成全书。他年刊布天下，传之万年，以见吾道之大，亦快事也。

雷公真君传于燕市。时康熙戊辰七月晦日也。我无他言，但愿汝修道以答上帝之心也。

余与陈子远公，同里而神交，偶得是编读之，叹为神奇，故亟梓以济世。远公淹贯经史，才思泉涌，论议数千言，娓娓不穷。盖是编原期救人，而匪取乎采藻。窃恐以词害志，故略有所删改，要使雅俗一览了然，至定方用药之间，总不敢增减一字。知我当不罪我也。以谋谨识。

12检